社会福祉士シリーズ

ソーシャルワーク

8

相談援助の理論と方法 II

[第3版]

福祉臨床シリーズ編集委員会編

責任編集＝柳澤孝主・坂野憲司

弘文堂

はじめに

　「社会福祉士及び介護福祉士法」の改正に伴い、平成21年度から社会福祉士養成のための教育カリキュラムが大幅に見直されました。社会福祉援助技術論（120 h）に相当する部分も、平成21年度からのカリキュラムでは、「総合的かつ包括的な相談援助の理念と方法に関する知識と技術」（180 h）という形に様変わりしボリュームアップしました。本書『相談援助の理論と方法Ⅱ』は、『相談援助の理論と方法Ⅰ』に引き続き「総合的かつ包括的な相談援助の理念と方法に関する知識と技術」のうち、特に相談援助に関連する基本的な理論と具体的な援助方法を扱っています。

　『相談援助の理論と方法Ⅰ』では主に、相談援助に関する基本的な理論と原則などに触れ、対面的な援助活動の問題中心に取り組んでいるのに対し、本書『相談援助の理論と方法Ⅱ』では、Ⅰの内容を踏まえた上で、相談援助のより幅広い方法や現代的な問題、さらに典型的な事例にも触れ、具体的な相談援助の展開にまで及んでおります。専門職としての社会福祉士に求められる社会性の幅広さをベースにした援助活動の一端に触れています。平成21年度の改正カリキュラムに含まれている内容を中心に記述していますが、それらをも含みこむ「臨床ソーシャルワーク」の枠組みから各章の記述内容も検討されました。

　以上のことを考慮に入れ、初版が刊行されてから早くも10年あまりの月日が流れました。その間、社会福祉関連の法制度改正、各種データの変動等もありました。こうした事情も踏まえ、このたび本書の第3版を刊行する運びとなりました。

　改訂後の本書の構成は以下の通りとなっています。序章「相談援助の社会性」、第1章「ケースマネジメントとケアマネジメント」、第2章「アウトリーチサービス」、第3章「社会資源の活用」、第4章「ネットワーキング」、第5章「集団を活用した相談援助」、第6章「スーパービジョン」、第7章「記録」、第8章「相談援助における個人情報の保護」、第9章「相談援助におけるITの活用」、第10章「事例検討の視点」、第11章「相談援助の実際」、終章「臨床ソーシャルワークの課題」。

　序章の「相談援助の社会性」で相談援助の社会的側面の幾層かに触れ、相談援助が社会性の幅広い側面にまで及ぶことの導入を図った後で、第1章から第11章までは、改正カリキュラムに含まれる内容を網羅し、より理解しやすい表現でその内容を詳説しています。そして終章では、本書『相談援助の理論と方法Ⅱ』だけではなく、『相談援助の基盤と専門職』

『相談援助の理論と方法Ⅰ』をも含めた締め括りとして、包括的な「臨床ソーシャルワーク」の今後の課題を明確にしました。

　本書作成においては、社会福祉、医療、教育、司法、精神保健福祉の幅広い分野から、フレッシュな感覚とラディカルな発想の持ち主である執筆者に執筆を依頼しました。これから相談援助活動を展開していく社会福祉士には、既存の理論や既定の事実だけにとどまるのではなく、それらに新鮮な息吹を吹き込み乗り越えていくエネルギーも必要であると考えたからです。各章末には『相談援助の基盤と専門職』『相談援助の理論と方法Ⅰ』の2巻と同様、ジェネリックポイント、理解を深めるための参考文献、コラムを設け、相談援助活動の理解を深めていく工夫が施されています。今回の改訂では、これら各項目のリニューアルを図り、より最新の、そしてより身近な話題を盛り込んでみました。執筆陣の大幅な刷新からも以上のことは明らかであると思います。

　社会福祉士を目指している多くの方々が、そして現場で活躍する現役の社会福祉の援助者が、本書によって相談援助の幅広い可能性を、着実にまた時には大胆に探求していただくことを願ってやみません。援助者の道は険しいものですが、それだからこそやりがいも多く喜びも多いのです。本書とともに「臨床ソーシャルワーク」の道を力強く歩んで行きましょう。

　2020年1月

責任編者を代表して
柳澤孝主

目次

相談援助の理論と方法 （120時間）〈社会福祉士国家試験 出題基準と本書との対応表〉

シラバスの内容　ねらい

- 相談援助における人と環境との交互作用に関する理論について理解する。
- 相談援助の対象と様々な実践モデルについて理解する。
- 相談援助の過程とそれに係る知識と技術について理解する（介護保険法による介護予防サービス計画、居宅サービス計画や施設サービス計画及び障害者自立支援法によるサービス利用計画についての理解を含む。）
- 相談援助における事例分析の意義や方法について理解する。
- 相談援助の実際（権利擁護活動を含む。）について理解する。

含まれるべき事項 大項目	想定される教育内容の例 中項目	小項目（例示）	『相談援助の理論と方法Ⅰ』との対応
1 人と環境の交互作用	1）システム理論	● 一般システム理論、サイバネティックス、自己組織性 ● その他	Ⅰの第1章
2 相談援助の対象	1）相談援助の対象の概念と範囲		Ⅰの第3章
3 様々な実践モデルとアプローチ	1）治療モデル		Ⅰの第4章1
	2）生活モデル		Ⅰの第4章2
	3）ストレングスモデル		Ⅰの第4章3
	4）心理社会的アプローチ		Ⅰの第5章1
	5）機能的アプローチ		Ⅰの第5章2
	6）問題解決アプローチ		Ⅰの第5章3
	7）課題中心アプローチ		Ⅰの第5章4
	8）危機介入アプローチ		Ⅰの第5章5
	9）行動変容アプローチ		Ⅰの第5章6
	10）エンパワメントアプローチ		Ⅰの第5章7
4 相談援助の過程	1）受理面接（インテーク）	● インテークの意義、目的、方法、留意点、方法 ● その他	Ⅰの第6章2
	2）事前評価（アセスメント）	● アセスメントの意義、目的、方法、留意点 ● その他	Ⅰの第6章3
	3）支援の計画（プランニング）	● プランニングの意義、目的、留意点、方法 ● 支援方針・内容の説明・同意 ● 介護予防サービス計画 ● 居宅サービス計画 ● 施設サービス計画 ● サービス利用計画 ● その他	Ⅰの第6章4
	4）支援の実施	● 支援の意義、目的、方法、留意点 ● その他	Ⅰの第6章5
	5）経過観察（モニタリング）と評価	● モニタリングと評価の意義、目的、留意点、方法 ● その他	Ⅰの第6章6
	6）支援の終結と効果測定	● 支援の終結と効果測定の目的、留意点、方法 ● その他	Ⅰの第6章7
	7）アフターケア	● アフターケアの目的、留意点、方法 ● その他	Ⅰの第6章8
5 相談援助における援助関係	1）援助関係の意義と概念		Ⅰの第7章1
	2）援助関係の形成方法	● コミュニケーションとラポール、自己覚知 ● その他	Ⅰの第7章2, 3
6 相談援助のための面接技術	1）相談援助のための面接技術の意義、目的、方法、留意点		Ⅰの第8章

含まれるべき事項	想定される教育内容の例		本書との対応
大項目	中項目	小項目（例示）	
7 ケースマネジメントとケアマネジメント	1）ケースマネジメントとケアマネジメントの意義、目的、方法、留意点		Ⅱの第1章2
8 アウトリーチ	1）アウトリーチの意義、目的、方法、留意点		Ⅱの第2章2
9 相談援助における社会資源の活用・調整・開発	1）社会資源の活用・調整・開発の意義、目的、方法、留意点		Ⅱの第3章
10 ネットワーキング（相談援助における多職種・多機関との連携を含む。）	1）ネットワーキング（相談援助における多職種・多機関との連携を含む。）の意義、目的、方法、留意点		Ⅱの第4章
	2）家族や近隣その他の者とのネットワーキング、サービス提供者間のネットワーキング、その他		
	3）ケア会議の意義と留意点		
11 集団を活用した相談援助	1）集団を活用した相談援助の意義、目的、方法、留意点		Ⅱの第5章
	2）グループダイナミックス、自助グループ、その他		
12 スーパービジョン	1）スーパービジョンの意義、目的、留意点、方法		Ⅱの第6章
13 記録	1）記録の意義、目的、方法、留意点		Ⅱの第7章
14 相談援助と個人情報の保護の意義と留意点	1）個人情報保護法の運用		Ⅱの第8章
15 相談援助における情報通信技術（IT）の活用	1）IT活用の意義と留意点		Ⅱの第9章
	2）ITを活用した支援の概要		
16 事例分析	1）事例分析の意義、目的、方法、留意点		Ⅱの第10章
17 相談援助の実際（権利擁護活動を含む。）	1）社会的排除、虐待、家庭内の危機状態にある事例及び集団に対する相談援助事例（権利擁護活動を含む。）		Ⅱの第11章

注）この対応表は、厚生労働省が発表したシラバスに社会福祉振興・試験センターの「社会福祉士国家試験　出題基準」を反映した内容が、本書のどの章・節で扱われているかを示しています。
　　全体にかかわる項目については、「本書との対応」欄には挙げていません。
　　「想定される教育内容の例」で挙げられていない重要項目については、独自の視点で盛り込んであります。目次や索引でご確認ください。

序章　相談援助の社会性

1

ブトゥリム , Z.T. のいう「人間の社会性」について
貧困問題といじめ現象に即して理解する。
人間の内なる社会性について検討する。

2

社会福祉サービス利用者の社会・歴史的変遷を把握する。
アメリカ社会における医療サービス受給者との比較検討を試みる。
社会福祉サービス利用者の呼称・敬称と
援助関係との関連性を理解する。

3

相談援助活動の社会性について
児童虐待問題を通して理解する。
援助関係の社会的脈絡について
「ケースワーク関係の諸原則」を手がかりに把握する。

4

社会福祉における相談援助の専門性を、
カウンセリングや心理療法と比較して
その特徴を明確にする。
医療や看護の専門性との比較検討を行う。

5

『相談援助の理論と方法Ⅰ』と
本書『相談援助の理論と方法Ⅱ』の関連について
社会性の側面から明確にする。

1. 人間の社会性

A. 個別性と社会性

ブトゥリム
Butrym, Zofia T.

ソーシャルワークの価値
前提
➡第7巻『相談援助の理
論と方法Ⅰ』第2章参
照。
➡第21巻『相談援助演
習』第7章4節参照。

　すでに本シリーズの中でも何度か指摘しているように、ブトゥリムは、ソーシャルワークの価値前提として、人間尊重、人間の社会性、変化の可能性の3つを挙げている[1]。特にここでは、ブトゥリムの指摘する人間の社会性ということを手がかりにして、相談援助の社会性の端緒を明確にしておきたい。

　ブトゥリムは、人間の社会性を極端に否定する個人主義的見解も、また人間の独自な個別性を、社会に同化されるものとしての存在という立場から否定する社会科学者の発想も、ともに否定する[2]。単純化の弊害を恐れずに述べるならば、個人と社会の問題を、個人の個別性を排除する社会も、社会的なるものを無視する個人も、両者が両立し得ないものという前提に立つ見解には、いずれにも否定的な姿勢を示している。ブトゥリムが人間の社会性を指摘する場合には、その前提に、対立するものとしての個人（個別性）と社会（社会性）との関係ではなく、個別性と社会性とを両立し得るものとして捉えている。このことは、さまざまな意味で社会的な側面から個別化の姿勢をとり、相談援助活動を進めていくソーシャルワーカーにとっては特に決定的に重要なことである。なぜだろう。

B. 貧困の社会性

　貧困による生活苦の問題を考えてみよう。貧困の問題は古典的には、個人の怠惰にその原因があり、その原因を除去すれば問題解決できるとする考え方があった。ところが、現代社会におけるいわゆるワーキング・プアやホームレスの問題は、個人の怠惰にその発生理由を求めることができるだろうか。労働量に値する収入が見込めず、家族のメンバーを経済的に支えていけない場合、個人の怠惰の問題を解決できれば何とかなるということだろうか。片やマネーゲームによって巨万の富を短時間のうちに得る者がいるこの格差社会にあっては、個人の性格や癖、習慣などに貧困の原因を見出すことが不可能であることは、誰の目にも明らかなことであろう。

　ソーシャルワーカーという援助者はこのような場合、どう介入していけ

ばよいのだろうか。貧困の問題を少しでも改善していくことで、その当事者の"その人らしさ"を遂げていくという意味での自己実現への道につながるのであれば、その当事者の個別性へと働きかける個別化の態度でもってその当事者に積極的に介入していく。他方、社会的サービスの活用といった社会資源を活かしていく道を同時に考えていく。つまり、現存する社会資源を個人に対立するものとして拒否することはせず、むしろ当事者がその人らしく暮らしていけるという意味の個別性を支えて、社会的手段として活用しようとするのである。さらに、個々の貧困問題に取り組んでいく上で、「格差社会」を改善していくことが不可欠であることがわかれば、多少時間をかけてでも住民運動や市民運動などの当事者運動に働きかけることもする。そして、それらの運動と連動・連携し合いながら地域社会を動かしていくソーシャル・アクションの手法も射程に入れ、少しずつでも格差社会の改善に努める。こうしたことも、ソーシャルワーカーの役割に含まれる。ソーシャルワーカーは、このような意味で、個人のもつ個別性を社会的手段によって支え、働きかけることによって、その当事者の個別性と社会性を同時に育んでいく存在でもある。

自己実現
self-actualization

個別化
individualization

ソーシャル・アクション
social action

C. 個人の内なる社会性

　ブトゥリムのいう、両立し得るものとしての個人と社会を前提にした「人間の社会性」とはこのように、ソーシャルワーカーの活動そのものの中に具現化し得るものである。

　個人の内なる社会性についても触れておこう。

　たとえば、社会問題化して久しい学校社会におけるいじめの問題を考えてみよう。

　いじめ問題の発生要因として、学級の雰囲気などをはじめとする「いじめの許容空間」、いじめっ子の内なる「いじめ衝動」、いじめられっ子の「ヴァルネラビリティ」、の3つが挙げられる。「いじめの許容空間」とは、受験競争などで教室内が過度の緊張状態に陥っている状況や、それとは対照的に最低限のルールも守れない慣れ合い状態などをいう。「いじめ衝動」は、一見すると個人の心理状態と理解されがちであるが、その成り立ちは家庭内の抑えつけの強さ、友人間のストレスフルな状況、などといった対人的な条件から生まれている場合が多い。「ヴァルネラビリティ」は、たとえば障害などの生物的要件が発生源となることもあるが、生物的要件である障害が他者からどのように見られるかという、社会的要件が伴うときに、それとして成立するものである。「いじめの許容空間」は、複数の

ヴァルネラビリティ
vulnerability
グループの成員と異なる特徴を持つことによって、攻撃されやすいこと。いじめられやすさ。脆弱性。

3

人間によって共有されているという意味で、そのものが社会的なものである。いじめっ子の内なる「いじめ衝動」は、個人の心理として単純に片づけられるようなものではなく、いじめられっ子の存在があるからこそ膨れ上がってくる、一種の"社会心理"と言うことも可能である。また、「ヴァルネラビリティ」とは、生物的なものや個人の属性そのものの中に"いじめられやすさ"として現れるものであると同時に、あるいはそれ以上に、いじめっ子の「いじめ衝動」と遭遇したときにいじめられっ子の存在そのものの"いじめられやすさ"として社会的に意味づけられるものである。この意味で、いじめっ子の「いじめ衝動」といじめられっ子の「ヴァルネラビリティ」は、それぞれが互いの性質を志向し、影響しあうとき、いじめ現象として発現する対の要素であるということができる。したがって、「いじめ衝動」も「ヴァルネラビリティ」も、互いに関係しあうときに初めて意味を持つ「人間の内なる社会性」ということも可能となる。

D. 身に帯びた社会性

メルロ゠ポンティ
Merleau=Ponty, Maurice
Jean Jacques
1908 ～ 1961

　今は亡きフランスの現象学的哲学者メルロ゠ポンティによる、「われわれが実存しているというただそれだけのことでわれわれが接触しており、あらゆる対象化に先立ってわれわれが自分に結びついたものとして身に帯びている社会的なものにまで立ち帰らねばならないのだ」[3]という指摘は、人間に関する諸現象を、認識以前の人間の社会性にまで立ち帰って把握することの必要性をも説いている。そうであるならば、いわゆるいじめの現象も、いじめっ子の個人心理としての「いじめ衝動」と、いじめられっ子の個人の属性としての「ヴァルネラビリティ＝脆弱性」とを、それぞれ別個に分析し把握した後に、二次的に結びつけて理解するというやり方では、事象に即した把握方法とはならないことは明らかである。「いじめ衝動」も「ヴァルネラビリティ」もともに、メルロ゠ポンティの言う「身に帯びた社会性」という人間存在の基盤となる次元から捉えようとするときにはじめて、それぞれがそれぞれを抜きには生起し得ない「心理」であり「属性」であることが了解でき、問題を解き明かしていくときの端緒に立てるのである。ブトゥリムの言う「人間の社会性」は、こうした人間存在の根本的な社会性から光を当てられるとき、ソーシャルワークの価値前提としてより一層大きな意味を持ってくる類いのものである。

2. 社会福祉サービス利用者の社会性

A.「措置」から「契約」へ

　人間存在の根本的な現象としての「人間の社会性」といった第1節の視点を踏まえた上で、ここではより具体的に、社会福祉サービスの対象となる、その利用者の社会的な特質について概観しておこう。

　いわゆる社会福祉六法は、生活困窮者、高齢者、障害者などを「社会的弱者」と規定した上で、必要と申請に応じて「社会的弱者」への行政処分としての福祉の「措置」を実施する。第二次世界大戦後の日本社会における公的な意味での社会福祉とは、基本的には上記の範囲内で行われるものであった。それは社会福祉サービスというよりも、お上から民への、文字通り「措置」に相当するもので、その「措置」の対象者は、福祉の「対象者」であって、社会福祉サービスの「利用者」ではなかったのである。1970年代後半から1980年代にかけて、福祉の「措置」の対象者に代わって、「利用者」という言葉も聞かれるようになった。1980年代から始まるいわゆる社会福祉改革が進行していくにしたがって、社会福祉サービスの「利用者」という言葉を耳にする頻度は多くなった。しかしながら、法制度上は福祉の「措置」の対象者という扱いが依然として続き、2000（平成12）年の社会福祉法の成立から社会福祉サービスの「利用者」の本格化が始まったということになる。これは、社会福祉サービス提供者とその受給者との間で交わされる契約に基づいて、その受給者は文字通り、社会福祉サービスを利用・選択する主体としての「利用者」となることを意味する。そして、こうした動きそのものが社会福祉サービス利用者の社会的特質を物語るものである。社会福祉サービスの利用者のあり方は、以前から継続して変わらない社会的位置や地位にあったわけではない。過疎化、都市化、核家族化、高齢化といった社会の動きの中で、社会福祉制度とそれに伴う社会福祉サービスのあり方が問われる中で、変化してきたことを示すものであるから。

B. サービス利用者の社会的変遷

　ところで、アメリカ社会における医療サービスの受給者の呼称は、患者

患者
patient

クライエント
client

消費者
consumer

ピア・カウンセリング
peer counseling
職場や学校などで仲間同
士で行うカウンセリング
のこと。

セルフ・ヘルプ・グループ
self help group
「自助グループ」とも呼
ばれる。共通の問題や課
題を抱える人たちが、自
分の問題を自分で解決す
るために形成するグルー
プをいう。

ピア・サポート
peer support
ピア・カウンセリングや
セルフ・ヘルプ・グルー
プを含む、当事者の仲間
同士の援助活動全般をい
う。

グループホーム
少人数で生活をしながら
支援を受ける形態をい
い、高齢者、障害者それ
ぞれに制度化されてい
る。

クラブハウスモデル
clubhouse model
精神障害回復者の自助活
動をベースに相互支援を
重視する、総合的かつ効
果的な地域リハビリテー
ションモデルとして注目
されている。

からクライエント（顧客、依頼人）、そして近年では消費者と変わってき
ている[4]。この変化は、医療サービスを受ける側の主体性と自立性の要求
の現れと理解でき、当然のことながら治療的援助関係のあり方も変化して
きていることを物語っている。その背景にあるのは、アメリカ社会におけ
る医療サービス受給者の社会的位置づけの変化である。病気による痛みや
種々の苦しみ、先行きへの不安などに忍耐強く耐える存在としての患者は、
医療者からの治療的援助に対して有無の言えない受苦的存在であった。と
ころが、1960年代の公民権運動の影響による社会的弱者の権利意識の拡
大や、医療分野への市場経済の一層の浸透、先端医療機器の導入による医
療の分業化などとともに、権利を主張する市民としてのクライエント、需
要・供給バランスにおけるサービスの消費者、といった側面がより一層強
調されるようになったのである。

　もちろん日本の社会福祉サービスとその受給者のあり方が、アメリカ社
会における医療サービスとその受給者の関係と全く一致するということで
はない。しかし、福祉の「措置」の対象者という受身の存在から、社会福
祉サービスの「利用者」へ、というサービス受給者の変遷とその社会的浸
透とともに、その主体性と自立性の一層の高まりと併せて、社会福祉サー
ビスの提供者側の整備が進めば進むほど、消費者としての位置づけも、よ
り鮮明になっていくだろう。そのような意味で、アメリカ社会における医
療サービスとその受給者のあり方は、日本の社会福祉サービスのあり方を
占う試金石になり得るものである。とともに、医療であれ社会福祉であれ、
そのサービスの受給者あるいは利用者が多分に社会から影響を受けつつ変
化していく社会的存在であることを明確にする。

　さらに、日本の精神保健福祉を含む社会福祉の領域では、かつてないほ
ど当事者（主体・主権）が強調されるようになってきた。ピア・カウンセ
リングやセルフ・ヘルプ・グループなどのピア・サポートの登場、居住空
間を中心にした生活の主体者としての高齢者、障害者、児童のあり方を尊
重する各種グループホームの取組み、パートナーシップを尊重する精神保
健福祉領域におけるクラブハウスモデルの試行、これらは当事者を中心に
した援助形態あるいはそれ以上に生活形態そのものの変革を迫るあり方で
ある。そしてこれまでの援助形態にはない成果を収めてきていることも事
実である。社会福祉サービスの「利用者」が、さまざまな社会的情勢の中
で、また紆余曲折を含む歴史的変遷を経て、より生活の主体者としてのあ
り方を社会的存在としてのあり方から問われ続けてきた結果として、現在
の姿にまで至っている。

C. サービス利用者の呼称

　より身近な対人援助サービスにおける利用者の敬称や呼称の中にも、援助者と利用者の相互的なかかわりとそれを含む状況が明らかになっていく場合がある(5)。たとえば、ある老人ホームにおいて、入居している高齢者をどのように呼ぶことが適切かについては、以前から問題になることがあった。たとえば、鈴木太郎という入居者をどのように呼んだらよいかという問題である。入居する高齢者の人格を尊重して「鈴木さん」と、いついかなるときも敬称をつけて呼ぶことが適切であるとする考え方がある。他方、作品展などで名称を入れる場合は「鈴木太郎殿」となるし、普段職員とのかかわりの中では「鈴木さん」になる。特に気心の知れた職員との間では「太郎ちゃん」というのがあっても不思議ではない、といった考え方もある。前者の入居者の人格を重んじて苗字の後に敬称をつけるとする考え方からすれば、後者の「太郎ちゃん」という呼び方は当人の人格を重んじていないということになる。

　こうした話題を筆者が担当する相談援助演習の中で取り上げると、出席している学生の中からもいろいろな意見が出てきて興味深い。その時々に応じて呼び名を変えていくことが、その人への個別化の態度として相応しいと主張する学生がいる一方で、自分自身の母親が年老いて老人ホームに入居したことを想定してみると、20代のスタッフから自分の親が「〜ちゃん」と呼ばれることにはどうしても抵抗があると思う、という学生も出てくる。できる限り当事者である高齢者の本音の部分を聞き出して、その意向に沿って呼び方を決めるのが一番であるとの意見を言う者も出てくる。看護ケアのあり方をその存在論的基盤から問い続ける西村ユミ(6)は、ある看護師が、難病患者のケアに取り組む際の相手の呼び方に関するエピソードを紹介していて興味深い。最初は呼び方が決まらないのが普通で、相互のかかわりが深まってくるにしたがって、自ずとその呼び名が決まってくるという。「〜さん」と無難な線に落ち着く場合もあれば、呼び捨てにすることが一番適切になることもあるという。

　これら呼称の是非はともかく、呼称によってサービス利用者のあり方が変わってくるということ、関係の深まり具合から呼び方が決まること、いずれもサービス利用者のあり方は援助者とのかかわりによって、社会的に変化し得る事態であることを物語っているのではないだろうか。先に指摘した社会・歴史的脈絡から、サービス利用者のあり方が決まってくるということと併せて、身近な対人的な次元でも、社会的存在としてのサービス利用者の姿が浮き彫りにされるエピソードである。

3. 相談援助活動の社会性

A. 児童虐待と家族関係

第1節「人間の社会性」で、貧困問題の社会性についてみてきた。ここではまず、解決すべき問題の社会性について、児童虐待の問題を取り上げることから始めたい。児童虐待に関しては、問題そのものの社会性もさることながら、援助活動を進めていく上でも、解決への糸口として社会的な脈絡へと訴えていく必要のある問題である、という認識が不可欠である。

児童虐待の問題は、各種メディアでも報じられることが多くなった。報じられる内容は概ね、その残虐性、非道徳性、危険性、特異性を強調する場合が多い。そして、関係諸機関（特に警察と児童相談所）の早期介入の失敗や、制度上の不備などに非難が集中するといった傾向が強い。もちろんこうした面からの問題の指摘や批判・非難が的を射ている場合も少なくない。しかし、その家族関係の内面に少しでも踏み込んでいくと、問題の別の側面が見えてくる場合が多い。自明的になっている家族関係に足を踏み入れていくことは、普段は当たり前すぎてかえって見えにくくなっている家族の社会的側面に足を踏み入れていくことを意味するだけに、抵抗感が強いことも事実である。

児童虐待の加害者である親は、多くの場合、自分自身の行為が「しつけ」の範囲内であると認識している。気がついたときには度を越して、子どもを瀕死の状態や死へと至らしめてしまった、といった具合である。

社会化
socialization

「しつけ」は、社会学的には「社会化」の一形態で、「ある社会集団の成員（通常大人）がその社会集団への新参者（通常子ども）に対して、日常生活における習慣・価値観・行動様式などを、教え、習得させる過程」[7]である。「しつけ」はこのように、日常性の中で行われる親から子どもへ向けての社会的行為そのものである。もちろん「しつけ」を言い訳にして自分の暴力行為を意図的に隠蔽している親もいるだろう。ところが、子どもへの虐待という認識が全く欠け、「しつけ」であることを疑わない親も数多く存在する。こうした場合、「しつけ」という名の子どもへの虐待が、家庭という密室空間において日常化されていることになる。しかも、児童虐待の加害者である親は、かつてはその被害者であったというケースも多く報告されている[8]。虐待の被害者である子どもは、親との依存関係が災

いして、虐待を受けているにもかかわらず、その親をかばいさえする。やさしく愛すべき親である時間も多いからである。

　自明視され日常化された家族関係の中で発生している虐待の問題に対して、警察や児童相談所の早期介入という社会的行為の制度的基盤の強化はもちろん大切なことである。しかしそれ以上に求められることは、自明視され日常化された家族関係の中で起きている虐待の問題を、特にその親がいかに自覚化できるか、あるいはそれが虐待であることの認識へとどのようにしたら至らしめることができるか、ということにある。児童虐待防止法の施行以来、全国の児童相談所に寄せられる虐待に関する相談件数は急増した。憂慮すべきことがらである。しかしながら見方を変えれば、それだけ児童虐待に関する家庭内の認識も深まった可能性もある。公的機関レベルの啓蒙・広報活動とともに、インフォーマルな次元において、場合によっては口コミ活動を通して、児童虐待の認識を深めていくことが、その予防や早期発見・早期介入につながる有力な手段になるかもしれない。

児童虐待防止法
正式の法律名は「児童虐待の防止等に関する法律」(2000〔平成12〕年11月施行)。

B. ソーシャルワークの視点

　これまでみてきた児童虐待や貧困問題など、相談援助活動の対象となりうる諸問題は、すでにそのもの自身が社会的脈絡の中で発生し浸透していく側面を強く含みもつ。こうした問題への非難や批判、攻撃はこれまで多くあった。もちろんこうした非難、批判、攻撃にも一部、うなずける点があるものの、これだけでは、援助の視点、特に社会的な側面から個別の問題を考えていくソーシャルワークの視点は展開できないことも事実である。一般に考えられている以上に、上記のような問題が、われわれの対人関係や家族関係の次元で日常的・自明的に浸透していることを自覚化し、「他人事」ではなく身近にある問題として考えていくことを促すことも、ソーシャルワークの重要な視点である。こうした視点を踏まえて、援助関係の中からみえてくることを次の話題として検討してみよう。

C.「ケースワーク関係の諸原則」の社会性

　援助関係のあり方を検討していく上では避けて通れないもの、また古典的な意味でも重要視されてきたものとして、「ケースワーク関係の諸原則」があることは、社会福祉を学ぶ者のほとんどが知っているだろう。具体的な援助活動を展開していくためにも、絶えず立ち帰らなければならない相談援助の原則として、この「ケースワーク関係の諸原則」は現在も光

ケースワーク関係の諸原則
➡第7巻『相談援助の理論と方法Ⅰ』第2章でも詳しく取り上げている。

を放っている。社会的側面や社会的脈絡という視点から、「ケースワーク関係の諸原則」を再検討してみよう。

「ケースワーク関係の諸原則」の中でもその中心的原則の位置にある「受容」と「個別化」は、ブトゥリムのいう人間尊重という価値前提に直結するものであると同時に、人間の社会性にも深くかかわっている援助者の基本的態度・姿勢である。受容は、援助者が利用者を、そのあるがままの姿において真正面から受けとめていこうとする援助者の基本的態度である。ここには、利用者が行ってきた行為が違法か合法か、利用者を取り巻く状況が険悪なものであるかどうか、こういったことを重要であると了解しつつも、まずは利用者の存在そのものを認めていこうという態度、すなわち人間尊重の姿勢が貫かれている。それと同時に、裏を返せば、これまでここにかかわる利用者が、自分のあるがままの姿において、他者からその存在そのものを引き受けてもらった経験に乏しいか、あるいは皆無に等しいがために、他者からあるがままの姿において認めてもらいたい、という社会性にかかわる要求と欲求とが、援助関係においても横たわっている、ということになるのではないだろうか。「非審判的態度」の必要性も、他者からの裁かれるような態度以前に、自分の素顔をそのままに受けとめてほしいという要請（無意識的な場合もある）をどのように捉えるかという、受容の原則と軌を一にしている問題と関連する。

他の誰でもない、かけがえのない存在として自分自身が認められているという実感が持てるような援助者の態度は、それだけでも利用者にとって大きな支えとなる可能性があるものである。この個別化の態度は、1人の自立した人間として利用者を認め、将来他者との慣れ合いに巻き込まれそうになったときにでも、自分という人間を利用者自身が主張していける、その礎（いしずえ）の構築を促進する援助者の基本的態度である。個別化は、他者との「つながり」や「共通性」を求める社会性以上に、他者との「違い」を認め合いつつも、その他者としっかりした協働関係を構築していけるような社会性の構築へとつながるものである。もちろん、互いを互いのままに認め合うといった「受容」の原則とも通底し合っている。

個別化の態度は利用者の自立性を涵養（かんよう）する源になり得るものであるが、「利用者（クライエント）の自己決定」という場合にも、個別化が涵養する社会性と共通するものがある。発達的な視点からすれば、人間は紛れもなく、特に母親との依存関係という社会的脈絡の中で生まれ育つ。しかし、この依存関係が成人後も過度に続く場合、母親にもその子どもにも援助的介入の必要性が生まれてくる。互いが1人の人間として、適度な距離をとった関係や付き合いが必要になってくるのである。こうした自立した関係

受容
acceptance

個別化
individualization

非審判的態度
nonjudgment-attitude

利用者（クライエント）
の自己決定
client self-determination

10

の中で、それぞれが自分なりに自身の問題を考え判断し決定していけるようになる。援助者・利用者間の関係の対等化（適度の距離とつながりの保てる援助関係）を図ることによって、利用者側の自己決定を求める動きは、たとえば医療におけるインフォームド・コンセントがその典型例である。また社会福祉におけるノーマライゼーションは、援助関係を支え、その背景となっている個人と社会との関係の正常化を訴えるものである。たとえば、障害を背負って生きている個人が、社会のさまざまなタイプ（物理的、制度的、情報的、心理的など）の障壁を取り除いたり低くしていこうという努力を通して、自立した生活の中で自らの判断で物事を決定していくときの訴えを支える、いわば「条件整備」といえるかもしれない。

インフォームド・コンセント
informed consent

ノーマライゼーション
normalization

「秘密保持」とは、人間生活に固有の、しかも不可欠の社会性という前提があるからこそ必要な態度である。自立した個人は、他者との親密で信頼できる関係を望む一方で、適度な距離を保つことを求める存在でもある。この要求は極めて健全なものであり、個人の権利でもある。適度な距離には、他人に知られたくないこと、触れられたくないこと、などのプライバシーを守りたいという要求が含まれている。これが守られない援助関係は、破綻を招いても仕方ないだろう。

秘密保持
confidentiality

援助関係における感情に関連する問題は、生理的なものである以上に、社会的な問題である。フロイト以来の精神分析が形を違えて指摘しているように、援助関係における転移・逆転移の問題は、その是非はともかく、そこにかかわる人間を動かす、そして変えていく原動力になり得る社会性の絡んだ問題である。ここでは精神分析の考え方には深入りせずに、「ケースワーク関係の諸原則」という範囲内で、感情の問題に触れておこう。

転移
transference

逆転移
counter-transference

「意図的な感情表現」は、利用者の感情表現を重視し、援助者による共感的理解の態度や「統御された情緒的関与」を求めるものである。特に、どうしたらよいかわからない、将来が不安である、苦しい、辛い、泣けるものなら思い切り泣きたい、といった否定的な感情は、多くの場合、人前では表に現さず、抑えられてしまう場合が圧倒的に多い。援助者はむしろ、利用者にそれらを思い切って自由に表に現すことを促進し、働きかけるのである。あるいは、そういった場所の確保やそれに真正面から応えられる（引き受けられる）存在を探す。場合によっては援助者自らがそれらを引き受け認める。それらの感情が抑えられてしまう場合には、表面上は解決したかのように見える問題も、利用者本人も気づかないままに、その問題にまつわる感情だけが取り残され、利用者自身の体験時間はその人の内にいつまでも滞ったままの状態になってしまうことになるからである。過去に起きた辛い体験や悲しい出来事に向けて、抑えてきた感情が解放でき、

意図的な感情表現
purposeful expression
of feeling

統御された情緒的関与
controlled emotional
involvement

たとえば思い切り涙を流すことによって、その過去に滞っていた本人の体験時間が流れ出し、生気を取り戻した人は数知れない。こうした困難や危機、苦境、挫折などを、苦労しながら乗り越えてきた人は、驚異的な人間的・人格的成長を見せ、将来の苦労さえ糧に変えていける存在になり得る。

　ここで大切なのは、否定的な感情を表に現すにしても、それを正面から引き受けてくれる人がいなければ意味をなさないということである。ただ当たり構わずぶつけるだけなら、それは感情の垂れ流し状態に過ぎず、たとえて言えば、着陸するところのない飛行機と同じようなものである。感情は捌け口となるところがあるからこそ、落ち着きもすれば解決に向かうこともある。この着陸地点や捌け口となる存在が援助者であり、利用者の感情表現を適確に受けとめ引き受けるためには、当の援助者の情緒的関与は適度にコントロールできる状態になければならないのである。

D. ストレングス視点

ストレングス視点
strengths perspective
➡第7巻『相談援助の理論と方法Ⅰ』第4章で述べている。

　近年ソーシャルワークのアプローチにおいて、ストレングス視点というものが注目されている。社会福祉サービス利用者の障害や病理の側面、わかりやすく表現すれば利用者の「できない」側面に注目し、それらに向けて治療や訓練やさまざまな強化を施し、「できない」部分を可能な限り埋め合わせ、もとの状態に近づけていくという立場が、従来のアプローチである。ストレングス視点は、当事者の残存機能や健常な部分、いわゆる「できる」こと、希望ややる気といった心理的側面、それらを潜在力、メリット、力として正当に見極めた上で、適切にそれらに働きかけ、具体的な日常の生活世界において、工夫を凝らしながらともに歩んでいく、というアプローチである。

　考えてみれば、「ケースワーク関係の諸原則」は、当事者なり利用者なりの姿をあるがままに引き受け（受容）、他の人とは違うその人の特性を見極め、働きかけ（個別化）、否定的な部分をもそれを適確に受けとめることにより強みに変える（意図的な感情表現、統御された情緒的関与）。そして、少しずつでも自身の道を歩める（自己決定）よう寄り沿っていくためのガイドラインと捉えられる。そうであれば、ストレングス視点の端緒はすでに半世紀以上前に芽生えていたことになる。当事者の力となりうる潜在性を、その人の社会性という脈絡の中で見出し、それを援助関係の中で活用し、ターゲットとなる地点も見据えながらその社会性を見届けていく。援助活動の始まりと展開、そして終着点となるところ、いずれも人間の社会性という綴れ織りの中で繰り広げられる一連のストーリーが脈打

っている。

4. 社会福祉における相談援助の専門性と社会性

A. ケースワーク、カウンセリング、心理療法

　社会福祉の専門性、特にソーシャルワークとしての相談援助活動の専門性という観点から、社会福祉専門職の社会的意義について検討する。その際、社会福祉士と精神保健福祉士の専門性に関しては、すでに本シリーズの別のところで詳しくまとめられている。ここでは社会福祉以外の援助領域との対照を通して、社会福祉における相談援助の特徴を明確にしておこう。

　アプテカーによれば[9]、ケースワーク（ここでは、ソーシャルワークや相談援助の技法のうち原理的に中心を占めるものとして捉えることとする）、カウンセリング、心理療法はそれぞれ互いに重複している側面が多いにもかかわらず、それぞれ独立した領域を持つ体系である。ケースワークは対象となる個人の社会生活の側面に主に焦点を合わせて、社会関係といった面を重視した制度・政策に基づく社会的諸サービスを有効に活用していく方法である。心理療法は、対象となる個人の心の状態をパーソナリティの深層部から規定される1つの病理として捉え、その治療を目的とした精神医学的治療技術・方法である。カウンセリングは、心理学を主たる基盤にした援助技術・方法である。心理療法が精神疾患という病理的側面を主な対象とするのに対して、カウンセリングは個人の不適応状態の改善に努める。また、ケースワークの社会関係に着目した生活支援といった側面に対して、カウンセリングは主に個人の人格的側面に注目しながら、心理的支援によってパーソナリティの変容や問題解決を意図する技術・方法の体系である。

社会福祉士と精神保健福祉士の専門性
➡第6巻『相談援助の基盤と専門職』第1章を参照。

アプテカー
Aptekar, Herbert H.

B. 個別性の尊重

　これらの区別は、決して絶対的なものではなく相対的なものである。個別性の尊重といった共通面を持ちながらも、その重視の仕方はそれぞれに異なる。ケースワークよりもカウンセリング、カウンセリングよりも心理

療法は、個人のより内面、パーソナリティの深層面、こころの無意識的側面などを縦に掘り下げていく個別性、いわば垂直的個別性を重視する。これに対して、心理療法よりもカウンセリング、カウンセリングよりもケースワークは、個人の社会的側面を重視し、必要に応じて医療、保健、看護、労働、司法、教育などとの積極的連携を行う。これは、個人の社会生活に重点を置いた、横に広がる社会的な水平的個別性を重視するものである。

　医療や看護の援助活動と社会福祉における相談援助との違いに関してはどのようになっているのだろうか。医療と看護それぞれの援助内容に関しては、よく知られているのでここでは省略する。医療も看護も形態は異なるが、医療という領域、看護という領域をそれぞれ固有の領域とし、その領域内において対象となる個人の個別性を重視する点では共通する。

　それでは社会福祉における相談援助の固有の領域というものはあるのだろうか。生活への援助あるいは支援を謳っているのだから、「生活」が固有の領域であるということは可能である。ところが生活といった領域は、先に挙げた医療、看護、保健、労働、司法、教育、住宅、栄養といったそれぞれの領域が重なり合った全体的・構成的なものである。医療や看護のいう固有の領域と同次元では語れない領域が「生活」なのである。医療や看護も、それぞれ対象となる個人の個別性を重視するという意味では、先に指摘した心理療法やカウンセリングと共通する。医療も看護も、固有の領域を設定し、その領域の細分化を図りつつも、その領域内で個別性を重視する。いわば領域内個別性を尊重する。社会福祉における相談援助は、固有の領域は持たないものの、それぞれの領域にまたがる、いわば領域間個別性を重視する。個人が社会の中で生活することは、さまざまな領域・分野に跨りながら、個人のうちでそれらを上手に調整し、組織し、マネジメントすることを意味する。そのことが難しくなった人の生活の援助を行うのが、ソーシャルワーカーである。

C. 相談援助の専門性

　固有の領域を持たないということは、既存の領域の専門性とは異なる専門性を持つことも意味する。医療や看護の専門職化やその国家資格化に比べると、社会福祉の専門職化、特にその国家資格化が大幅に遅れた理由の1つは、固有の領域がはっきりせず、したがってその専門性も一般には把握されなかったことが挙げられよう。社会福祉の専門性は、固有の領域を設定し、その領域に専心し掘り下げていくという従来型の専門性ではなく、言ってみれば領域と領域とをつなぎ合わせ、連携・協働を促進するような

総合化の担い手としての専門性ということができよう。

社会福祉専門職の国家資格化は、遅ればせながらも実現した。社会福祉専門職の専門性は前述した特性を持ちながら、①価値と倫理、②知識、③技術、の３者から構成されている。②と③は本シリーズの他の巻で詳述されているので、以下では①の、特に倫理にかかわることに若干触れておく。

「倫理」とは、漢字の元来の意味は、「なかま」（倫）の間で「物事の筋道を立てる」（理）ことであった。倫理学者・哲学者として高名な和辻哲郎がその著『人間の学としての倫理学』を構想したときも、この、人と人との「間に生きる存在」を人間にとっての本質的宿命として把握し、人と人との関係の中で生起する物事の筋道を探求することが倫理学の主題と考えた。倫理に相当するヨーロッパ語 ethica（ethics, Ethik）は、ギリシア語の ethos（エートス）に由来し、人間の集団内で成立する生活の秩序としての習俗を意味している。これと姉妹概念に相当する Moral（道徳）は、moralia の訳語で、エートスに相当するラテン語がなかったため、キケロが習俗や行状を表す mos, mores（複数）から moralia をもって倫理にあたるものとしたのは有名な話である。こうしてヨーロッパ語の ethica（倫理）と Moral（道徳）はほぼ同義である。日本語の道徳は儒教の影響が強く、道徳心とか道徳意識のように、個人の内面性を表す言葉として使われることが多い。日本語の倫理が、先に指摘したように、仲間や人と人との間柄（関係）を表す言葉として、いわば社会的志向性（社会性）が強いのに対して、道徳はどちらかというと個人的内面性（個人性）の強い概念として理解することができる。このように語源的に整理すると、日本語からもヨーロッパ語からも、倫理（学）が人間と人間との関係や間柄、ひいては社会性の解明を試みる点で共通している点が多いといえよう(10)。

語源的な事柄に少し長く触れてしまったが、それは、社会福祉専門職の専門性を構成するものとして、倫理が重要な位置を占めていることに注目したかったからである。倫理が社会的志向性の強いことと、他の専門職と比較しても、その倫理綱領（社会福祉士の倫理綱領）を重要視していることとの間には、何らかの関係があるのかもしれない。古典的三大専門職（医師、弁護士、聖職者）と同様に、ソーシャルワーカーの仕事は、相手となる人の「弱さ」にかかわる特徴を持つ。特にソーシャルワーカーの仕事は、相手の人の生活上の弱さにかかわり、その多くが極めて社会的色彩の強い事柄である。だからこそ、その専門性を構成する重要な要素として倫理を謳い、その倫理綱領を人一倍重要視し、しかもその倫理綱領のほぼ全面にわたり「社会正義」の必要性を説き、ソーシャルワーカーの社会的使命と社会的責任性とを明確にしているのである。社会福祉専門職の専門

社会福祉専門職の知識・技術
➡第６巻『相談援助の基盤と専門職』、第７巻『相談援助の理論と方法Ⅰ』を参照。

和辻哲郎
1889 〜 1960

性は、こうして徹頭徹尾、社会性の脈絡の中で重要視され、自らの専門性そのものが社会性から構成されているものだと言えよう。

5. 直接的なものから間接的なものへ

ソーシャル
social

この序章では、人間の社会性ということを手がかりにして、社会福祉における相談援助活動の特性について検討してきた。社会福祉の「社会」、ソーシャルワークの「ソーシャル」というように、日本語と英語の違いはあっても、いずれにしても相談援助は社会的な脈絡の中で実践されたり語られたりすることであることは間違いない。何をいまさら当たり前のことを言っているのか、と指摘されそうだが、この自明なことを問い直してみると、改めて重要なことを再確認できたり、再発見できるのではないだろうか。人間に関するさまざまな実践や、それらを基盤にして展開される「人間科学」は、自明視されて日常化されている人間的な事象へと「既知への問い」[11]を発することから始まるという。それが真実であれば、相談援助活動をはじめとするさまざまな社会福祉の援助実践、これら援助実践を基盤にして概念化されてきた、実学としての社会福祉学[12]は、身近ではあるものの、それがためにかえって自明視され日常化され、気づかれにくい「生活」にまつわる諸事象に積極的にかかわり、解明していこうとする営みであるため、「既知への問い」をその出発点にする必要があるのではないだろうか。われわれが誰でも、時と所は違っても、それぞれの形態で日々その真只中にいる「生活」とは、複雑な社会事象や社会的状況の中で絡まりあいながら、しかも個性を持った人間と人間とがそこに介入する、この社会諸関係の中で複合的に営まれる事象である。本章で素描されたような社会性やさまざまな社会的存在は、そのほんのごく一部である。

人間科学
human science
ここではアメリカの現象学的心理学者ジオルジ（Giorgi, Amedeo）のいう「人間科学」を想定している。詳しくは、下記を参照のこと。
Giorgi, A., *Psychology as a Human Science: A Phenomenologically Based Approach*, Harper & Row Publishers, 1970.

フェイス・トゥ・フェイス
face to face

社会福祉士シリーズ第7巻の『相談援助の理論と方法Ⅰ』では、こうした社会的存在の基礎的な部分である、「フェイス・トゥ・フェイス」の、対面的で直接的な社会性を基盤にして営まれる相談援助の技法について検討している。これを受けて本書『相談援助の理論と方法Ⅱ』では、より広範にわたる、そして場合によっては社会福祉サービス利用者本人に直接かかわるのではなく、間接的に影響を及ぼすような社会性の分野にまで足を踏み入れていく。もちろん、自明視され日常化された「生活」と「社会性」への、「既知への問い」という基本スタンスを保ちながら展開される。

注)

(1) ブトゥリム，Z. T. 著／川田誉音訳『ソーシャルワークとは何か—その本質と機能』川島書店，1986，pp.59–66.

(2) 前掲書（1），pp.61–63.

(3) メルロ＝ポンティ，M. J. J. 著／竹内芳郎・木田元・宮本忠雄訳『知覚の現象学 2』みすず書房，1974，p.231.

(4) 佐藤純一「『病い論』あるいは『患い論』への覚書（二）—『病いを語ること』を語ることについて」『季刊パテーマ』第 11 号，ゆみる出版，1984，p.95.

(5) 岡田玲一郎「日常性における老人」『対人関係としての親子関係』立教大学社会福祉研究所モノグラフ No.2，立教大学社会福祉研究所，1989.

(6) 西村ユミ『語りかける身体—看護ケアの現象学』ゆみる出版，2001，pp.126–127.

(7) 見田宗介・栗原彬・田中義久編『社会学事典』弘文堂，1988，p.369.

(8) 斎藤学『家族の闇をさぐる』NHK 人間大学 1989　7 月～9 月期，日本放送出版協会，1998，pp.55–65.

(9) アプテカー，H. H. 著／坪上宏訳『ケースワークとカウンセリング』誠信書房，1969，pp.108–135.

(10) 倫理と道徳の語義的理解に関しては以下を参考にした.
金子晴勇『倫理学講義』創文社，1996，pp.14–18.
山崎正一・市川浩編『現代哲学事典』講談社現代新書，講談社，1980，pp.644–648.

(11) 柳澤孝主編『臨床に必要な人間関係学—人間関係学』福祉臨床シリーズ 16，弘文堂，2007，pp.209–215.

(12) 柳澤孝主「田中正造の実践的思想と社会福祉—「実学」としての社会福祉学構築へ向けて」柳澤孝主・長江弘晃・大熊信成編『田中正造の実践と社会福祉研究』DTP 出版，2004，pp.23–30.

▌理解を深めるための参考文献

●渡辺一史『なぜ人と人は支え合うのか—「障害」から考える』ちくまプリマー新書，2018.
映画化された『こんな夜更けにバナナかよ』の著者が，日常生活者の視点から「障害」や「援助」について，体験を踏まえて語り綴る．社会福祉専門職にとって"目から鱗"の事象が数多く登場する．

●宮本和彦編『臨床に必要な家庭福祉—家庭福祉論』福祉臨床シリーズ 11，弘文堂，2007.
家族を自明のものと捉えず，必要に応じて解体することによってその再生を図る，臨床家庭福祉のラディカルな視点が不断に盛り込まれた著書である．家族関係を「変化」の視点・「生成」の視点から問い直すことによって「ともに」生きる道を模索する．

●市野川容孝『社会　The social』思考のフロンティア，岩波書店，2006.
"社会的"なものとは何か．"ソーシャル"なものとは何か．社会学者によって，歴史的かつ体系的に，しかもコンパクトに整理された著書である．

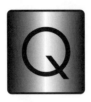

人間の内なる社会性について教えてください。

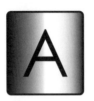

人間の社会性を表す英語「ソーシャル（social）」の語源は、ラテン語の「ソキウス（socius）」です。この言葉は、「仲間」「同朋」といった意味を持っています。つまり、2人以上の人間がいて初めて成り立つ言葉なのです。したがって、「人間の内なる社会性」ということは言葉の上では矛盾することであると指摘されても仕方ないかもしれません。ところが、本文でも指摘している通り、個人の心理でも他者の存在抜きでは成立し得ないものがほとんどです。生命現象といった生物学的な問題においても、たとえばオスがメスを追い求めるといった「本能」も、ある種の社会的存在性を抜きには語れないものが多くあります。「人間の内なる社会性」も「人間そのものの社会性」も、現実にはこうして至るところにも存在しうる問題だと考えた方が適切だと思います。

　言葉の問題を考えてみましょう。われわれはさしたる努力もせずに、たとえば日本という国で生まれ育てば日本語を、中国という国で生まれ育てば中国語を、フランスという国で生まれ育てばフランス語を、それぞれ話せるようになります。聴覚障害と視覚障害を併せ持って生まれてきた場合、両親および身近な人から長期にわたる軟禁状態を被った場合、といった特別の事情のない限り、身近な人が日本語、中国語、フランス語を話しそれぞれの言葉で話しかけて育てれば、育てられた人間はそれぞれの言葉を努力することなしに話せるようになるのです。言葉の習得とは、まさに社会的な脈絡の中でしか成立し得ない事象といっても差し支えないでしょう。また、考えること＝思考も言葉を使って頭の中で考えるという現実を考えれば、これも社会的な事象、文字通り「人間の内なる社会性」の具現化といっても差し支えないのではないでしょうか。社会的影響を強く受けざるを得ないわれわれの生活に関する問題に、多面的にかかわっていく相談援助の担い手は、この意味で人間のさまざまな社会性をその都度検討していく必要があるといえるでしょう。

ジェネリックポイント

社会福祉における相談援助の専門性について説明してください。

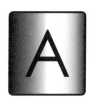

社会福祉士や精神保健福祉士の社会福祉専門職の専門性は一般には、①価値と倫理、②知識、③技術の3つから構成されているといわれています。このことに関しては、社会福祉士シリーズ第6巻『相談援助の基盤と専門職』第1章で詳述されていますので参考にしてください。社会福祉における相談援助活動の専門性の大きな特徴は、援助活動の固有の領域を持ち、その固有の領域内で専心して援助活動に勤しむというタイプのものではありません。社会福祉における相談援助活動は、保健、医療、看護、教育、司法、労働、住宅、栄養など多領域にわたる問題を射程に入れ、必要に応じてそれら専門領域のサービスを受けられるよう相談援助を実施し、それぞれの専門職への橋渡し役の担い手となります。考えてみれば私たちの生活とは、先に挙げた領域以外からもさまざまな影響を受けて成り立っています。生活への援助である社会福祉における相談援助の特性はしたがって、単一の領域だけで援助活動を進めるものというわけにはいかないのです。本文の中でも指摘した通り、多領域にまたがる領域間個別性、社会的なネットワークの中で利用者の個別性を考える社会的個別性、これらを重視して援助活動を展開していくところに、社会福祉における相談援助活動の専門性があるといえるでしょう。

　1797 年頃、南フランスのタルヌで発見されアヴェロンで保護された野生児ヴィクトール、1828 年にドイツのニュルンベルクで発見されたカスパー・ハウザー、1920 年インドのミドナプール付近のジャングルで保護されたいわゆる "狼に育てられた子" アマラとカマラ、これら野生児の存在をご存知だろうか。発見された当初、法学者、神学者、教育学者、医学者などからの関心を集め、長期にわたる人間的かかわり（社会性）の欠如のもたらす人間への影響はいかなるかたちとして現れるのか、さまざまな角度から検討された。知覚や感覚機能の状態、言葉の習得状況、人間的な感情、知的発達の状況など、人間の通常の発達段階からすると、それらは大幅に遅れているか全く欠如していた。現在でも、それぞれの出自や遺棄理由などに関して諸説が行き交っているが、そうした諸説、憶測はさておき、幼少期から親あるいはそれに代わる存在との人間的接触が欠如した場合、人間はいかなる影響を受けるのかということに関しては明確であるといえよう。いわゆる社会性の欠如による人間への弊害は、生理的な感覚・知覚機能から、発達的な言語習得、知能・思考機能の獲得と成長、人間的な感情表出にまで及んでいるのである。

　ある新聞記事（2008〔平成 20〕年 10 月 30 日読売新聞夕刊）に、小学生時から統合失調症の母親に軟禁された女性の例が報道されている。2006（平成 18）年に保護された時点では、8 年にも及ぶ自宅軟禁状態の影響から、精神的な障害があり、自力では動けず、会話なども十分にできない状態だったという。社会性の欠如による人間への影響はここでも明らかである。その後 2 年間に及ぶ知的障害者更正施設における入所生活によって、現在は日常会話ができる程度に回復した。先に紹介した野生児や狼に育てられた子の例でも、発見・保護の後のさまざまなそして懸命な人間的働きかけによって、感覚・知覚機能の獲得、会話をはじめとする言葉の習得、人間的な感情の表出など、それぞれ差はあるものの相当程度まで回復していった。人間的な働きかけや接触による社会性獲得の成果といってもよい。野生児の例や軟禁状態に晒された女性の例は、人間（利用者）への人間（援助者）による働きかけである相談援助活動を進めていくわれわれにとっても、社会性という人間存在の根本的な問題に関して、多層面にわたり "他山の石" となる重要な問題を提示している。

第1章 ケースマネジメントとケアマネジメント

1. 福祉実践とマネジメント

A. マネジメントとは

[1] マネジメントの意味

英語の "management" は、取扱い、処理、管理、経営、術策、手管などの意味がある。類似の単語では、"administration"（管理、経営、行政、統治）、"consultation"（相談、協議、合議）、"coordination"（同等、同意、統合、総合、調整）が挙げられる。

学問としてのマネジメントは、特に経営学の分野で、企業経営の大規模化、業務の多様化に伴い、より効率的で収益性の高い経営を目指す手法として、財務管理や人事管理などの理論に用いられている。

経営学では、経営管理（マネジメント）を、「人に働きかけて、協働的な営みを発展させることによって、経営資源の転換効率や環境適応の能力と創造性を高めて、企業の目的を実現しようとする活動である。…（中略）…経営管理は、個性的で具体的な人間が組織的な人間として振る舞い、組織の活力や創造性を高めるように働きかけようとする。こうして企業の協働的な営みは組織として展開され、個人の能力の総和以上の生産を実現するのである。」[1]と定義している。

[2] ケースとケアの意味

"case" は、場合、事例、事件、事情、実情、状況、訴訟、真相、実例、事実、病状、患者などの意味があり、"care" は、心配、気がかり、気苦労、世話、看護、管理、監督、注意、用心、配慮、苦心といった日本語があてはまる。

「ケース」は、ソーシャルワークの分野では、「事例」として理解されることが多い。一方の「ケア」は、狭い意味での「介護、介助」から、広い意味での「世話する、面倒をみる、配慮する」といったように、幅の広い使われ方をしている。

近年のわが国の社会福祉実践の場では、どちらかというと、"ケースマネジメント"より"ケアマネジメント"のほうを多用する傾向にあるが、両者の明確な区別はされてはいない。

B. ソーシャルワークにおけるマネジメントの沿革

[1] イギリス

　イギリスにおける "management" は、「よりよい生活への誘導」を意味し、施設偏重のサービス提供への反省から、社会福祉援助の理論に導入されてきた。特に初期は精神障害者の社会復帰を目指す地域支援体制の技術として論じられ、他の障害者や高齢者福祉分野においても応用されるようになっている。ここでは、ケアマネジメントの「ケア」を広義に捉えており、援助内容自体を指す場合が多い。

　イギリスでは、1992 年に施行されたコミュニティサービス法により、マネジメントをコミュニティ・ケア推進のため、地方自治体ソーシャルサービス部で実施する技術として位置づけられ、ケアマネジャーはそこに所属する担当職員を指す場合が多い。

[2] アメリカ

　前述のイギリスでは社会福祉におけるマネジメントは、一般的にケアマネジメントと呼ばれるが、アメリカでは、ケースマネジメントという表現が多い。

　アメリカでは、公的な福祉サービスの発展が遅れ、民間の営利企業による福祉や医療サービスが発達した。ここでも、初めは精神病患者の病院から地域への生活移行プログラムの手法として開始されている。のちに対象は子ども、高齢者、知的障害者、身体障害者と拡大され、現在では、不妊症女性や思春期の少年、退役軍人に至るまで、広範囲な社会生活の支援の手法として用いられている。ケースマネジャーには認定資格があり、認定ケースマネジャーは、病院、福祉施設などに限らず、幅広い関連民間企業にも有資格者が雇用されている。

　また、サービス民間医療保険や介護保険の給付の妥当性・正当性を確認するため、アセスメントの技術が発達したのもアメリカのケースマネジメントの特徴である。これは、のちにわが国の介護保険制度の課題分析でよく利用される、MDS などのアセスメントシートにも影響を与えている。

[3] 日本

　わが国では、イギリス、アメリカからのソーシャルワーク分野におけるマネジメント実践が紹介されていたものの、本格的に議論されてきたのは、平成になってからのことである。1994（平成 6）年に当時の厚生省から発表された「21 世紀福祉ビジョン」や、高齢者介護・自立システム研究会

MDS: Minimum Data Set
アメリカの保険会社や医療機関で使われる、サービスの有効性、妥当性を検証するためのアセスメントシートの 1 種。わが国の介護保険制度では、MDS-HC（ホームケア版）が紹介されている。

アセスメントシート
アセスメント（課題分析）を行うためのツール（道具）の 1 種。わが国では、MDS-HC、日本社会福祉士会版、日本介護福祉士会版、日本訪問看護協会版、三団体版、全社協版などのシートがある。

21 世紀福祉ビジョン
1994（平成 6）年に当時の厚生大臣の私的な懇談会である「高齢社会福祉ビジョン懇談会」がまとめた報告書。年金：医療：福祉の割合を、5：4：1 から 5：3：2 にするように提言したことは有名。

新たな高齢者介護システムの構築を目指して
1994（平成6）年に高齢者介護・自立システム研究会がまとめた報告書で、急速な人口高齢化と介護対策への対応のため、公的な介護保険制度の創設を提言した。

の「新たな高齢者介護システムの構築を目指して」に前後して、人口の高齢化によって増加する高齢者の介護費用をどう工面するかという問題から、従来の租税負担方式に代わり、「公的介護保険」として、社会保険制度の導入が検討され、サービスのマネジメント構想が具体化していくことになる。

「介護保険」制度の検討時、利用者への最適なケア・サービス（介護、援助）の供給体制の確立が求められたことから、にわかにケース（ケア）マネジメントの議論が行われるようになった。これが1997（平成9）年に制定された介護保険法によって、居宅介護支援がわが国のケアマネジメントとして具現化され、2000（平成12）年度から実施されているのは周知の通りである。

その後、ケースマネジメントという表現は、問題を抱えたクライエントの人格・人間性そのものに焦点を当ててしまう誤解を生じやすい表現ではないかと指摘されるようになった。そのため、ケアが必要な状況について、そのよりよい援助方法を検討していくという意味で、最近わが国ではケアマネジメントという表現に置き換えられる場合が多くなっている。ただし、イギリスやアメリカなどでも、前述のように出発点は異なるものの、現在では同義で、特に両者の明確な違いはほぼないといっても特に支障がないように思われる。

2. ケース(ケア)マネジメントの考え方

A. ケース（ケア）マネジメントの意義

[1] ケース（ケア）マネジメントの定義

ケース（ケア）マネジメントにはさまざまな定義があるが、そのいくつかを以下に紹介する。

①ピーター・ジョンソンの定義

ジョンソン
Johnson, Peter
メンタルヘルスの分野でケアマネジメントを定義
（1983）

「ケースマネジメント・アプローチの基本原則は、ひとりのワーカー（援助者）であるケースマネジャーが、クライエント（利用者）と複雑なサービス供給システムを結びつけ、利用者が適切なサービスを利用できるよう確保する責任を持つことである」[2]。

②ロバート・パーカーの定義

パーカー
Parker, Robert
全米ソーシャルワーカー協会発行の『ソーシャルワーク辞典』執筆者
（1987）

「ケアマネジメントとは、利用者のために、すべての援助活動を連絡調

整する手続きである」[3]。

③白澤政和の定義

　「ケアマネジメント（ケース・マネージメント）とは、クライエント（サービス利用者）のよりよい援助の提供のため、地域に存在する様々な社会資源（福祉関連機関・施設、専門職、ボランティア等の人材、各種関連制度）を活用し、日常生活の継続のために適切なサービスの提供に結びつける活動をいう」[4]。

④竹内孝仁の定義

　「ケアマネジメントは、クライエント及びその家族の自立とQOLのためのニーズに基づきサービスを提供して"よりよい生活"を実現する活動である」[5]。

[2] 自立とQOLの考え方

　竹内は、前述のようにケアマネジメントについて、「ニーズに基づく援助」であるとし、そのためには、「よりよい生活」を得るためのものでなければならないと指摘している。竹内は、「"よりよい生活"とは、あまりにも漠然としている。そこで、もっとはっきりしたイメージをもつ言葉で語るとすれば、それは自立とQOLがふさわしい。」[6]としている。

●自立

①本人の自立—ADLの可能な限りの自立（必要に応じて、自分の意思により行動可能）、行動の自由と主体性の獲得。

②家族（介護者）の自立：家族が介護に縛られないで生活できる（その家族らしい生活の獲得）。

●QOL

①本人のQOL—日常生活とその広がりから得られる生活上の変化、社会的交流の獲得。

②家族（介護者）のQOL：自由時間の獲得を通じて得られる固有の生活、可能性のある生活の実現。

●ニーズとディマンドの違い

　単なる要望は真のニーズではない場合がある（利用者は真のニーズを知らず、どう対処すべきかがわからない—専門的対応の必要性、ニーズは自立とQOLのためにある）。

[3]「サービス優先アプローチ」から「ニーズ優先アプローチ」へ

　ケース（ケア）マネジメントの援助において、専門職者が陥りやすい欠点の1つは、既存のサービスや社会資源が前提にあり、それを利用者のサ

白澤政和
1949−

竹内孝仁
1941−

ADL: Activities of Daily Living
日常生活動作
衣服の着脱、食事、排泄、入浴、移動などの一連の動作を指す。

QOL: Quality of Life
生活の質
ADLの援助のみならず、本人の満足度や快適性も重視したサービス提供の質の向上を目指すもの。

ニーズ
needs
必要性。

ディマンド
demands
要望。

ービス提供にあてはめようとする傾向である。しかし、「まずサービスありき」の考え方では、サービス提供機関の都合を優先したり、サービス提供を制限してしまう危険性がある。白澤は、「要援護者の社会生活を全体的にみると、彼らは単一のニードというよりも、潜在的なニーズも含めて複数のニーズを有していることが多い。特に障害者や高齢者は医療、保健、社会福祉、住宅等に対するニーズが重複する可能性が高い。そのため、対象者の立場からすれば、利用できる各種の社会資源を調整し、ニーズを充足してくれるケースマネジメントが求められる」[7]と述べている。

的確なアセスメントの実施によりニーズを把握し、ニーズを解決するために最適なサービスの組み合わせを考える必要がある。

B. ケース（ケア）マネジメントの目的

[1] ケース（ケア）マネジメントの目指すもの

ケース（ケア）マネジメントの目的は、利用者本位の福祉サービス提供を目指し、多様な福祉サービスの提供や、民間営利企業などの参入といったサービス実施主体の多様化を実現するため、以下の4つの点が考えられる。

①自立支援

介護を受ける側の消極的な立場である高齢者、障害者などの援助について、発想を転換し、身体的な自立のみを目指すのではなく、社会的・精神的に自分の意思が遂行可能になることを目的とする積極的な支援を行うこと。

②サービスの選択

サービス利用者の意思を尊重し、利用者自身が自分のニーズや嗜好に応じて自由にサービスを選び、それを提供することができるよう、「いつでも、どこでも、誰でも」が必要に応じてサービスが受けられる環境づくりを行うこと。

③生活の質（QOL）の向上

狭義の身体介護・ADL中心の援助にとどまるだけでなく、サービス利用者の満足感、快適性をも含めた生活の質の向上を基本としたサービス提供を行うこと。

④保健・医療・福祉の連携

さまざまな分野の関連専門職や社会資源が、1つのサービス提供・チームを組織し、サービスをパッケージ化した効率的・効果的なサービス提供を行うこと。

［2］サービス提供の原則

社会福祉法の規定には、ケース（ケア）マネジメントの実践においての基本となる考え方が以下のように規定されている。

①福祉サービスの基本理念

個人の尊厳の保持、能力に応じ、自立した日常生活の支援に基づくサービス提供。

②福祉サービス提供の原則

利用者の意向を十分に尊重した上で、関連サービスとの有機的な連携、創意工夫が求められる。

③福祉サービスの適切な利用

情報の提供、利用契約申込み時の説明、利用契約成立時の書面の交付、誇大広告の禁止など、福祉サービスの利用の援助など（福祉サービス利用援助事業など、苦情の解決、運営適正化など）の仕組みを導入。

C. ケース（ケア）マネジメントの方法

［1］ケース（ケア）マネジメントの構成要素

ケース（ケア）マネジメントの構成要素は、以下のように分類することができる。

- **対象**：サービス利用者、要援護者
- **社会資源**：①企業、②行政、③法人（社会福祉法人、医療法人など）、④地域の自主的な団体、⑤ボランティア、⑥近隣、⑦友人、⑧親戚、⑨家族
- **ケアマネジャー**：①介護保険制度上の介護支援専門員、②地域包括支援センターの主任介護支援専門員、③その他企業などのケア担当者

［2］ケース（ケア）マネジメントの展開過程

ケース（ケア）マネジメントは、以下のような5つのプロセスを経て、具体的な援助を行う援助手法である。

第1段階（ケース発見～スクリーニング）

- 援助を必要としている人と援助者（援助機関）の出会い（インテーク）。
- 表面化していない深刻な潜在的ニーズの存在。
- 援助開始の決定。

intake
インテーク
初回面談・面接ともいわれる、援助過程の入り口。

アセスメント
assessment
情報の収集とその分析。

第2段階（アセスメント）

- 要介護者の精神面・身体面の把握のみならず、住環境、家族関係、経済、援助の状況など幅広い生活障害全般の把握が必要。
- 家庭訪問での面接もしくは他職種・他機関からの連絡・通報による情報。

第3段階（ケアプランの作成）

- ケースカンファレンスでの他職種との情報の共有。
- 問題の優先順位、利用者の権利擁護への留意。
- 複数の生活上の困難を抱え、自らの問題を自力で解決することのできない利用者を援助するためのさまざまなサービスの組み合わせ。

フォーマル・サポート
formal support
法律や制度に定められた、医療や福祉サービスなどの援助、支援体制。

インフォーマル・サポート
informal support
制度的に規定はされていないものの、家族・親族、近隣や友人の援助、ボランティア活動などに支えられている援助、支援体制。

- 公的サービス（フォーマル・サポート）と家族、親族、近隣住民、ボランティアなどの援助（インフォーマル・サポート）の双方に配慮。
- 利用者一人ひとり異なる独自のケアチームの組織。

第4段階（ケアプランの実施）

- ウィークリー・プランの作成に基づき、サービスの申請手続きを行う。
- ケアマネジャーが利用者とサービス提供機関との間に入り調整。
- 複数のサービス提供機関による複数のサービス提供―ケア・パッケージ。

モニタリング
monitoring
利用者の日常生活上のニーズに変化があるかどうか、定期的に状況を把握し、サービスの再検討につなげること。

第5段階（モニタリングと再アセスメント）

- 利用者に提供しているサービスが有効に機能しているかどうかをチェック。
- 現行のケアプランが利用者の現状に合っていない場合、プランを修正する必要性。
- 利用者の心身の状況の変化、家族介護者の心身の状況の変化などの予想。

第2段階へ戻る

- 問題点の明確化とアセスメントのやり直し。
- 効果測定（事後検証）を行い、提供上のさまざまな課題について、多角的な再検証を試みる。特にサービス利用者の意見を把握する機会を設け、検討材料とする。
- 再検討で明確化された課題について、サービス提供上の問題が生じている場合、適切に対処する（アフターフォロー）。

D. ケース（ケア）マネジメントの留意点

［1］面接相談（インテーク）時の留意点

　初回面接（面談）のインテークは、援助過程の入り口であり、その後の援助内容を左右する重要なプロセスである。

　この段階における留意点は、以下の点が挙げられる。

①よき聴き手となる（傾聴）。

②適切な問いかけと内容の明確化に心がける。

③思い出話（回想）を有効に活用する。

④共感と支持の姿勢を示す。

⑤時間に余裕を持ち、あせらず極力話し手のペースに合わせる。

⑥わかりやすい言葉と声の調子に心がける。

⑦非言語的コミュニケーション（身振り、表情、視線、声の調子）を活用する。

⑧面接を行う場、時間に配慮する。

［2］アセスメント時の留意点

　ケース（ケア）マネジメントでの重要なプロセスであるアセスメント（課題分析）の段階では、以下の点に留意し、情報収集を図る必要がある。

①健康管理

- 慢性疾患がある場合―疾病の管理（定期的受診、適切な服薬、生活指導項目の遵守、主治医からの情報）の現状
- 急性疾患の場合―早期発見・早期治療（援助者の気づき、医療機関への素早い連絡）

②日常生活動作（ADL）

- 寝たきり・障害高齢者の場合―身体機能、自立意欲、環境と生活リズム、家族のかかわりの実際
- 認知症高齢者の場合―緊張感、孤立感、絶望感、時間的拘束などによるストレス（異常行動の原因）の有無

③介護負担

- ADL 把握と環境構造上などの問題把握
- 介護者数、介護者の意識、介護時間など（家庭内の介護力）の現状

④家事全般

- 家事意欲、ADL 能力の把握
- 環境、器具・道具の活用状況

⑤**食事**

- 調理―献立の立案（カロリーバランス）、食材買い出し、調理方法、後片付けの状況
- 摂食―食欲、摂食機能（そしゃくなど）の有無

⑥**経済**

- 収入源（本人の年金、家族の収入など）の安定化
- 支出（金銭管理）の適正

⑦**家族関係**

- 配偶者、親子、孫など、2世代・3世代家族間の人間関係
- 意思の疎通、権威（強弱関係）、決定権など
- 療養前と療養後との違い

⑧**社会との交流**

- 仕事上の関係、近所付き合い、友人・仲間関係、戸外に出かける趣味など
- 本人の社会的孤立（とじこもり）は、寝たきり・認知症の重度化を招く恐れ
- 家族介護者の社会的孤立は、ストレスの増大を招く恐れ

⑨**ストレス**

- 家族関係の問題、介護負担の重圧、社会交流の欠如、生活目標の喪失などがストレスを生じさせる恐れ

[3] ケアプラン（援助計画）作成、実施時の留意点

援助計画の作成、実施については、以下の点に留意する必要がある。

①本人の在宅生活継続の意思確認が図られているか（介護家族の意見が優先されてはいないか）

②サービス利用決定への利用者の意見反映の機会の確保がなされているか（利用者の権利擁護の必要性）

③居宅の構造の改善、日常生活用具などの利用は考慮されているか（改善による在宅生活継続の可能性）

④特定のサービス以外の複数の居宅サービスの活用の検討がなされているか（地域資源の有効活用―フォーマル・サービスとインフォーマル・サービス双方の活用）

⑤サービス提供の密室性に対する問題を検討しているか（介護家族やサービス従事者による虐待などの可能性）

⑥ひとり暮らし高齢者などのケース発見のシステムは整備されているか（申請主義、人手不足、医療偏重など）

［4］サービス利用者の見守り（モニタリング）における留意点

　モニタリングは、サービス実施計画（ケアプラン）に基づいた実際のサービス提供の有効性を検証するのに必要不可欠の過程である。ケアマネジャーはじめ専門職者がサービス利用者のニーズを分析し、本人の意向も十分に取り入れケアプランを作成し、実行に移したサービスであっても、実際にサービスを受けている利用者の状況を常に把握しておかなければならない。サービスを提供してみなければわからない、いろいろな問題点が発見できる可能性がある。そのためには、まず利用者やサービスの提供状況を「観察」する必要があり、以下の4つの留意点を指摘することができる。

①専門職者（ケアマネジャーなど）の基本的前提（基本的仮説）による事実の歪曲化の危険性—観察者自身、無意識のうちに「心のフィルター」を通して見てしまう場合が多いため、これを十分に自覚する（援助者の自己覚知）

②観察の対象となった利用者の光背効果（顕著な特徴）に惑わされないこと

③何を観察するかという観察の焦点を明確にすること

④観察目的を介護関係全体の中で明らかにし、観察行為の位置づけを明らかにすること

　また、近年は、虐待問題への視点が課題となっており、利用者と家族、サービス提供者等の人間関係の把握も重要になってきている。

3. ケース（ケア）マネジメント事例

A. 事例の概要

　Aさん（男性、82歳）は、27年前に自動車工場を退職して以来、木造アパートの2階で暮らしている。5年前に妻が亡くなり、子どもはいない。独居である。

　退職後も、パートとして10年ほどスーパーマーケットの警備員などをしており、近所づきあいもよかった。3年前からは、季節の変わり目に風邪をひいて寝込むことが多くなり、近所づきあいも極端に減った。

　去年、郵便受けに新聞が溜まっていたのを不審に思った隣家に住むアパートの大家であるBさんが様子を確認したところ、室内で倒れているAさんを発見。救急車で市民病院に運ばれ、脳卒中と診断され、2ヵ月ほど

入院した。Aさんは左半身に軽度の麻痺が残ったが、ある日「家に帰りたい」と自分から退院してしまった。病院の医療ソーシャルワーカーも心配していたが、Aさん本人に援助を断られた。

　3ヵ月ほど経つと認知症の軽度の症状が出始め、心配したBさんは、介護保険サービスの利用について、地域包括支援センターの社会福祉士で、介護支援専門員（ケアマネジャー）資格をもつCさんに相談した。

B. ケース（ケア）マネジメントによる援助過程

[1] インテーク

　地域包括支援センターのCさんが、地域の民生委員であるDさん、大家のBさんとともに、Aさん宅を訪問した。Aさんは、「福祉の世話にはなりたくない。身体が言うことをきかなくなるまで、この部屋から動きたくない」と、Cさんの訪問に不機嫌だった。旧知のBさんとDさんが、Aさんの体調を心配し、せめて自分の部屋に居続けるためにもと、福祉サービスの利用を勧め、Aさんも、介護保険制度の要介護認定を承諾した。

[2] アセスメント

　Cさんは、市の介護保険課に連絡し、Aさんの介護保険利用申請の手続きをとった。1週間後、市の調査員が訪問調査に訪れた。

　3週間後、Aさんには要支援2の通知が来た。CさんがAさんの介護予防プランを作成することになり、改めてAさんの身体状況を確認した。Aさんには半身麻痺と軽度の認知症の症状はあるものの、在宅生活継続への強い意思があり、Cさんも、本人の意見を尊重した援助を計画することとした。

[3] ケアプランの作成

　Cさんは、介護保険で利用できる予防給付のサービスを説明し、Aさんの意向をもとに介護予防プランを作成することとなった。Aさんは、訪問介護の利用には前向きだったが、Cさんは、閉じこもりの予防を考慮して、通所介護の利用も勧めた。折しも、かつての工場仲間数人が地域のデイサービスセンターに通所していることがわかった。Bさんは、その事実を伝え、「一緒に将棋が指せます」と言うと、Aさんは承諾した。

　Cさんは、地域の訪問介護と通所介護を実施している居宅介護事業所の担当者によるサービス担当者会議を招集、地域包括支援センターで、サービス提供の具体的回数、時間帯などの調整を行った。

［4］ ケアプランの実施

　Aさんの基本プランは、週2回の訪問介護と、週1回の通所介護に加え、主治医の勧めで、歩行を助ける杖の福祉用具貸与となった。フォーマル・サービスのない日は、大家のBさんが安否確認をすることになった。またCさんが老人クラブの会長Eさんに話したところ、週1〜2回、将棋の相手をすることを買って出た。こうして、何らかのサービス提供もしくは安否確認のできる人の、毎日の出入りが可能となった。

［5］ モニタリングと再アセスメント

　Aさんへのサービス提供は順調で、本人も満足していたが、やはり季節の変わり目には体調不良で寝込むことがあった。そんなときは食事がとれないため、栄養摂取の問題が浮上した。

　Cさんは給食サービスの利用を勧めるとともに、かつてAさんが入院していた病院に連絡し、月2回の居宅療養管理指導を追加することになった。これらによって、当初から不十分であった医療面の対応も、改善されることになった。

　このように、日々のAさんの日常生活を見守る体制を確立し、必要に応じて医療その他のサービスを効率的に提供していくことが求められている。

注)
(1)　塩次喜代明・高橋伸夫・小林敏男『経営管理』有斐閣アルマ，1999，pp.8-9.
(2)　白澤政和「アメリカでのケアマネジメント─長期ケアのクライエントを中心に」財団法人日本障害者リハビリテーション協会編『リハビリテーション研究─STUDY OF CURRENT REHABILITATION』第88号，1996，pp.9-10.
(3)　前掲書 (2)，pp.11-14.
(4)　白澤政和『ケースマネジメントの理論と実際─生活を支える援助システム』中央法規出版，1992，p.10.
(5)　竹内孝仁『ケアマネジメント』医歯薬出版，1996，p.11.
(6)　前掲書 (5)，p.11.
(7)　前掲書 (4)，p.27.

参考文献　●オーム，J.・グランストンベリー，B.編／社団法人日本社会福祉士会監訳／杉本敏夫訳『ケアマネジメント』中央法規出版，1995.
　●山縣文治・柏女霊峰編『社会福祉用語辞典（第6版）』ミネルヴァ書房，2007.
　●福祉士養成講座編集委員会編『社会福祉士援助技術Ⅰ』新版社会福祉士養成講座8，中央法規出版，2007.
　●福祉士養成講座編集委員会編『社会福祉士援助技術Ⅱ』新版社会福祉士養成講座9，中央法規出版，2007.

● 知的障害者ケアマネジメント研究会編『障害者ケアマネジャー養成テキスト　知的障害者編』中央法規出版，2000.
● 身体障害者ケアマネジメント研究会編『新版障害者ケアマネジャー養成テキスト　身体障害者編』中央法規出版，2002.
● 介護支援専門員実務研修テキスト作成委員会編『介護支援専門員実務研修テキスト』財団法人　長寿社会開発センター，2003.
● ケアマネジメント原則実践研究委員会編『居宅サービス計画書作成の手引』財団法人　長寿社会開発センター，2003.
● 杉本敏夫編『ケアマネジメント』最新介護福祉全書6，メヂカルフレンド社，2005.

■ 理解を深めるための参考文献

● 大阪障害者ケアマネジメント協会監修／北野誠一・大谷悟・西岡務編『障害者ケアマネジメント実践事例集』中央法規出版，2003.

介護保険分野に比べて、語られる機会が少なかった障害者を対象としたケアマネジメントについて、NPO法人である大阪障害者ケアマネジメント協会の援助事例を通じた、障害者ケアマネジメントに関する優れた実践記録である。

● ドラッカー，P. F. 著／上田惇生訳『非営利組織の経営』ダイヤモンド社，2007.

公益法人、NPOをはじめ、学校や医療機関等、非営利組織のミッション実現のためのノウハウが詰まっていると評される。"経営学の神様" と称されるドラッカーが80歳のときに著した、非営利組織の経営についての世界で最初の本格的著作である。

● 野中猛監修・執筆／名古屋市高齢者療養サービス事業団著『支援困難ケアマネジメント事例集』日総研出版，2009.

サービス提供が困難なさまざまな事例を取り上げ、各専門職の役割や連携、ケアマネジャーの具体的な対応について解説している。

● 白澤政和『介護保険制度とケアマネジメント―創設20年に向けた検証と今後の検討』中央法規出版，2018.

2000（平成12）年に開始された介護保険制度が、約20年が経過した現在において、制度創設とケアマネジメント研究に関わってきた筆者が、20年を概観し、地域共生社会の実現に向けたケアマネジメントの方向性を示した1冊。

● 白澤政和編『ケアマネジメント論―わかりやすい基礎理論と幅広い事例から学ぶ』ミネルヴァ書房，2019.

介護保険制度の下での養介護高齢者対象のケアマネジメントだけではなく、障害者、児童や、更生保護分野にも共通するケアマネジメントの理論をわかりやすく解説。対象者や施設・在宅等の実践場面におけるさまざまな事例をもとに、ケアマネジメントの基本を示している。

ジェネリックポイント

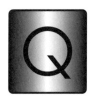

わが国でよく指摘されているケアマネジメントの中立性
について、教えてください。

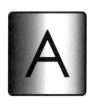

わが国にケース（ケア）マネジメントの仕組みが本格的
に導入されたのは、2000（平成12）年度から開始され
た介護保険制度の居宅介護支援といえます。前述の通
り、イギリスでは、コミュニティ・ケアの一環として地
方自治体社会サービス部の公務員であるケアマネジャーが活躍し、一方の
アメリカでは、民間営利企業を中心とした幅広い分野で、マネジメントが
行われています。

　わが国では、介護サービス供給主体の多様化という観点から、民間活力
の導入を福祉サービス提供にも積極的に活用することになり、民間の事業
所にも居宅介護支援事業所（ケアマネジメント事業所）の門戸を開き、介
護支援専門員（ケアマネジャー）の雇用を義務づけました。しかし、この
事業者が、居宅サービス事業所の指定も各都道府県から同時に受ける場合
が多く、「自分の会社で提供しているサービスを優先的にケアプランに挙
げるケアマネジャー」の存在が大きな問題になりました。

　介護支援専門員の基礎資格についても、規制緩和の流れから、およそ高
齢者介護にはほとんど接点の少ない職種までが認められ、利用者本位のサ
ービス提供よりも、その業界の利益が優先されているのではないかという
指摘があるのも事実です。

　ケース（ケア）マネジメントは、サービス利用者の人権と日常生活を支
援するソーシャルワークの一環であるという認識を深め、それにふさわし
い体制と専門職の位置づけが必要になると思われます。

　近年のめまぐるしい政権交代の影響が、障害者福祉施策にも大きな影響を与えている。まず、2005（平成17）年に制定され、翌年から施行された障害者自立支援法については、一律1割の自己負担の導入により、サービス利用について利用者の経済的負担が増した。これにより、障害者団体からの法制度の見直しに関する意見が相次ぎ、その後の衆議院総選挙で障害者自立支援法を廃止し、新たな障害者福祉制度を創設することをマニフェストに明記した民主党が、自民党から政権を奪うこととなる。

　その民主党では、公約に沿い、新しい障害者福祉サービスの議論を開始し、障害者団体にも意見を求め、討議を重ねてきた。その結果が、障害者自立支援法を名称変更し、2012（平成24）年に成立した障害者総合支援法である。同法は翌年から施行され、サービス利用者の費用負担について、応益負担から応能負担制導入といった、利用者の改善要求への配慮も見られたが、サービス内容については一部の統合にとどまっている。また、批判の多かった障害程度区分については、新たに障害支援区分として改められることとなったが、施行時期は延期されている。政権も、自由民主党が再び奪還したのは、周知の事実である。

　そんな中、「障害を理由とする差別の解消の推進に関する法律（障害者差別解消法）」が2013（平成25）年に制定された。障害者基本法第4条で規定された、基本原則としての「差別の禁止」が、「差別の解消」へと変更されたのは、何らかの政治的意図があるのかどうか。3年後の施行に向けた、具体的な差別解消への基本方針の策定が待たれる。

　介護保険制度も、3年に1度の改正の度に、財源の問題や介護報酬の変更が取り上げられてきた。障害者自立支援法が障害者総合支援法と名を変えサービス計画策定に関する相談が重要視されてきている。また、障害者差別解消法も施行されて、サービス利用者の意思尊重や権利擁護に関心が高まってきており、もう一度福祉サービスにおけるマネジメントの重要性に着目する必要性を感じる。

第2章 アウトリーチサービス

1

近年、わが国の社会福祉、保健医療、リハビリテーションの
領域におけるサービスの提供方式として、
アウトリーチが再評価され活用されつつある。
アウトリーチとはどのような活動であり、
どのような起源を持っているのかを明確化する。

2

アウトリーチ活動の理念、理論、提供プログラムについて解説し、
アウトリーチの現代的意義を検討する。

3

臨床現場の事例を通して、アウトリーチ活動が、
家族支援と接近困難なケースに
有効であることを証明する。

1. アウトリーチとは何か

A. 施設におけるサービスと家庭・地域におけるサービス

　19世紀から20世紀にかけて、貧困問題、疾病、就学・非行などの問題、母子保健問題などに対処するため、組織的な家庭訪問が始まった。家庭訪問にたずさわった主な専門職は、看護師、ソーシャルワーカー、教師であった。その後、家庭訪問は、保健、福祉、教育などのヒューマンサービスの主要な分野において発展してきた。

　一方、福祉サービスが専門性を獲得するにつれ、施設ケアがホームケアよりも優れているという考え方も存在した。この考え方の背景には、その時代における専門分化の流れが関連している。すなわち、より専門的なケアを集中的に提供するために、対象となる人たちを1ヵ所に集めたほうが効率がよいという考え方である。したがって、施設ケアの補填（ほてん）として家庭でのケアが計画された時代も存在するが、現代では、家庭や地域におけるサービス提供の積極的意義が確認され、アウトリーチサービスの予防的側面と改革的側面とが強調されるようになった。

B. アウトリーチの定義

アウトリーチ
out reach

援助者側から積極的にアプローチ
逆に、利用者側からの主体的サービス利用を促す手段として、アクセスサービス（access service）が存在する。

　社会福祉の分野では、家庭訪問を中心とした施設外での相談援助サービス提供方式を、アウトリーチサービスと呼んでいる。アウトリーチとは、援助者が自分のオフィスを離れ、利用者の家、学校、近隣、職場に出向いて、利用者や家族、関係者に直接的・間接的サービスを提供することを意味する。援助者がオフィスで利用者の申請を待つ方式に対して、援助者側から積極的にアプローチする活動である。歴史的にみると、アウトリーチは、ソーシャルワークの伝統的なサービス提供方式であったといえる。

　ソーシャルワークが精神分析の影響を受けて高度に専門化していった1920年代、相談援助がオフィスの面接室の中で行われることが一般化した時代においても、子どもを持つ家庭、慢性疾患、障害者、高齢者へのアウトリーチサービスは拡大し続けた[1]。

　20世紀後半の脱施設化の潮流の中で、アウトリーチサービスは、通常の方法ではサービス利用ができない人たちに向けての積極的、予防的方法

として、あるいは声なき人たちの声を代弁する、改革的サービス提供方式として着目され活用されている。

C. アウトリーチの起源

宗教団体による病人の家庭への訪問活動は、古くから存在していたといわれる。また、イギリスのエリザベス王朝時代に「院外」救済として貧困者への自宅でのサービス提供がなされていた。ソーシャルワークとしての組織的なアウトリーチは、19世紀後半のイギリスやアメリカにおける慈善組織協会（COS）の「友愛訪問員」活動に始まったといえる。

アメリカでは、20世紀に入ると、訪問教師、ソーシャルワーカー、訪問看護師、保健師などのアウトリーチにかかわる専門職が保健・教育・社会福祉の分野において積極的に活動した。彼らは、貧困、伝染病、不健全な生活状態、高い乳幼児死亡率、就学困難や非行問題など、都市化と貧困に起因する問題に取り組み、アウトリーチをこれらの領域におけるサービス提供方式として定着させていった。

1960年代の脱施設化運動の流れの中で、アメリカでは訪問活動に関する法的な背景が整備された。また、この時代に費用効率の研究が行われ、大規模な施設におけるプログラムに比べて、家庭におけるプログラムが低コストであることが着目され、社会福祉、保健、リハビリテーションの分野でアウトリーチが拡大し、現在にいたっている。

2. アウトリーチの目的と意義

A. アウトリーチの理念

ワシックとブライアントは、近年のアメリカの家庭訪問活動をリードしてきた理念として、家族中心、コミュニティ基盤、協働システムを挙げている。これらは、主に児童の分野におけるヘルスケア、精神保健、教育、リハビリテーションなどの分野の諸研究によって導きだされた概念である[2]。これらの理念は、専門的サービスとインフォーマル・サービスとの関係のあり方を問い直す意義を持っている。

訪問活動
貧しい病人への看護師による訪問活動は、イギリスにおいて19世紀後半、フローレンス・ナイチンゲールによって開拓された。

慈善組織協会
COS: Charity Organization Society

訪問教師
20世紀初頭、家庭と学校の連絡者としてアメリカの主要都市で活動を開始した。現在のスクールソーシャルワーカーの先駆けである。

ワシック
Wasik, Barbara Hanna

ブライアント
Bryant, Donna M.

家族中心
family-centered

コミュニティ基盤
community-based

協働システム
coordinated system

インフォーマル・サービス

[1] 家族中心の支援という考え方

　リッチモンドは、人間の社会生活と人間形成における家族の重要性について認識し、次のように述べている。「一人の社会的人間を創るには時間と細部にわたる注意が必要であるという事実を認めて、家庭が普通この課題の発端を任せられている社会制度となり、そして最初のケースワーク調整が試みられたのも家庭においてである」と[3]。

　このように、相談援助活動においては、家族のニーズを前提としたサービス提供の重要性が伝統的に認識されてきた。とりわけ児童、障害者、高齢者の分野では、彼らの生活の基盤として家族をみること、家族と援助者の協力関係の促進、家族との情報の共有、家族の持っている強さの認識、多様な家族の価値観と習慣の認識、柔軟かつ応答的なサービスの促進によって家族を支えることが、アウトリーチ活動の焦点の1つとなっている。

[2] コミュニティを基盤にしたサービス

　家庭や地域に根ざしたサービス提供システムは、施設に集中した専門職によるサービス提供が、コストがかかるうえに、サービスを必要とする人たちの一部にしか行き届かなかったという反省から生まれた。

　コミュニティ基盤のサービスとは、専門職によるフォーマルな資源だけではなく、家族と地域社会のインフォーマルな資源を動員し、共通の目的を持った人たちが相互に助け合うシステムを形成することによって可能となるサービスである。したがって、専門職の役割は、家庭や地域に出向き、サービスを提供するだけではなく、インフォーマル・サポート・ネットワークの促進、地域の人びととのアドボカシー活動を行うことも含まれている。

[3] 協働システム

　コミュニティを基盤にした相談援助システムは、必然的に家庭や地域の人たちとの協働を前提としている。専門職は、アウトリーチにより家庭や地域のネットワークを強化し、福祉問題の予防に貢献することができる。また、個別の社会・文化的背景を持つ地域の問題解決は、専門職と家庭や地域の人びととの協働によって成し遂げられるのである。

B. アウトリーチの理論

[1] エコロジカルな視点

　アウトリーチの理論は、相談援助の理論と同様にエコロジカルな視点と、人間発達に関する諸理論、社会システムに関する理論から成り立ってい

る[4]。これらの中で特に強調されているのは、エコロジカルな視点と家族システムおよび家族療法についての知識である。

エコロジカルな視点とは、人間の生活が単独で営まれているのではなく、家族や地域社会の人びと（その人にとっての環境）とのやりとりで成立しているという見方である。したがって、個人の生活上の問題は、単に個人的な問題ではなく、彼を取り巻く家族や地域社会との全体関連の中で生じた問題であると理解される。人と環境とのやりとりが行われる場が、「生活」の場である。アウトリーチは、この「生活」の場に出向き、必要に応じて生活の場に介入する技法であるといえる。

[2] 家族システムに関する知識

人間の一番身近な環境である家庭は、それを構成する物理的な場を持ち、「家族」という集団から成り立っている。家族という集団に属する人たちは、父親、母親、兄、妹というような位置づけと役割とが分化している。そして、相互に関係を持ちながら家族システムを形成している。

アウトリーチ活動は、家族に焦点を当てているために、家族システム論や家族療法の知識が必須である。家族療法は、1950年代の家族研究にその源を発するが、精神科医や心理学者、ソーシャルワーカーなどによって展開された学際的ないくつかの流派から成っている。家族療法の焦点は家族というシステムであり、フォーリーによると「治療家が、家族システムや相互作用の中に病理がひそんでいると考えるような接近法はすべて家族療法」[5]と呼べるのである。

[3] 家庭基盤サービス提供の原則

家庭に基盤をおいたサービス提供の理論をさかのぼると、リッチモンドの救済の原則に帰着する。ワシックとブライアントは、リッチモンドの原則の適切さを認めた上で、家庭訪問活動の実践の中から得られた知見を付け加えて7つの原則を導き出している。

それらは、①個別化したサービスであること、②家族をシステムとしての家族としてみること、③援助者と家族との協力関係を作り上げること、④家族ニーズに即し、柔軟性と応答性を保つこと、⑤対処機能および問題解決スキルを高めること、⑥新しく獲得したスキルおよび知識が将来においても有効性が発揮できるようにその一般化を促進すること、⑦必要に応じてサービスを進め、変更できるように、継続的なアセスメントの実施をすること[6]である。

家族システム

家族療法

フォーリー
Foley, Vincent D.

C. アウトリーチのプログラム

アウトリーチの主要なプログラムは、家庭訪問活動である。家庭訪問とは、利用者の家庭で援助活動を行うことであり、相談援助活動の伝統的な手法である。また、家族中心の支援を行う際の中心的アプローチであり、母子、児童、障害者、高齢者などの社会福祉分野だけではなく、医療や教育の分野で実践されている。

また、主として障害者、高齢者の分野では、ケアマネジメントを提供するためにアウトリーチが用いられる。ケアマネジメントとは、利用者の地域での生活を支えるために利用者に合ったケアを当てはめるだけではなく、

ストレングスモデル　新たに開発することを含む。ストレングスモデルのケアマネジメントは、利用者への直接的援助を含み、家庭、職場、喫茶店など利用者の住み慣れた場所でのサービス提供を重視している。

アクト（ACT）　さらに、精神障害リハビリテーションのモデルである、アクト（ACT）が注目されている。医師、看護師、作業療法士、ソーシャルワーカーなどから成る多職種チームが、利用者の生活の場に出向き、集中的なサービスを提供するプログラムである。

3. アウトリーチサービスの実例

本節で紹介する事例は、精神科訪問看護においてソーシャルワーカーがひきこもりの青年に対するアウトリーチを行った事例である。この事例を通して、家族支援と接近困難な事例に対して、アウトリーチが有効であることを理解できると思われる。なお、事例は本人が特定できない程度に変更してあるが、事例そのものの趣旨は損なわれないように配慮している。

A. 事例の概要

Ｙさんは、20歳の男性であり、診断名は統合失調症である。Ｙさんは父・母親がともに40歳の時に出生した。結婚5年目で初めての子どもであった。2歳から保育園に通い、小学校入学から卒業時まで活発で人見知りもなく明るい子どもであったという。中学校入学後、運動部に入部。そこで上級生からのイジメに遭遇し退部した。さらに同級生や上級生から万

引きなどを強要された。中学3年時には不登校、そのまま卒業を迎えた。その頃から両親は息子の行く末を心配し、両親のみでカウンセラーのもとへ相談を受けに行くようになった。しかし、カウンセリング料金が高いことやカウンセラーの曖昧な返答に嫌気がさし、カウンセリングを中断した。

　高校は私立高校へ進学したものの友人もできず不登校となり、通信制高校に編入。しかし、教材が送られてきてもほとんど手をつけなかった。その頃から夜間、自宅に中学校の元同級生から、繰り返し嫌がらせがあると訴え、元同級生に対する恐怖心から外出が全くできなくなった。

　高校は卒業したが、大学受験には失敗。それ以降、「お父さんやお母さんに迷惑をかけている。俺なんかいない方がよい」と自室に閉じこもるようになった。その後、被害妄想、幻覚（幻視・幻聴）などの症状が出現し、「臓器ドナーの登録」を母親に依頼した。母親は「自殺でも考えているのでは」と心配になり、精神科医に相談、精神科訪問看護を紹介された。

B. ソーシャルワーカーによる初期介入

[1] メールを利用したアプローチ

　母親との面談では、「息子が興奮すると困る」と訪問に対しては消極的な態度を示していた。情報収集の際にYさんが携帯電話を所有していることを知り、介入の方法の1つとして母親にソーシャルワーカーの業務用携帯電話の番号とEメールアドレスを渡し、Yさんの気が向いた時にでもメールをしてほしいと伝えた。また、母親との信頼関係構築とストレス緩和のため、母親に対する継続したサポートを約束した。

　母親は帰宅後、自室に閉じこもっているYさんに、ソーシャルワーカーの申し出を伝えようとするが、Yさんは「話なんか聞きたくない」と全く聞こうとしなかった。数日後、再度母親が「話だけでも聞いて欲しい」と懇願すると、自室のドアを少しだけ開け「わかったよ」と話を聞いてくれた。その際、Yさんは、受診や家庭訪問に関して「親の顔も怖くて見ることができないのに、病院の人の顔なんか見られない」と話し、携帯電話のEメールに関しては、「本当に気が向いた時だけでよいのなら、俺のも教えてもいいよ」、とソーシャルワーカーとの携帯電話の番号・メールアドレスの交換を了承した。

[2] メールのやりとりの開始

　後日、ソーシャルワーカーは自己紹介を兼ねたメールを送信したが、Yさんからの返信はなかった。それから2日後、母親から連絡が入り、Yさ

んが、「病院のワーカーさんから自己紹介のメールがきたよ」と話していたと報告があった。それから信頼関係構築を図るため、ソーシャルワーカーの方から2〜3日に1回のペースでメールを送信した。2週間後、Yさんから初めてメールでの返事があった。メールには「ずっと返事ができなくてすいません」、とソーシャルワーカーへの謝罪と、ソーシャルワーカーがメールで伝えた趣味についての返答が記載されていた。

　同時期に自宅では、母親がメールの有無について尋ねたが、「メールはあるみたいだけど、最近は見てもないし読んでもない」と答えていたらしい。母親に対しては、「やっぱり信用できない。俺の話を皆にして大笑いして面白がっている」などと、時に被害妄想的になっていたらしい。

　一方、ソーシャルワーカーの送信したメールへの返信は増え始めた。この頃Yさんは、昼夜逆転の生活を繰り返し、夜起きてはインターネットや漫画、ゲームなど仮想現実の世界に没頭していた。ソーシャルワーカーは、Yさんとのコミュニケーションを継続するため、定期的に携帯メールを送った。

[3] アセスメント

　1ヵ月ほどメールを続けるうち、Yさんの生活の様子、趣味、人柄などがうかがえるようになった。この時点までのメールや母親からの情報を総合して、Yさんのアセスメントを行った。

　Yさんのメールは常に敬語を使っていた。また、メールには、「ワーカーさんは明日も仕事なのにこんな遅くまですいません。外は寒いので風邪を引かないようにして下さい」、とソーシャルワーカーを気遣う言葉が必ずあった。それらから、Yさんは丁寧で礼儀正しい人柄であることが想像され、自室に引き込もってはいるが、Yさんは自分自身を取り巻く環境とやりとりをする能力を持っていると判断できた。また、通信制高校の課題を母親が行い、Yさんが清書して提出していることがわかった。Yさんと母親との関係は、アンビバレントな相互依存の上に成立していると推定され、背景に家族システムの問題が存在していることが予想された。

　以上のことからソーシャルワーカーは、母親に現在起きていることの意味を理解・認識してもらうと同時に、引き続きYさんとメールによる交流を続けることにした。また、精神科クリニック受診を目標に、ソーシャルワーカーによる週1回の家庭訪問の実施、Yさんとの関係作りをしながら家族システムの調査と問題点の抽出、ソーシャルワーカーとはまだ面識のない父親（定年退職後家にいる）との面談、両親に対する心理的なサポートなどを行うことを目標とした。

アンビバレント
ambivalent
両価的
依存と自立の相反する関係が同時に存在することを意味する。

C. 支援の展開―受診に向けての家庭訪問

[1] 初回訪問

　週1回の家庭訪問の承諾を得るため、ソーシャルワーカーはYさんにメールを送ったが、3日待っても返答はなかった。そこで母親を通じて、家庭訪問のこと、無理に会う必要はないことをYさんに伝えた。後日、母親から家庭訪問に関して承諾を得たとの連絡があった。

　訪問は、昼夜逆転の生活を送っているYさんの起床時間を考慮し、夕方に行った。ソーシャルワーカーが訪問すると、両親が小さな声で挨拶をした。居間に通され、小さな声で話す理由を尋ねると、「息子が気分を害するのではないかと思って」と父親が答えた。ソーシャルワーカーは「いつものようにしている方が自然で、Yさんにとっても不安が少ない」と伝えた。ソーシャルワーカーは、父親に自己紹介し、最近のYさんの様子などを尋ねたが、父親は、トイレ以外で自室から出ることはなく、何をしているかわからないと答えた。初めての訪問では、Yさんの心理的ストレスを考慮し訪問は早めに切り上げられた。

[2] 家族システムについての調査

　その後も、訪問日の前日には、必ずYさんへメールを送ったが返信はなく、母親を介して訪問を伝えることが続いた。しかし2回、3回と訪問を繰り返すうちに、ソーシャルワーカーが訪問すると、自室にこもっていたYさんが、ソーシャルワーカーと両親の会話が聞こえる2階の階段踊り場周辺をうろうろし、様子をうかがっているのがわかるようになった。

　両親を対象とした訪問では、ソーシャルワーカーは家族のパターンについて確認した。父親も母親と同様に、Yさんの一挙一動に気を遣い、Yさんのことが心配で家に張り付いている状態であった。Yさん中心の家庭生活が展開されており、Yさんの要望に応えるべく、両親は外出も控えている状態であった。Yさんの問題を理由に、家族全員が相互に拘束し合っている状況であると判断できた。

[3] 家族システムへの介入

　ソーシャルワーカーは両親に、このような状況認識を伝え、並行して1日のうちに両親が自由な時間を設けるよう促した。また訪問を繰り返すうちに、会社人間だった父親が定年退職した時期と、Yさんの自立が期待された時期に、問題が深刻化したという事実がわかった。両親の間に潜在的な葛藤が存在していることも確認できた。この家族は、Yさんがひきこも

ることによって家族システムを維持しようとしていたのではないかと解釈できた。その後、両親はそろって地域のパソコン教室へ参加した。また個別に図書館へ通うなど外出機会を増やし、それぞれの自由時間を徐々に多くしていった。夫婦間の潜在的葛藤も、訪問時に表出してもらった。

　Ｙさん自身にも、徐々にではあるが変化がみられた。毎回ではないが、インスタント食品などを自分で調理したり、インターネットを利用して買い物をするなどの自発性がみられ始めたのである。また、昼夜逆転の生活スタイルにも変化が見受けられるようになった。被害的な妄想も減少し、母親との関係にも改善が見受けられ、行動範囲も、自室から居間、台所、ベランダへと拡大した。

　久しぶりに届いたソーシャルワーカーへのメールには、「何度も来ていただいたのに、お会いすることができなくてすいませんでした。お会いしようと思い、そのことを考えると疲れてしまって……」、というソーシャルワーカーへの謝罪と新しい人間関係への期待・躊躇を感じさせる文言が含まれていた。比較的安定した２ヵ月が経過した頃、母親が「病院に行ってみる？」と尋ねると、「元気になりたいし、少し考えてみるよ」と答えた。そして後日、母親が再度病院受診を勧めたところ、Ｙさんは、ソーシャルワーカーの所属する精神科クリニックへの受診を承諾した。

D. 精神科クリニック受診─薬物療法の開始

　Ｙさんは母親に付き添われて受診に訪れた。医師の診察を受け、統合失調症であることを告げられた。医師からさまざまな症状に対する説明を受けたが、副作用の比較的少ない薬を処方されたことを喜んだ。薬物療法を始めてから１週間後に、ソーシャルワーカーが家庭訪問をした。Ｙさんは、「薬を飲み始めたが、調子は変わらない」と母親に話していたが、日中居間でパズルやパソコンをしたり、階段や廊下の雑巾がけをするといった変化がみられた。また、両親との会話も多くなり、インターネットで知った世界情勢などに関する情報を話し合うこともあった。しかしこの頃から、何か行動するごとに「疲れた」と疲労感を訴えるようになった。ソーシャルワーカーは、適度な休息と作業活動のバランスについて両親へ説明し、疲労による作業活動の失敗体験が再び現実世界への恐怖感につながる危険性があること、それがＹさんにとって社会参加への大きな壁となりやすいことを説明した。

E. 考察

この事例は相談援助の「受療援助」に相当し、主に家族を対象として支援した経過報告である。母親からの相談から始まり、ソーシャルワーカーが積極的なアウトリーチを行った事例である。ソーシャルワーカーと本人との接触はメールのやり取りのみであるが、本人の了解のもとで家族への支援を行うことによって展開した。

受療援助

家族支援の内容は、硬直した家族システムの意図的な修正である。そして、家族がそれぞれ自由な時間を持ち、両親夫婦の潜在的葛藤を表出できるようになってはじめて、本人の行動にも変化が起こった。アウトリーチ戦略（家庭訪問）を実践することで、家族システムの閉塞した状況に風穴をあけることができたのであろうと思われる。また同時に、現状について両親と話し合い、当面の目標設定を行う（精神科クリニックの受診）ことで、両親の環境に対する認知面の強化を促進することができたと思われる。

注)
(1) ワシック，B. H. ＆ブライアント，D. M. 著／杉本敏夫監訳『ホームビジティング』ミネルヴァ書房，2006，p.9.
(2) 前掲書 (1)，p.39.
(3) リッチモンド，M. E. 著／小松源助訳『ソーシャルケースワークとは何か』中央法規出版，1991，p.162.
(4) 国際ソーシャルワーカー連盟（IFSW）のソーシャルワークの定義（2000）による．
(5) フォーリー，V. D. 著／藤縄昭・新宮一成・福山和女訳『家族療法』創元社，1986，p.6.
(6) 前掲書 (1)，pp.47-50.

参考文献　●ヘランダー，E. 著／佐藤秀雄監修／中野善達編訳『偏見と尊厳―地域に根ざしたリハビリテーション入門』田研出版，1996，p.9.

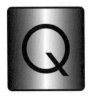

アウトリーチにおける利用者と専門職の関係は、施設における利用者と専門職との援助関係と異なり、パートナーシップがより強調されています。その理由を教えてください。

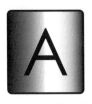

施設におけるサービス提供は、地域におけるケアが限界に達した後に必要とされると考えることができます。世話をしたり治療したりする目的で、あらゆるサービスが専門的に、そして集中的に施設から提供されます。また、利用者が依存的になりやすい構造になっています。

地域においては、専門職のかかわる範囲は生活のごく一部であり、利用者は基本的に専門職と同じ主体的な生活者です。おそらく、利用者が専門職に依存しなくてはならない度合によって、利用者と専門職の間の関係性が異なっているのでしょう。

■理解を深めるための参考文献
- ワシック，B. H.・ブライアント，D. M. 著／杉本敏夫監訳『ホームビジティング』ミネルヴァ書房，2006.
  青少年の分野が中心であるが、家庭訪問の歴史、理念、理論、プログラムについて詳細に解説した数少ない著書である。
- ラウズ，M. D. 他著／井上孝代監訳『コミュニティ・カウンセリング―福祉・教育・医療のための新しいパラダイム』ブレーン出版，2006.
  アウトリーチの手法によるカウンセリングサービスの提供と、家庭、企業、学校などとの連携を重視し、環境への働きかけを目指したアプローチを強調している。
- 日本家族研究・家族療法学会編『家族療法テキストブック』金剛出版，2013.
  家族療法が日本に導入されてから約 30 年の実践を集大成。家族療法の考え方や実践事例が、比較的わかりやすく紹介されている。その中には、ソーシャルワークの実践事例も含まれている。

コラム 現代社会におけるアウトリーチの課題

　アウトリーチは、地域を実践の場としたソーシャルワーク、リハビリテーション、医療・看護活動などの伝統的で有効な手段である。しかし、どのようなサービスにおいても万能な方法はない。アウトリーチの有効性と同時に、時代や社会状況と関連した課題が存在することを認識しておく必要がある。

　まず第1に、施設ケアとのバランスと役割分担の明確化である。施設ケアの限界と弊害は周知の通りであるが、逆にアウトリーチサービスが万能な処方箋であると誤解されてしまうと、施設サービスの安価な代替物として利用されてしまう可能性がある。アウトリーチサービスが地域の人たちと連携して力を発揮できるのは、予防およびリハビリテーションの分野であるといえよう。たとえば、専門職が地域におけるチームを形成し、専門的サービスを出前するシステム（たとえば精神保健領域におけるACTチーム）が試みられ、成果を上げており、施設ケアと地域ケアとの新たなバランスが模索されている。

　第2に、アウトリーチサービスの基盤となるコミュニティ、家族機能の衰退である。現代社会は、産業化と都市化の進行とともに従来型の地域社会における人びとの結びつきが崩壊し、家族の規模と機能とが縮小しつつある。したがって、アウトリーチの専門職が、地域住民や家族の人たちとの連携のもとに地域に根ざした支援を展開しようとしても、インフォーマルな資源が枯渇しているため、民生委員や家族など、一部の関係者の負担ばかりが大きくなってしまう可能性がある。

　単に専門サービスの出前の域を超えて、アウトリーチサービスが有効性を発揮するためには、地域社会と家族のエンパワメントが必要条件である。しかし、産業革命以来、近代社会は地域の共同体を解体し、組み直すことによって産業化を進行させてきたため、地域社会と家族の再編は容易な仕事ではない。福祉社会実現への確固としたビジョンが必要であろう。

第3章 社会資源の活用

1

社会資源は、常に自らの周りに
存在していることを理解する。

2

援助者の豊富な情報、柔軟な社会資源の活用が
利用者のよりよい生活を形成する。
そのため多くの事例にあたり、
理解を深めることが大切である。

3

事例を通し、援助者としての視点や
使用する技術を捉える。

1. 社会資源とは

A. 社会資源を利用すること

　私たちは、家族や友人、近隣・地域住民、同僚などさまざまな人びととかかわり、家庭で寝起きをし、学校や職場へ通い、居住する地域の行政機関や公的施設を利用したり、店で買い物をしたりして生活を営んでいる。そして、日常生活における食事ひとつとっても、メニューの選択→食材選び→食材の調達→調理→盛りつけ→食事といった複数の過程を経て行われている。この当たり前に行われている行為が困難になったとき、私たちはどのように生活を整えるのだろうか。

社会資源

　社会資源とは、社会福祉に関連しているものだけにとどまらず、多種多様の資源を指す[1]。地域には、多くの社会資源が存在し、さまざまなサービスや援助資源がある。人材も親近者、地域住民、福祉援助者など多くの立場の者がいる。自らの生活行為の一部あるいは多くが困難になったときには、これらを利用し、生活を成り立たせていくのである。

　また社会資源を利用するためには、ソーシャルワーカーの存在も重要である。ソーシャルワーカー自身も社会資源ではあるが、他との違いは、利用者とともに資源を選択し、コーディネートする力を保持していることである。ソーシャルワーカーは、利用者となる人のこれまでの生活、ニーズを十分にかつ的確に捉えながら、その人の生活を支援する役割を持っている。そのためソーシャルワーカーは、より多くの社会資源に関する知識や情報を持ち合わせていることが必要である。

　ここでは、社会資源の分類や種類、特徴について整理する。

B. 社会資源の種類

[1] 社会資源の分類

　社会資源は、私たちが生活する周りに多数存在している。白澤政和は、社会資源を分類する一例としてトーマスの文献[2]を取り上げる。トーマスは、地域の社会資源は、住民に対して財政的、社会的、近隣扶助的な価値を有しており、①物質、②商業的サービス、③組織的サポート、④内的なサポートの4つに範ちゅう化していると述べている[3]。社会福祉において、

トーマス
Thomas, D. N.

社会資源とは、生活ニーズを充足するために活用される人材や物資の総称をいい⁽⁴⁾、トーマスの提唱する分類の③、④がそれにあたり、生活ニーズを充足するための資源を指す場合が多いと考えられる。その具体的な分類は、人的、物的、供給主体、設置主体、構成要素、目的など視点の持ち方によって、さまざまな分類の仕方がある。

また、同様の設置主体でもその分類が変わる場合がある。たとえば、インフォーマルな視点で結成された NPO 法人が、事業者として公的なサービス提供を始めた場合には、フォーマルな社会資源となる。同様の NPO 法人を掲げて活動していたとしても、活動内容によって区別されることとなる。

以上のようにいくつかの分類例があるが、ここでは、フォーマルなものとインフォーマルなもの、セミフォーマルなものの区別と、制度、施設・機関、人・集団、資金という資源の供給主体による分類を概観していくことにしよう。

[2] フォーマルな社会資源とインフォーマルな社会資源

(1) フォーマルな社会資源

フォーマルな社会資源とは、制度を源とした社会福祉機関・施設、病院などに所属する専門職によって提供されるサービス等を指す。専門的な安定したサービス提供が可能であるが、その反面、制度に基づいたサービス提供であるために、突発的な出来事に対応ができなかったり、細部まで介入することができないなど、柔軟性に欠けることや人間関係の構築、ニーズ把握、契約や手続きにより、サービス提供までに時間がかかるという欠点をもつ。

専門職は、サービス提供の担い手としてかかわることが先行するため、利用者との間に信頼関係はすぐには成立しない。利用者は、困ったことを解決してくれる専門職であることは理解していても、初めて会う人に自分をさらけだすことは難しいであろう。そのため、専門職は、サービス提供の前に利用者のニーズや悩みを聞き出すための人間関係を築くことが必要となる。つまり、フォーマルな社会資源として利用者にかかわり、資源を活用してもらうために、専門職には、利用者をアセスメントしながら、信頼関係を構築する力が求められるのである。

(2) インフォーマルな社会資源

インフォーマルな社会資源とは、非専門的な制度化されていない援助資源やそれを提供する人やものを指す。家族や親戚、友人、知人、近隣住民、会社の同僚など、本人がこれまで形成してきた関係をいう。また、これら

によって構成される支援をインフォーマル・サポートという。

　インフォーマルな社会資源と位置づけられる人びとと利用者は、すでに人間関係が成立しているため、困っていることには、すぐに対応することができる利点を持つ。また身近な人の支援は、利用者にとって安心感を与え、心理的なサポートも期待できる。しかし本人と家族、かかわる人びとの状況は、変化することがあり、サポートの継続性や安定性への疑問があることは否めない。

　わが国では、地縁、血縁、近所づきあいなど、それぞれが築いた相互的な支えをもって、地域生活は成り立っていた。しかしながら、近年は、都市化や核家族化により地域的なつながりが弱体化し、このようなインフォーマルな社会資源にもコーディネート機能が必要となっている。このコーディネート機能は、客観的な立場で利用者の状況やサポートの体制を判断できる専門職が担うことが多く、かかわる人びととの関係性の変化やサポートが希薄になっていないか、または過剰なサポートになっていないかなどに留意しながら調整が行われる。

(3) セミフォーマルな社会資源

　本来、ボランティアや自治会・町内会、老人クラブ、セルフ・ヘルプ・グループ、相互扶助団体など、地域住民や同じ目的を持った人びとが意図的に構成・組織し活動しているものは、インフォーマルな社会資源の中に含まれていた。しかし、近年、NPO法人の設立、公的支援などそれらの活動が組織化され、新たなマンパワーとして注目されてきたことから、インフォーマルなものとして位置づけることが難しい状況がある。かといっ

セルフ・ヘルプ・グループ
同じような問題や生活課題・悩みを抱えた人々が、相互に援助し合い、わかち合うことで、それらを自分達で乗り越えようとする自主的なグループ。自助グループともいう。

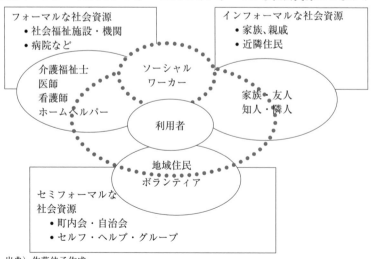

図3-1　フォーマル、インフォーマル、セミフォーマルな社会資源のつながり

出典）佐藤佳子作成.

54

て、専門的とは言いきれない。そこで、これらをセミフォーマルな社会資源として位置づけることとする（図3-1）。

［3］ 供給主体による分類

（1）制度

　利用者や家族が利用することのできるサービスの源となるものである。法、条例を根拠とし、事業所や施設が設立され、各種サービスは提供されている。たとえば、高齢者領域における介護保険制度、障害者領域の障害者総合支援法などを主なものとして挙げることができる。

　また民間のサービスとして、遠距離介護をしている介護者の飛行機代の割引制度や各種公共・娯楽施設の入場料割引などがある。これも制度の1つと捉えることができる。その他、制度化された社会資源は千差万別、数多く存在するが、ここではその一部だけ触れておくことにとどめよう。

（2）社会福祉機関・施設

　社会福祉機関や施設は、法や制度、事業に基づき、サービスを提供する。実際にサービスを提供するのは人間であり、ここでは、専門職が待機し、母体拠点となる施設・機関そのものを指す。

　この場合、同種類のサービスが、行政、社会福祉法人、医療法人、株式会社などの企業やNPO法人で運営されていることがある。サービスおよび事業者の特性を意識しながら選択することが重要である。たとえば、社会福祉法人や医療法人は、他の機関を所有している場合が多く、多様なサービス利用の展開が可能であり、企業サービスでは、設立者の強い理念が基盤となり、利用者のニーズに応えたサービス提供を目指す特徴がある。

（3）個人・集団

　個人や集団には、インフォーマルなもの、フォーマルなものと、2種類ある。前者は、利用者がこれまで築いてきた身近な人びととの人間関係や地域の住民が集まり、独自に形成した集団を媒介したインフォーマルな人的資源が存在する。一方で、後者は、公的な制度やサービスを利用することによって築かれてきたものであり、フォーマルな人材資源という。

　以上のような個人および集団による支援をソーシャル・サポートといい、その連携をソーシャル・サポート・ネットワークという（図3-2）(5)。

ソーシャル・サポート

ソーシャル・サポート・
ネットワーク

（4）資金

　制度によってもたらされる資金、身近な人びとによる寄付行為などによる支援、また年金などがある。ただし、制度によってもたらされる資金には、現物給付のサービスなどは含まれない。

　資金による支援は、両親を介護する子どもたちの役割分担の1つとして、

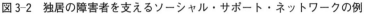

図3-2　独居の障害者を支えるソーシャル・サポート・ネットワークの例

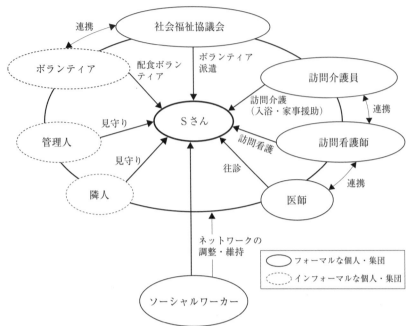

出典）佐藤佳子「第12章　関連援助技術」柳澤孝主編『臨床に必要な社会福祉援助技術
　—社会福祉援助技術論』福祉臨床シリーズ2，弘文堂，2006.

　家族間の調整に役立つことがある。居住地の都合で、複数いる子どものう
ち、特定の子どもだけが介護に携わる場合、他の子どもたちは、資金によ
る支援で両親に携わり、直接介護する子どもと同じくらいの負担をする。
そうすることで、きょうだいが協力し合って両親の介護に当たっていると
いう意識を持つことができることもある。

　また、個人向けの金銭管理のサービスとして、地域福祉権利擁護事業が
ある。これは、在宅で生活する認知症高齢者や知的障害者、精神障害者と
社会福祉協議会の契約（有料）で生活支援員が利用者に代わり、公共料金
や生活に必要な支払いの代行、預貯金の出納代行等を行うものである。こ
のサービスでは、この他に福祉サービス利用援助や日用品の購入手配や事
務の代行などを依頼できる。

　資金は、サービスや物に形を変えたり、目に見えない形で人びとの関係
性や生活を支えたりするものである。活用や運用の仕方によって、その効
果は大きくも小さくもなるため、ソーシャルワーカーは、利用者を取り巻
く状況をアセスメントし、資金の活用にも目を配ることが必要となる。

2. 社会資源の活用、調整、開発

A. 社会資源とソーシャルワーカー

　社会資源に関するソーシャルワーカーの主な役割は、社会資源の活用と調整、開発にあるといえる。ソーシャルワーカー以外の機関やそれらに所属する人びとは、それぞれ役割が固定されており、利用者に自ら援助を申し出たり、その範囲以外のサービスを提供したり、他の社会資源との調整を行う機能は持ち合わせていない[6][7]。また利用者や家族の状態やサポートネットワークの状況に合わせてサービスを変化させたり、新たな社会資源を生み出すことはできない。そのため、ネットワークを作り上げる過程における、インフォーマルな資源とフォーマルな資源の調整に関しては、ソーシャルワーカーが重要な役割を担っている。ソーシャルワーカーが、利用者のニーズに基づき、社会資源を確認し、調整する役割を担うのである。ここでは、活用と調整におけるソーシャルワーカーの視点や役割を整理していく。

　社会資源の活用は、ソーシャルワーカーが有するさまざまな援助技術を使用して行われる。個別援助技術、集団援助技術、地域援助技術、また、ケアマネジメントなどがその代表的なものである。

ケアマネジメント
利用者の多様なニーズに対し適切な社会資源を結びつけ、ニーズの充足をはかる援助のシステム。

B. 社会資源の活用

[1] 社会資源の活用の手順

（1）アセスメント（事前評価）

　ソーシャルワーカーは、利用者の抱えている問題やニーズ、目標とする生活など、必要な情報を収集し、分析、整理する。必要に応じて家族にも聞き取りを行う。

（2）社会資源の確認

　利用者の家族、身近な人びとなど人的資源、物的資源、すでに利用している制度やサービスなどを確認し、利用者が所有している、または、活用できるもの、活用できる可能性のあるものの確認を行う。併せて、活用の頻度や程度、量も確認する。

社会資源の確認
アセスメントの一部として行われることもあるが、ここでは、社会資源を中心に取り扱っているため、別個に確認の過程を設ける。

(3) 社会資源の選択

　利用者に必要な支援に応じたサービスや資源を選択し、組み合わせる。資源の提供にあたっては、提供のタイミングも考慮する。

(4) 調整、維持

　構築したサポート体制が完成し、利用が始まったら、利用の状況をモニタリングし、必要に応じてその都度調整を行う。

［2］社会資源活用の実際

　社会資源は、どのように活用されていくのか、実際の事例に沿ってみていくことにする。資源の活用に伴う作業は、その部分のあとに〔　　〕で示してあるので、留意しながら読んでもらいたい。

事例　　障害児を抱える家族の社会資源の活用

　Ｎ家は、夫、妻、長女5歳と自閉症の長男3歳の4人暮らしである（図3-3）。長男が障害の診断を受けてから、長女がわがままを言い、泣き叫んだりするようになった。それを長男の主治医に相談したところ、病院のソーシャルワーカーに相談するようアドバイスを受けた。ソーシャルワーカーに対し、妻は、主治医に話した内容と長男が外出することが苦手なため、買い物や長女の幼稚園の送迎に困っていることを訴えた。ソーシャルワーカーは、妻が長男にかかりきりになり、長女との関係が希薄になっていると考えた。そこで、妻と長女が2人で過ごす時間を作ることと、妻の家事負担を軽減するために社会資源の活用を提案することとした〔**アセスメント・ニーズ把握**〕。

　Ｎ夫妻は、それぞれ地方出身者であり、両親の協力を得ることは難しい。隣町在住の妻の妹（既婚）とは交流があり、妻のよき相談相手となっている。しかし、長男が生まれて外出できなくなってからは、両者の会う機会は減っている。近所との交流は、あまりない〔**資源の確認**〕。

　ソーシャルワーカーは、Ｎ夫妻に障害児地域支援事業を行う「ほっとはうす」を紹介した。これは、障害児をもつ親のレスパイトケアを目的としたNPO法人である。障害児を一時的に預かったり、親同士の交流会や専門家を招いての講演会の開催などの活動を行っている。長女の送迎は、夫が通勤の途中で担ってもらうよう提案した。買い物の代わりとして、玄関先まで持ってきてくれる民間の日用品・食材の宅配サービスを利用することとした。妻の妹には、定期的にＮ宅で家事の手伝いや、妻の話し相手になってくれるよう依頼した〔**社会資源の選択**〕。

　こうして、社会資源の活用が開始された。長男は、長女の幼稚園が休園

ほっとはうす
障害児を育てた経験を持つ親や育児経験のあるスタッフが子どもを預かるだけではなく、育児の相談にも応じてくれるなど、経験を活かしたサービスが行われている。

レスパイトケア
respite care
障害児（者）を抱えた親や家族を、日常的に行っている介護から一時的に解放することを目的にした援助。

である土曜日にほっとはうすに参加している。

　土曜日には長女はほぼ終日、母親と過ごすことができるようになった。また夫による幼稚園への送迎で、両親それぞれと２人だけの時間を持つことができ、安定してきた。それに伴い、弟の面倒をみる様子も見受けられるようになった。またこれを機会に、夫が以前よりも家事や育児に協力を示すようになった。

　妻は、「外出する負担や家事の負担が軽減された。外出が減ったことは少し残念な気持ちもあるが、妹が来てくれることで、話し相手もできた」と喜んでいる。

　ソーシャルワーカーは、適宜面接を行いながら、状況確認を行っていく。また今後、「ほっとはうす」の親同士の交流会への参加を促し、障害児の理解を深め、長男の成長に備えようと考えている〔**調整、維持**〕。

図 3-3　N 家のジェノグラム

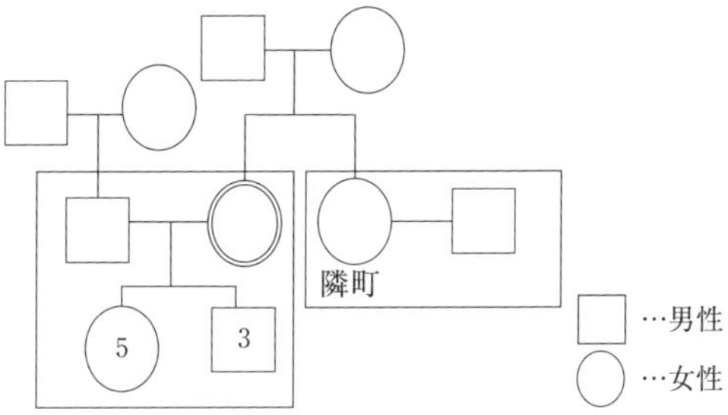

```
□…男性
○…女性
```

[3]　社会資源活用の留意点

　社会資源の活用にあたって、ソーシャルワーカーは、利用者のニーズと利用者の望む生活を的確に読み取ることが大切である。

　利用者のニーズはさまざまであり、目指す生活水準も異なる。それらを考慮し、サービスの量や目的、個人のもつネットワークや情報を活用し、適切な社会資源の選択をしなければならない。支援する家族の意向や状況によって、社会資源を選択し、利用せざるを得ない状況もあるが、利用者の自己決定を尊重することを原則とする。また自らの主観で、無意識にサービスを押しつけたり、ソーシャルワーカーの身近なサービスを当ててしまうことがないよう注意する。

　社会資源活用開始時には、利用者が社会資源を受け入れる準備ができているかということにも注意を向けなければならない。利用者によっては、他人の手を借りたり、使ったりすることに抵抗を示す人が少なくない。その思いを理解して、利用者が受け入れた上でサービス利用に入ることができれば、利用者の自己決定による社会資源の活用となる[8]。

そして、社会資源を利用し始めてから、利用者の状況が変化したときには再アセスメントを行う。サービスの内容や量が適当かどうかなどに留意して検討し直す。その利用者にかかわる人びととも連絡を取り合い、検討の時期を見逃さず、その都度調整・維持していくことが必要である。

　社会資源の調整を行うときには、ソーシャルワーカーは社会資源活用の前段階として、随時利用者に確認しながら進めること、利用者自身が社会資源を活用しているという実感をもってもらうことが大切である。そうすることで、最終的には、利用者自身が主体的に自分自身の生活上の問題に対処していけるようになることを目標とする。

　援助者となるソーシャルワーカーには、社会資源の知識を豊富にしておくことや社会資源の活用、コーディネート能力が求められる。数あるサービスの中から、利用者のニーズに応じた適切な社会資源を選択するためにも、地域の社会資源に関する情報を絶えず収集し、整理しておくことや多くの事例、実践場面、他のソーシャルワーカーとの情報交換などを行うことが必要である。

C. 社会資源の開発

［1］ 開発の意義

　社会資源を選択するにあたって、利用者のニーズに沿った社会資源がみつからない場合には、制度や組織、施設など新たな社会資源を作り出すことが必要になる。それに伴う提言、改善、または働きかけをすることもソーシャルワーカーの役割の1つである。なお社会資源の開発には、既存の社会資源の全体または一部を作り変えたり、調整したりすることも含まれる。

［2］ 社会資源の開発の技術

　社会資源の開発にあたって、ソーシャルワーカーが使用する技術としては、地域の声をとりまとめる能力、人材を育成する研修能力、コーディネート能力などがある。また個別援助技術、集団援助技術、地域援助技術など、可能な社会福祉援助技術を必要な場面で駆使しながら援助活動を展開する。書面作りや効果的な広報の方法、財源確保の方法、事務手続きなどの知識も必要である。

［3］ 社会資源の開発の実際

　社会資源の開発は、具体的にどのように行われるのだろうか。大学における社会資源開発の事例に沿って、その手段や技術をみてみよう。資源の

開発に伴う作業は、その部分のあとに〔　〕で示してあるので、留意しながら読んでもらいたい。なお、以下は一例であり、社会資源開発において行われる作業は、こればかりではなく、その規模や内容によってさまざまに行われることを理解しておいてもらいたい。

事例　**大学におけるノートテイクボランティアの発足**

経緯：ある大学に聴覚障害の学生が入学することになった。大学は、聴覚障害学生の受け入れには実績がない。本人は手話でコミュニケーションを行っていた。そこで大学側は、手話通訳士を授業に配置した。しかし、突発的な授業変更に対応できないことや連日の人材確保が難しくなってきたことから、学内で新たなサポート体制が必要となった。

　手話通訳士に代わるサポートを検討するため、学生支援委員会が中心となり、障害学生サポート部会（以下「部会」）が結成された〔**活動団体の結成**〕。

　初めに、サポートが必要な授業数や授業内容、その他に通訳を要する場面、大学生活で困っていることについて聞き取り調査を行った。その結果、授業中、専門用語など手話では表現しきれない言葉があり、不便を感じることや大学生活上の事務手続きなど、サポートに来てもらいたい場面があるということがわかった〔**調査**〕。

　調査結果を部会に持ち帰り、メンバー間で共有した〔**問題の共有**〕。

　数度の話し合いの結果、ノートテイクボランティアの養成を行うことにした〔**課題の設定**〕。

　ノートテイクが必要な授業について、部会の教員が対象学生に聞き取りを行った〔**調査**〕。

　ボランティアの養成にあたって、部会の教職員は、学内でのノートテイクボランティアの必要性、活動内容を説明し、ボランティアを募集した〔**広報、人材の募集**〕。

　ボランティアに応募してきた8名に対し、研修を行った。数ヵ月後、対象学生の必要に応じ、短時間からノートテイクの実践を始めた〔**人材の養成**〕。

　その後、授業にノートテイカーとして正式に同席する活動が開始された。

　自分の授業や人数の都合で、すべての授業にボランティア学生を配置することは不可能だったため、しばらくは、手話通訳士、ノートテイクボランティアの併用で活動した〔**資源活用の開始**〕。

　ノートテイカーが同席する授業の把握や、ノートテイカーと対象学生の

ノートテイク（要約筆記）
聴覚障害者に対する情報保障の1つ。ノートテイカーが書き取る話者の話を聴覚障害者が読み取り、情報を得る。手書きとパソコンによるものがある。

手話通訳士
手話の技術を用い、聴覚障害者と健聴者のコミュニケーションを援助する公的な資格。

人材確保
手話通訳士は、90分の授業でおよそ2名必要。手話通訳士は、そのほとんどが常勤勤務者ではないため、安定して配置することが難しい状況であった。

調整、手話通訳士の調整は、大学ボランティアセンターが担当することになった〔**資源活用の調整**〕。

サポート委員会では、運用状況について、定期的に会議を持ち、報告、問題点などを話し合っている〔**評価**〕。

並行して、ボランティア学生は、ノートテイクの勉強会や反省会を独自に企画して行うようになった〔**学習活動、研修**〕。

その後、徐々にボランティア学生が増え、ボランティアサークルとして団体結成の申請が行われた。団体として認可を受けることで、大学から活動予算の助成を受けることができた。これにより他大学ノートテイクボランティア団体との交流、研修会など活動を広げている〔**資金の調達、組織化**〕。

3. 事例を通して学ぶ

次に事例を通して、ソーシャルワーカーが利用者のニーズを捉え、社会資源を活用し、調整していく様子を学ぶ。学ぶ者にとっては、このような事例を多く知ることで社会資源を知る手がかりとなる。日頃の学びの中で、社会資源の種類のみならず、活用方法や関連性などにも注目し、イメージを持ちながら、事例にあたることが大切である。

事例 **山間部における社会資源の活用**

経緯、社会資源の選択：Y夫妻は、夫82歳、妻79歳で2人暮らしである。住まいは、U町の山間部であり、畑仕事、季節行事などは地域住民が相互に協力して行われるほどインフォーマルな関係が充実した地域である。娘が2人いるが、次女がU町から40分ほどの市街、長女は県外へそれぞれ嫁いでいる。保険会社へ勤めていた夫の定年退職後は、年金と田畑で作物を作り、得たお金で生活している（図3-4）。

最近、夫が車で出かけ、帰り道がわからず立ち往生し、住民に発見されるということが何度か続いた。妻から話を聞いた次女の勧めで精神科を受診、アルツハイマー型認知症と診断された。

この受診をきっかけに、介護認定を受け、夫は要介護1、妻は要支援となった。

町のソーシャルワーカーがY夫妻を訪問した。すると妻から、夫から

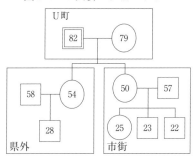

図3-4　Y夫妻のジェノグラム

目が離せず、家事が行き届かなくなっていること、夫の運転免許返納に伴い、買い物に困っていること、夫の変化にストレスを感じ、きつくあたってしまうことがあることなど、生活上の問題がいくつか明らかになった。

　ソーシャルワーカーは、Y夫妻の生活を支える社会資源について検討を行った。山間部のためバスも通っておらず、たくさんの荷物を持って帰るためには車の利用は必須である。日用品や食材を買い揃えることのできるスーパーまでは、車で往復1時間を要する。また妻が家事にも負担を感じていることから、ソーシャルワーカーは、訪問介護サービスを妻に、町内のデイサービス利用を夫に提案することとした。

経過：夫妻はサービス利用に対し、抵抗があったようだった。夫は、デイサービスの利用を了承しなかった。妻は、ソーシャルワーカーの説明を受け、訪問介護の利用を戸惑いながらも了承し、翌月から週1回の利用を決めた。

　訪問介護の利用が始まり、ホームヘルパーがサービスに訪れた。依頼内容は、掃除と買い物であったが、妻は他人に家の汚れた部分をみせることを嫌い、ホームヘルパーが掃除をしようと指示を仰いでもそれを拒んだ。また買い物は、依頼内容が毎回少ないことや購入内容に納得していない様子が見られた。また訪問した際、日用品が常に揃っていることもホームヘルパーは気になっていた。

評価と調整：ホームヘルパーからの報告を受け、ソーシャルワーカーは再度Y夫妻と話し合った。妻にとって買い物は楽しみの1つであり、自分で買い物がしたいと思っており、次女や近所の人が出かけるときに一緒に連れて行ってもらっていることがわかった。しかし、訪問介護サービスでは、利用者を自家用車に乗せて出かけることは禁じられている。そこでソーシャルワーカーは、本人が買い物に出かけることに重点をおき、近隣の人びと、次女にその役割を担ってもらうこととし、出かける際には、Y夫妻宅に声かけしてもらうよう依頼した。掃除は、定期的に次女に手伝って

運転免許の禁止
道路交通法では、適性検査や医師の診断により認知症と確認された場合、運転免許が停止や取消しになる。高齢者ドライバーの事故を防ぐ取組みとして、自主的な返納を求める試みがなされている地域もある。

もらうこととした。以上のことから、訪問介護サービスの利用のニーズは解消されたため、サービス利用は打ち切りとなった。

　夫の病状は、少しずつ進んでおり、妻は「時々は休みたい」ともらしていた。そこで再度デイサービスの検討を行った。福祉サービスの利用に抵抗を示す夫のため、ソーシャルワーカーは隣町の温泉入浴を特徴としているデイサービスを紹介することとした。夫へは「週1回の湯治」と説明した。温泉好きの夫は、好意的に了承し、利用をまもなく開始した。

結果：妻の家事負担は、次女の定期的な訪問で軽減された。買い物については、「みんなが積極的に声かけをしてくれることで、以前にも増して買い物の機会が増えた。連れて行ってくれる人によって行くお店も違い、楽しい」と妻は話した。

　夫は、温泉利用を口実にデイサービス利用を始めたが、現在では福祉サービス利用を理解し、デイサービスの日を心待ちにするようになった。

考察：この事例では、町のソーシャルワーカーが中心となり、Y夫妻の生活を支える社会資源の選択、活用を行っている。最初の訪問、サービス選択では、十分にY夫妻のニーズや、性格などを理解しきれなかったといってよいだろう。また、Y夫妻側にもサービスを受け入れる準備ができていなかった。初動のアセスメントだけで全てを理解することは難しい。サービス提供を開始してから知ることの方が多いことを心得ておく必要がある。Y夫妻の要望や好みを再アセスメントした上で、新たなサービス利用の提案とインフォーマル・サポートを利用したサポートネットワークの構築へと結びついた（**図3-5**）。

図3-5　Y夫妻を支える社会資源とサポートネットワーク

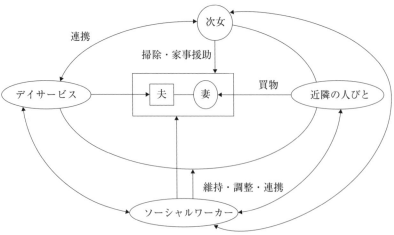

出典）佐藤佳子作成.

注)
(1) 古川繁子・井上深幸編『社会福祉援助技術 II（高齢者編）』シリーズ事例で学ぶ 3，学文社，2007.

(2) Thomas, D. N., Said A. "The great question certainly was, what", *Social Work Today*, 6 (17), 1975, pp.544-547.

(3) 日本認知症ケア学会編『認知症ケアにおける社会資源─認知症ケア標準テキスト』ワールドプランニング，2006, pp.21.

(4) 福祉臨床シリーズ編集委員会編『社会福祉士国家試験対策用語辞典』弘文堂，2008.

(5) 佐藤佳子「第12章 関連援助技術」柳澤孝主編『臨床に必要な社会福祉援助技術─社会福祉援助技術論』福祉臨床シリーズ2，弘文堂，2006.

(6) 前掲書 (3)，pp.24.

(7) 大橋謙策他編『コミュニティソーシャルワークと自己実現サービス』万葉舎，2000.

(8) 足立叡他編『ソーシャル・ケースワーク─対人援助の臨床福祉学』中央法規出版，1996.

理解を深めるための参考文献

● 日本認知症ケア学会編『認知症ケアにおける社会資源─認知症ケア標準テキスト』ワールドプランニング，2006.

● 椋野美智子・田中耕太郎『はじめての社会保障 福祉を学ぶ人へ』2019.
毎年3月に新刊が発行され、前年の制度改正に完全対応している。

ジェネリックポイント

社会資源を利用する場合、本人の自己決定が原則といいますが、必ずしも本人の決断を優先できない場合があると思います。どのような場合でしょうか。

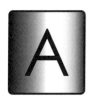

たとえば、訪問介護サービスを利用する場合、利用者に対する身体介護としてサービスを利用しますが、必ずしも本人のためだけに利用するとは限らず、家族の負担を軽減する意味も含んでいることがあります。そのため、本人は必ずしも前向きに受け入れているわけではない場合があります。

この場合、本人に説明して納得してもらう必要があります。家族の介護だけでは、負担が大きく、今後も在宅で生活していきたいと考えているならば、少しずつサービスを利用し、介護者の負担を減らすことが、長く在宅で生活するための方法の1つであることを説明して、納得していただきます。納得していただければ、それは本人が自己決定した上での社会資源の利用ということができると思います。

社会資源の活用について本人や家族の同意が得られません。どのように対応したら受け入れてもらえるでしょうか。

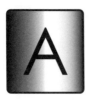社会資源を利用することに抵抗を覚える人は多くいます。まずは、どういった理由で抵抗を感じているのかを把握しましょう。その上で理由に合わせて、社会資源を利用することの利点や利用者側の捉え方などについて説明します。専門用語や一般にはわかりにくい言葉を使わずに、できるだけ日常の言葉で具体的に説明しましょう。すでに利用されている人の例を織り交ぜながら説明することも効果があると思います。

　また、他の相談機関やソーシャルワーカーを紹介してみるのも効果があるかもしれません。いくつかの機関で同じような助言がなされれば、家族も納得することがあります。いくつかの機関を相談先として利用することで、すでに社会資源を多数利用していることに気づき、抵抗が少なくなることもあります。さらに相談内容を自宅に持ち帰ることで、家族同士が話し合うきっかけ作りになり、インフォーマルな部分が充実したという例もあります。

 支え合いご近所の作り方

　数年前、住民のほとんどが高齢者という住宅地に引っ越した。近所の方々に支えられて、わが家は共働きと子育てを両立させている。

　引っ越し初日から、お裾分けが届き、私も同じように配るようになった。最近は、息子も留守番時、自ら近所の家で過ごし、夕飯のリクエストまでしている。介護を手伝って欲しい、重い荷物を運びたいなどの連絡がきたら、私たちは夜でもすぐに駆けつける。

　「ちょっとずうずうしいお願い」、「甘える」ことをするようになってから関係は深まった。ずうずうしいと思っても受け手にとっては、気にとめるほどではないことがよくある。甘えて、頼って、「助かった」と伝える。これを繰り返すことで、互いのニーズを知ることができてきた。そこに遠慮はなく、頼り頼られる関係性が当たり前のこととして成立している。現代社会ももう少し甘え合ってみたらどうだろうか。

第4章 ネットワーキング

1

ネットワークおよびネットワーキングのもつ
意義を明らかにし、
それが果たす役割と力について学習する。

2

保健・医療・福祉のネットワークの重要性は
従来から指摘されてきた。
これら3領域の連携・総合化を目指した国の動向をおさえる。

3

さまざまな地域で取り組まれている
高齢者・障害者などを支える小地域での活動事例を取り上げ、
これからのネットワーキングのあり方を考える。

1. ネットワーキングの意義と目的

A. ネットワーキングの意味

ネットワーキング

リップナック
Lipnack, Jessica

スタンプス
Stamps, Jeffrey

ネットワーク

ネットワーク論の嚆矢とされる『ネットワーキング―ヨコ型情報社会への潮流』を著したリップナックとスタンプスは、ネットワークとは「われわれを結びつけ、活動・希望・理想の分かち合いを可能にするリンク」であり、「ネットワーキングとは、他人とのつながりを形成するプロセスである」とする[1]。

さらに続けてネットワークの意義として、「ネットワークは、人々がそれぞれの領域で現状を乗り越えようとするが故に融合する。ネットワーカーとは、自分の欲求を充たせないものがある場合、それを創り出すような人のことである。ネットワーカーは、まず他の人びとと話し合うことから始め、共通事項を見出して、お互いに満足できる行動計画を立てる」ことであるとする[2]。

また牧里毎治は、ネットワーキングについて以下のように整理している。「一般的には縦の支配――服従という権力的関係を含まない横の共感――協力の組織化を意味しており、ここでいうネットワーキングも対等・平等の人間関係の中から生ずるものを指している」「興味や関心、共感、好奇心をもつ個人と個人を通じて流れるようにテーマ型の組織化を意味しており、組織されたネットワークが恒常的に同じメンバーで固定されているわけではない」[3]。

これらの定義をまとめると、ネットワークとは既存の組織や団体のもつ枠組みの硬直性から脱して、新しい柔軟性に富んだ流動性のあるメンバーが、平等である「もう1つの社会」を創りだす力を有していることであり、ネットワーキングとは、そのための動き・方法論であるといえよう。

これは、ソーシャルワークにおけるネットワークおよびネットワーキングにもあてはまる概念である。地域の社会資源を用いながら相談者や地域の問題を解決するソーシャルワークは、ネットワークの力は不可欠であるし、そのためのネットワーキングは専門職が用いる技術でもある。

B. ネットワーキングの場

　相談援助の場において発生する関係性と、その関係間におけるネットワーキングは次のように分類されよう。

①相談者と援助者

②相談者間：ピア・カウンセリング、セルフ・ヘルプ・グループ、弱い紐帯、強い紐帯

③援助者間：相談援助における多職種・多機関との連携

④相談者を中心とした地域におけるネットワーク：小地域ネットワーク事業など

　多くの人びとは、たとえ生活上になんらかの問題を抱えたとしても、自分自身の力で解決することもあれば、自らが築いてきたパーソナル・ネットワークから援助を受けることによって解決を図ることが多い。むしろ、これまでの社会においては、家族・親族・友人・地域といったパーソナル・ネットワークの力が強く、よきにつけ、悪しきにつけ相談援助の専門職のところまで問題が表明されることは少なかった。しかし、これらのネットワークそのものが弱体化あるいは、年齢とともに消滅する中で、新たなネットワークを構築することが必要になってきたのである[4]。

　問題を抱えて解決を求めている相談者は、援助者にアプローチするか、あるいはアプローチがない場合には、援助者側が自ら問題に対応することになる。その場合に、問題解決は1人の援助者、1つの相談援助機関のみで行われることはないし、もし単一の機関で対応すればその力は弱いものとなる。ネットワーキングで組み合わされる力によって、問題解決能力はさらに大きなものとすることが可能となる。

　本章では、これらの関係性のうち、「援助者間」すなわち、相談者の問題解決に向けた専門職・専門機関同士の間のネットワーキングと、地域におけるネットワーキングについて取り上げていく。

2. 専門職間のネットワーキング

A. 保健・医療・福祉のネットワーク化の必要性

　専門職間のネットワーキングは、従来からその必要性が指摘されていた

ピア・カウンセリング
同じ障害や問題をもつもの同士が、対等の関係で相談にのったり援助を行ったりすること。

セルフ・ヘルプ・グループ
同様の問題や課題を抱えた人びとが集まって、専門職主導でなく、自分たちの問題を自分たちの力で解決していこうとするグループのこと。

弱い紐帯、強い紐帯
M.グラノベッターによって提唱されたネットワーク論。転職する際など情報が必要な時は、家族・友人・仲間といった「強い紐帯」の人よりも、ちょっとした知り合いのような「弱い紐帯」にある人の方が有用であるとした。

多職種・多機関との連携

小地域ネットワーク事業
学校区などの小さな地域において、住民が中心となって要援護者を支援する事業。保健・医療・福祉の専門職のネットワークも必要とされる。

パーソナル・ネットワーク

ことであるが、現在でも課題として残されている。特に、地域ケアという点において医療、保健とのネットワークが必要とされてきた。

福祉と保健・医療の連携
強化・総合化

　国は、1989（平成元）年「今後の社会福祉のあり方について」の中で、「福祉と保健・医療の連携強化・総合化」を目標として挙げ、1990（平成2）年に出された、各自治体が策定する老人福祉計画と老人保健計画は「一体のもの」として策定されなければならないとした。社会福祉法でも5条に、「保健医療サービスその他の関連サービスとの有機的な連携を図るよう創意工夫」を行うことが定められている。

連携

　これら国が推進している「連携」とは、多職種間のネットワーキングのことと解釈される。地域福祉においては、福祉、医療、保健が単独で対応することはできない。それぞれの領域からの対人援助サービスが必要であるし、専門職のかかわりが求められ、まさにネットワーキングが必要な領域である。

　専門職間のネットワークを図る場合には、2つのレベルがある。1つは、組織間のネットワークである。このレベルで行われる会議などの参加者は機関・団体の代表者である。もう1つは、実務者レベルのもので、サービスを直接提供する現場の職員のネットワークである。どちらか1つのネットワークだけでは、地域のセーフティ・ネットとしての役割を果たすものとなりえない。

セーフティ・ネット
さまざまな問題を抱えた
人を支援するための仕組
みや制度のこと。

B. ネットワークすることの意義と困難さ

要保護児童対策地域協議
会
市町村において、虐待を
受けた児童などへの対策
を行う体制を強固なもの
にするために、2004（平
成16）年の児童福祉法改
正によって設置された。

　厚生労働省が行った「市町村域での要保護児童対策地域協議会及び児童虐待防止を目的とするネットワークの設置状況調査」（2006〔平成18〕年）によれば、この協議会または児童虐待防止ネットワークを運営する上での困難点は、「事務局に負担が集中してしまう」（37.1％）、「スーパーバイザーがいない」（37.1％）、「効果的な運営方法がわからない」（35.0％）が挙がっており、ネットワークの進め方そのものに困難を感じていることがわかる。ネットワークの重要性は認識していても、だれが、どのようにネットワーキングを行い、それをどう進めるかが現実的な課題となっている。同調査で、「活動上、工夫している点」としては次のような項目が挙げられている。

児童虐待防止ネットワーク
市町村域で、児童虐待防
止機能をもつネットワー
クのこと。

①活動全般に関すること

　「関係機関の役割が明確になるように会議を進めている」「関係機関で情報交換を実施するとともに、中核機関において情報の一元化と進捗管理を行う」「全市的な関係機関・団体等を網羅した市レベルのネットワーク連

絡会議を設置するだけでなく、地域レベル、行政（福祉）区レベルの各段階に、子育て支援の拠点となる地域子育て支援ステーション、子ども支援センターをそれぞれ設けることにより、重層的なネットワークを構築している」

②会議の運営に関することで工夫している点

「協議会の構成組織の一人ひとりが虐待防止や子育て支援の意識をもって活動できるよう、合同で研修会を開催している」「出席者の仕事の都合を考慮した会議の時間を設定している」「実務者会議のテーマに組織の具体的な役割分担や事例検討を取り入れ、より実践的なものにしようと工夫している」「個別ケース検討会議を重ねることで、顔の見える関係を作り、各機関の役割を知り、連携・役割分担をしながらケースに対応できるようになる」

などであるが、事例検討の工夫や、情報管理に留意をし、さらに単なる顔合わせではなく、より具体的な事例を扱いながら、実践的な連携を行うように努めているといえよう。

山野則子は市町村虐待防止ネットワークにかかわる福祉機関のマネジャーの行動とその理由、背景を調査研究している。そのうちネットワークの段階との関係でみると、ネットワークが機能してきた段階では、マネジャーは「同じ〈針のむしろ状態〉であっても、権限などもち得ない"パワレスの利用"を鍵に〔変幻自在なポジション〕の立場をとり、メンバーと〔双方向関係〕となり、家族理解が深まり、虐待者に対して〔生き様尊重〕の姿勢を示していた」とのまとめを示している[5]。それは、山野が1人のマネジャーの言説として挙げている「これは不思議なもので、経験を積み重ねれば積み重ねるほど、担当者同士が知り合いになればなるほど、機関同士の連絡をするようになる」にも一面、表されている[6]。これは、ネットワークが初期の段階の場合で、各機関が孤立していると、マネジャーは自分の役割を狭い範囲に固定化しようとし、関係は一方通行となって、かつ相談者に対しても「生き様を軽視」する方向に動いてしまうという。個人の資質や経験の差、置かれている立場によっても異なるだろうが、ネットワークの進展によって、その中心となるマネジャーのあり方に変化が起きることは重要な指摘である。ネットワークの有無が、このように相談の質的な側面にまで影響をおよぼすということは、十分に理解しておかなければならない。

野上文夫は、兵庫県龍野市社会福祉協議会の活動から、保健・医療・福祉のネットワーキングの方法を分析し、段階があることを明らかにした。

第1の段階は、「調査→学習→計画→協働促進（実践）→評価」という

コミュニティ・ケアの原則に基づいたプロセスで実施された組織化活動である。この段階では、住民もネットワークに参加できるような条件整備が行われた。第2の段階は、在宅福祉への取組みであった。従来の社会福祉協議会（以下、社協とする）は直接サービスを提供しなかったが、住民のニーズに対応したサービス提供を試み、その活動の中で地域の社会資源のネットワークの重要性を認識したのである。第3の段階は、「保健福祉実務者担当者ケース検討連絡会」の設置である。この連絡会は閉鎖的なものではなく、民生委員や当事者組織から、問題も挙げられるようにし、オー

プンな参加型ネットワークとしたことが特徴であった[7]。野上の分析からは、専門職間のネットワークは一朝一夕には構築されず、必要に迫られた段階で結びついていくものであること、住民や地域の民生・児童委員、当事者組織、ボランティア団体などの資源も巻き込むことで、よりネットワークが強固なものになっていくこと、直接サービスの提供という実践を通

じてケースを共有することで、多職種ネットワークが可能になっていくことがわかる。

C.「地域ケア会議」とネットワーキング

現在、特に高齢者分野においては「地域包括ケアシステム」を構築することの重要性が提唱されている。その「地域包括ケアシステム」では、「地域ケア会議」の開催が位置づけられている（図4-1）。

「地域ケア会議」では、以下の5つの機能を果たすことが期待されている。①個別課題解決機能、②ネットワーク構築機能、③地域課題発見機能、④地域づくり・資源開発機能、⑤政策形成機能

②の「ネットワーク構築機能」では、地域包括支援センターを中心としながら、地域の社会資源とのネットワークを図ることで、地域の問題発見から解決までを担うことを目的とする。地域包括支援センターは、個別事例の問題解決を主要な業務としてきたが、問題を抱えた人と地域包括支援センターだけの点と点の結びつきだけでは問題解決につなげることは困難である。また、問題を抱えている人の絶対数の増加という側面からも、地域の住民や専門機関・団体との連携や協働が不可欠な状況となっている。ネットワーキングによって、地域全体という「面」で対応することは必然であり、今や、ソーシャルワークの最も重要な援助技術の1つといってよいだろう。

図 4-1　地域包括ケアシステム

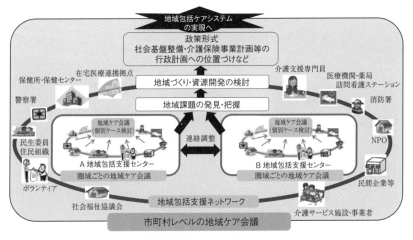

出典）「地域ケア会議」に関するＱ＆Ａの送付について　厚生労働省老健局振興課
　　　平成25年2月14日

3. 地域共同体のネットワーキング

A. 問題解決のためのネットワーキング

　現在、生活問題の多くは、家族機能の弱体化、地域基盤の脆弱化によっ
て生じているところが大きい。家族・親族や地域のネットワークがしっか
りとあった時代には、そのネットワークの中で解決された事柄が、現状に
おいては、その問題解決能力が低くなったために、個々人の問題が集積し、
社会問題として表面化するようになっている。

　個人の努力によって自己防衛のためのネットワークが構築しにくくなっ
た今、地域で、システムとして縦横にネットワークを張り巡らしていく必
要が出てきている。

　ここでは、専門職のみならず地域住民を組み入れた形でのネットワーキ
ングについて考えてみたい。

　厚生労働問題研究会が出した「孤立させない地域を目指して孤独死防止
の手引き」では、「地域で見守る９つのポイント」として次の９つを挙げ
ている。「個人のレベルで可能な見守り」として①声がけ、②さりげない
見守り、「地域の関係機関による見守り」として③民生委員協議会、④地
域包括支援センター、⑤社会福祉協議会、⑥市役所、町村役場、⑦保健セ

73

ンター、保健所、「民間のサービスとタイアップした見守り」として⑧配食サービス、⑨新聞・郵便・宅配、乳酸菌飲料。ここでは、地域で孤立している人を、さまざまな方法論を用いてできるだけ早く発見し、必要な場合には地域の専門機関に結びつけるという、地域のネットワーキングによって発見から解決までを図ろうとする試みの必要性が示されている。従来でも、こうした個々の社会資源は存在していたが、これらを横につないで問題解決を図るということは理論としてはあっても、現実に行われるにはさまざまな問題が障害となっていた。現在では、孤独死予防という大きな目標に向けて、地域の社会資源同士がネットワーキングすることが当面の課題となっている。

孤独死予防

B. 地域で高齢者を支えるネットワークの構築

　千葉県松戸市常盤平団地の「孤独死110番」などの取組みは、全国的にみても先進的なものであるが、ここでは東京都西東京市の事業を取り上げてみよう。この事業はネットワーキングの観点からも注目されるものである。

　西東京市では「ささえあいネットワーク訪問協力員事業」を行っているが、この事業の発端は 2002（平成 14）年のある高齢者の孤独死からであった。この事件を機に、民生委員、社会福祉協議会（以下「社協」）、保健所、医師会、警察署、学識経験者らで組織する「高齢者地域見守りネットワーク検討委員会」を立ち上げて、地域での高齢者の孤立化を発見し、孤独死の予防を図る目的で「ささえあいネットワーク協力員制度」を設置した。2007（平成 19）年からは、この事業をさらに進めて、ただ見守るだけではなく、希望する高齢者には「ささえあい訪問協力員」が訪問するという活動内容に発展させた。訪問するのは、研修を受講した近所に住む住民である。モデル事業として 3 世帯の訪問から始められたが、2008（平成20）年になってからは、市全体に拡大して利用者の数も増加している。この事業の特徴は、①ささえあい訪問協力員が、複数でグループを形成して、定期的に高齢者宅を訪問しており、頻度や訪問の形態はそのグループの裁量に任されていること、②地域包括支援センターが事業運営を担当し、訪問協力員のバックアップをしていること、③常に市行政や市社協との協働を図り、事業の対象者のみならず全市的なささえあいのまちづくりを目指していることの 3 つが挙げられる[8]。

　この事業の先進性は大きく 2 点ある。

　1 つは、見守りからさらに踏み込んで、訪問という新たな活動を付加し

たことである。通常、こうした住民による活動は、「なるべく利用者にも援助者にも負荷をかけない」ことを重視する傾向にあり、訪問という活動は控えることが多い。「手上げ方式」という希望者への訪問とはいえ、顔を見せ合う、言葉を交わすという行動によって、訪問協力員と高齢者とのネットワークを強化したことが特筆される。訪問協力員として活動を行っているＡさんは、「近くにこんな素敵な人たちが住んでいたことを知らなかった。こういう人たちに出会え、活動を始めて本当によかったと思っている」と語ったが、既成のつながりでもなく、強制された関係でもない、普通の住民同士のかかわりが生まれていることは、この事業の最大の効果といってよい。

　また、もう１つは、地域福祉の推進主体同士のネットワーキングが行われている点である。主に個々の利用者を対象に活動を行う地域包括支援センターと、地域の組織化を活動の主体とする社協が連携して、この事業の実施にあたっていることだ。実際の運営は地域包括支援センターが行っているものの、社協は、この活動に関する啓発事業を行ったり、ささえあい訪問員養成研修会を開催したりしている。市社協の独自事業である「ふれあいのまちづくり事業」と重ねることで、高齢者を地域全体で支える仕組みを整備することも行っている。

　またこの事業以外でも、地域包括支援センターの利用者に、市社協が実施しているミニデイサービスを紹介したり、逆に、いきいきサロンに通っている高齢者で問題を抱えている人を、地域包括支援センターに結びつけることも行われている。

　地域包括支援センターと社協との連携のあり方は、まさにこれからの課題であるが、両者の特性を活かして、どのようなネットワーキングが図れるのか、この事業は１つの試金石としての役目も果たしている(9)。

　さらに市行政がこの事業に深く関与し、市民に対するニーズ調査を実施し、専門機関同士の連絡調整を行うなど、ファシリテーターとしての機能を担っている。西東京市の事業は、行政、福祉の専門機関、住民が一体となってネットワークを組むことで推進されている。

4. これからのネットワーキング

　川島ゆり子は、1980年代から多く報告されてきた各地の「連携」を分

析し、2つの連携タイプがあるとしている。1つは、「ボトムアップ型連携」で、キーパーソンの存在が大きく、実践者の何とかしたいという思いに支えられている点が特徴である。もう1つは、「トップダウン型連携」である。1987（昭和62）年の「高齢者サービス調整チーム」「保健福祉サービス調整会議」について、厚生省（当時）より出された通知にしたがって設置された会議などの連携スタイルである。前者は、人の異動によって急速に連携が弱体化していることや、普遍化が困難である点が問題視され、後者は、形としては連携の形が構築できるが形骸化しやすいといった点が難であると結論づけている[10]。

専門職間および地域におけるネットワーキング推進の鍵は、それを進めるキーパーソンの資質や力量によるところが大きいともいえる。しかし、またそれだけが成功の道でもないことはこれまで述べてきた通りである。

今後、ネットワーキングは、単に福祉・医療・保健に限定されず、広い分野にまで広げることや、従来、地域活動とは縁が希薄になりがちであった住民をも対象にして拡大していかなければならない。たとえば、防犯や防災といった活動内容は、一部の専門機関や住民のみで対応できることではなく、地域全体での取組みが求められる。

ある市の地域福祉計画策定に関与した住民は、地域全体に関することであるにもかかわらず、策定委員には福祉・医療・保健関係者しかおらず、教育や住宅、都市計画などの分野の専門職が1人もいなかったことに驚いたとの感想を述べていた。ネットワークを必要以上に大きく拡大する必要はないが、これからの社会のあり方、地域福祉の将来をみた場合に、狭い範囲だけでは住民からの賛同も得られないのではないか。これまで限定されがちであったネットワークを拡大し、より多くの人びとをネットワーキングしていくことがこれからの課題である。

高齢者サービス調整チーム
1987（昭和62）年の「高齢者サービス総合調整推進会議等の設置及び運営について」に基づき、市町村において個々の高齢者のニーズに見合う適切なサービスを提供するために、各種サービスを総合的に調整、推進するために設置された。

地域福祉計画
市町村において策定される地域福祉に関する計画。

注)
(1) リップナック, J. &スタンプス, J. 著／正村公宏日本語版監修／社会開発統計研究所訳『ネットワーキング—ヨコ型情報社会への潮流』プレジデント社, 1984, p.23.
(2) 前掲書 (1), p.30.
(3) 牧里毎治「地域援助の理論と技術」黒木保博・福山和女・牧里毎治編『社会福祉援助技術論（下）』新・社会福祉士養成テキストブック3, ミネルヴァ書房, 2007, p.145.
(4) ネットワークは，リップナックらが指摘するように「もう1つの社会」を構成する力をもち，問題をもつ人を強固な紐帯で援助するものになりえるが，援助者はこのネットワークのもう1つの側面を忘れることがないように考慮する必要があろう．すなわち，「諸関係のおよぼす結果は諸刃の剣であるということだ」．フィッシャーは，「諸関係は人々の人生を物質的にも道徳的にも支える助けとなるけ

れども，しばしば喪失と苦悩の原因にもなる」ことを，多くの人びとへのインタビューの結果として指摘している．個人が築いてきた家族・親族・友人・近隣関係などのパーソナル・ネットワークのそうした「諸刃の剣」のデメリットの部分をも見据え，別の社会化されたネットワークをさらに構築することが援助者の大事な役割であることを認識したい（フィッシャー，C. S. 著／松本康・前田尚子訳『友人のあいだで暮らす―北カリフォルニアのパーソナル・ネットワーク』未来社，2002.）.

(5) 山野則子「『児童虐待防止ネットワーク』のマネージメントへの影響要因―『針のむしろ状態』と３つのコンテクスト」日本社会福祉学会『社会福祉学』Vol.48-2，2007，p.20.

(6) 前掲書 (5)，p.25.

(7) 野上文夫「福祉と保健・医療のネットワーク形成における展望と課題―龍野市社会福祉協議会の活動から」『川崎医療福祉学会誌』Vol.1，No.1，1991，pp.55-56.

(8) 西東京市の「ささえあい訪問協力員事業」については，『ケアマネジャー』（中央法規出版，Vol.10，No.7，2008.7）および東京都社会福祉協議会「地域包括ケア促進モデル事業中間報告書」（2008 年 3 月 31 日）を参考にした．また，「ささえあい訪問協力員」からの言葉は，「西東京市ささえあい訪問協力員モデル事業報告会」（2008 年 4 月開催）において，筆者に語られたものである.

(9) 地域包括支援センターは，日本社会福祉士会が示したように，社会資源のネットワーキングに関してその機能を果たすことが求められている.

(10) 川島ゆり子「保健・医療・福祉の連携を推進するコミュニティベースドソーシャルワークの機能―アンケート自由記述回答による阻害要因分析をもとに」『関西学院大学社会学部紀要』第 99 号，2005，p.174.

ジェネリックポイント

他機関とのネットワーキングを行うためには、結局、自分の所属する団体・機関の理解がないと進まないのではないでしょうか。

たしかに所属する機関・団体自体にネットワーキングの重要性について理解がないと、他職種や他機関とネットワークをつないでいくことは困難な場合もあるでしょう。その場合には、なぜネットワークが必要であるのかということを、実際のケースに対する支援を通して説明していくことが必要なのではないでしょうか。またソーシャルワーカーが自分自身のネットワークを拡大することで、組織や団体を巻きこんでいくという手法も考えられます。最初から多くの機関とのネットワーキングを図っていくのではなく、少しずつ自分をサポートしてくれる人を増やしていくことが求められます。

本章でもふれましたが、マネジャーの言葉にあった「経験を積み重ねれば積み重ねるほど、担当者同士が知り合いになればなるほど、機関同士の連絡をするようになる」ということが実感されてくるでしょう。

ソーシャル・サポート・ネットワークという用語がありますが、これはどのような意味ですか。

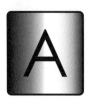

ソーシャル・サポート・ネットワークとは、問題を有している個人を取り巻く家族・友人・知人・近隣住民などの「インフォーマル」な支援と、公的な機関やその他の専門機関によって提供される「フォーマル」な支援をつなぎあわせて構築された支援全体のことです。インフォーマルな支援とフォーマルな支援を組み合わせることで、個人の問題を解決していくのです。個人がどんなニーズを抱えているのか、どのようなインフォーマルな支援をもっているのか、地域にはどのような社会資源があって、それらをどうネットワーキングするかは、担当するソーシャルワーカーの援助技術にかかっています。

▌理解を深めるための参考文献

● 櫻井美穂子・國領二郎『自治体ICTネットワーキング—3.11後の災害対応・情報発信・教育・地域活性化』慶應義塾大学出版会，2012.
　インターネットが開いたものは、人びとの平準化と横に無限につながるネットワークの力である。上意下達式の情報伝達であった日本の社会を変貌させる、ICT（情報通信技術）を使った問題解決の手法が展開されている。新時代のネットワーキングのあり方がわかる一冊である。

● パットナム，R. D. 著／柴内康文訳『孤独なボウリング—米国コミュニティの崩壊と再生』柏書房，2006.
　アメリカにおいて「みんなで共に何かを行う」「地域での行事に参加する」といったことが減少していったことを多くのデータを用いて論証している。しかし、個人主義が跋扈する時代にあっても、個人の意識と制度変革の双方を実現することで、コミュニティの再生が必要であることを説く。いわゆるネットワーク論を主体とした本ではないが、コミュニティ再生とは地域でのネットワーク再構築を意味するものとして読むことができる。

コラム1　　「わ」を築く

　本文でも取り上げたが、子どもの問題に取り組む要保護児童対策地域協議会では、地域の家庭・児童に関するさまざまな社会資源とのネットワークが必要となる。三鷹市子ども家庭支援センターの相談員として、長く児童虐待などの問題にかかわり、『親子再生——虐待を乗り越えるために』を著した佐伯裕子は、他機関とのネットワークのもち方について次のように記している。「『うまく』つながるだけならば、明るい笑顔で円滑にコミュニケーションすることに専念すればよいのかもしれません。ですが、私は児相と『太いパイプ＝互いに意見を出し合い、理解しあえる関係』を築かなければならないと思いました」。児童虐待の専門機関である児童相談所と同等の権限および対等に話し合いができる関係こそが重要になると考えたのであろう。そこで佐伯がとった行動は、「ふたつめの専用車を一台配車してもらった」。佐伯は「ぜひ、同行させてください。車をお出ししますから」と児童相談所の相談員に声をかけ、相談員に同行して、車の中で親のこと、子どものこと、支援内容のことをたくさん話したのである。これが児童相談所の役割を理解し、信頼関係を築くことにつながっていった。現在、市町村が窓口になって児童虐待に取り組む場合、児童相談所とのネットワーキングは困難といわれているが、「お互いができることを提案しあって、支援のわ『輪と和』を作っていくことが大切」と佐伯はいう。

　ネットワークをどのように作っていくかについての、大変ユニークで示唆にとんだエピソードである。

引用文献）佐伯裕子著／島沢優子編『親子再生——虐待を乗り越えるために』小学館，2006.

児相（児童相談所）

　　SNS を新しいネットワークのツールに

　1984 年にリップナックとスタンプスが出した『ネットワーキング—ヨコ型情報社会への潮流』は、ネットワーキングの嚆矢ともいうべき本として有名である。そこでは、社会制度や法律、官僚組織で統制された社会とは別の新たな市民パワーを有した社会が存在することを示しており、われわれ一人ひとりの力が、つながることで大きなパワーを生むことを教えてくれた。この本の出版から約 35 年。ネットワーキングのあり方はインターネットの登場で大きく変化した。顔を見たこともない者同士であっても、フェイスブックやツイッターで国の内外を超えてつながりあい、そのパワーが、多くの国で政府を倒すほどの勢いをもちうることはもはや証明済みである。わが国の状況をみても SNS（Social Network System）は隆盛である。会社の隣の人同士では会話もほとんどしないが、遠くに住む同好の士とは SNS で頻繁に会話する—という人も少なくないだろう。この機能を福祉の支援の現場でも使えないだろうか。

　1 人の支援を必要としている当事者に対しての援助を、SNS を通して各専門職や支援者が共有化し、討議するのである。学生の間で多用されている「ライン」は、わざわざ会議を設定しなくても、メンバー全員が参加して議論することを可能にする。福祉事務所、地域包括支援センター、社会福祉協議会、福祉施設、病院、保健所、NPO、民生委員など、頻繁に連携をもちにくい人々も、こうした SNS の利用でつながることが可能になっていくだろう。この「場」に本人も加わることができれば、当事者主体はさらに強固になる。もちろん、情報のセキュリティの確保や、かかわりをもつもの同士の信頼関係を作っておくことが前提となるなど、クリアすべき課題もある。しかし、福祉に関する支援の現場では、こうしたネットを使った取組みが他分野と比較して遅いのではないか。SNS は誹謗中傷につながりやすく、またちょっとしたことで「炎上」するなど一定の危険もあるが、この暴れん坊の道具を活かすも殺すも使い手次第である。問題を抱える当事者を支える 1 つのツールとして使いこなしていきたい。

第5章 集団を活用した相談援助

1

ジェネラリスト・ソーシャルワークが体系化された
現在においても、グループワークは重要な方法である。
グループワークの歴史的背景を理解し、
その意義について理解を深める。

2

グループワークの展開過程には、
さまざまな要素が影響する。
グループワークを展開する際に活用する援助媒体と
グループダイナミックスの基本特性について理解を深める。

3

グループワークには、
準備期から終結・移行期に至る展開過程に
固有の過程技術と全過程に共通の技術がある。
それぞれの具体的な技術と方法について理解する。

1. グループワークの意義

A. グループワークとは

　人はこの世に生まれた瞬間から家族という集団の一員となり、その後、学校での集団生活やクラブ活動、友人といったさまざまな集団に属しながら、成長していく存在である。小集団（small group）の成立条件として、①対面的な関係（face-to-face）にあること、②成員の間に相互作用（interaction）が行われていること、③成員相互の間に個人的な（as a individual person）印象や知覚を有すること、という3つの条件[1]がある。家族や友人をはじめ、学校や職場集団もこの条件に該当する。人は社会的存在である以上、さまざまな集団に属し集団からの影響を受けながら成長していくといえる。

　グループワークとは、グループを活用して個々のメンバーの成長やメンバーの抱える課題の解決に向けた専門的な援助技術体系を意味する。単に人が集まっただけの集団への働きかけ、もしくは、集団による何らかの活動や作業という意味ではなく、そこには、グループワーカー（以下、「ワーカー」）という専門職が存在し、専門的な援助技術を活用していく。仲良しグループや楽しいグループを作ることではなく、グループを媒体として、個々のメンバーを援助することである。つまり、グループづくりが目的ではなく、あくまでも手段として活用することを意味する。

B. グループワークの歴史的背景

　グループワークという用語は1920年頃には用いられていたといわれるが、その源はセツルメントと青少年指導という2つの源流に遡ることができる。特に、セツルメント活動で実践されたクラブ活動は、グループワークの発展に寄与した。シカゴで創設されたハル・ハウスでは、教育学者であるデューイにより、集団教育がグループ活動に取り入れられ、ソーシャル・グループワークとして発展する基礎となった。1923年には、ウェスターン・リザーブ大学の応用科学大学院で最初のグループワークのコースが開設され、その後、さまざまな大学やYMCAに専門スタッフを養成するためのグループワークのコースが開設された。

グループ
「集団」と「グループ」は、ほぼ同じ意味で使われているが、①人などが集まってひとかたまりになること、②相互に関係のある人々の集まり、の2つの意味がある。本書では、②に対する働きかけとして、グループワークについて論じていく。

セツルメント
貧民街や工場街に住み込み、住民との交流をとおして、生活改善や福祉の増進など、課題の解決を目指す運動。ロンドンのトインビー・ホールが始まりといわれている。

ハル・ハウス
アダムスによってシカゴに設立されたセツルメント運動の拠点施設。

デューイ
Dewey, John
1859～1952

その後、ケースワーク、グループワーク、コミュニティ・オーガニゼーションを統合するジェネラリスト・ソーシャルワークの台頭により、教育機関では基礎的（generic）な内容の教育が行われるようになった。

わが国におけるグループワークのはじまりもまた、岡山博愛会やキングスレー館等のセツルメント活動であるといわれている。本格的なグループワークが日本に紹介されたのは、青少年団体指導者や社会福祉施設従事者を対象として、1949（昭和24）年に実施されたグループワーク講習会である。その後、グループワークは、YMCAや社会福祉施設等で広く活用されるようになり、発展することとなった。

C. グループワークの意義

ソーシャルワーカーが対応する生活課題は複雑化・深刻化しており、これらに適切に対応するには、さまざまな方法や技術の習得が必要である。グループワークはその主要な方法の1つである。ソーシャルワークの基盤は、課題を抱える本人を課題解決の主体者として位置づけているのと同様に、グループワークにおいても課題解決の主体は、グループの参加者であるメンバーである。グループの力動を活用しながら、メンバー自身が課題解決をしていくプロセスを側面的に支える役割をワーカーは担っている。

グループワークの定義は時代とともに変化してきた。最初の定義は、ニューステッターが示したものである。以下、主な定義を示す[2]。

(1) ニューステッターによる定義（1935年）

「グループワークとは、任意的団体を通じて、個人の発達と社会的適応とを強調する教育的な過程であり、かつ、この団体を社会的に好ましい諸目標を拡充する手段として用いるものである」

(2) トレッカーによる定義（1948年）

「ソーシャル・グループワークは、社会事業の一つの方法であり、それを通して、地域社会の各種の団体の場にある多くのグループに属する各人が、プログラム活動の中で、彼らの相互作用を導くワーカーによって助けられ、彼らのニードと能力に応じて、他の人々と結びつき成長の機会を経験するものであり、そのめざすところは、各人、グループ、及び地域社会の成長と発達にある」

(3) アメリカ・グループワーカー協会（American Association of Group Workers: AAGW）による定義（1949年）

「グループワークとは、グループワーカーが、グループの相互作用とプログラム活動によって、個人の成長と、社会的に望ましい目的の達成とを

ケースワーク
主に個人や家族を対象にした援助活動で、専門的な援助関係に基づき、クライエントの抱える課題解決に向けて働きかけていく。

コミュニティ・オーガニゼーション
地域組織化活動。地域を対象とした社会福祉の援助方法で、わが国ではコミュニティワークとほぼ同義語で使われている。

ジェネラリスト・ソーシャルワーク
ソーシャルワークの統合化によるジェネラリスト・アプローチからさらに進展したもの。ケースワーク、グループワーク、コミュニティワークの共通基盤を明らかにし、一体化したソーシャルワークの体系

ニューステッター
Newstetter, Wilber
グループワークとコミュニティ・オーガニゼーションの連結を主張し、「インターグループワーク説」を主張し、グループワークの教育と実践に大きく貢献した人物。

トレッカー
Trecker, Harleigh Bradley
トレッカーは、青少年の健全育成などの社会教育の領域で行われるグループワークの理論的基礎を築いた。

援助できるような方法であり、さまざまな型のグループの機能を可能にするための方法である」

(4) コノプカによる定義（1963年）

「ソーシャル・グループワークとは、社会事業の一つの方法であり、意図的なグループ経験を通じて、個人の社会的に機能する力を高め、また個人、集団、地域社会の諸問題により効果的に対処し得るよう、人々を援助するものである」

わが国においては、1964（昭和39）年に福田垂穂が「グループワークとは、ケースワーク、コミュニティオーガニゼーション等、他の基本的方法と並んで、これらの遂行に必要な、原理、倫理、知識または目標を等しくしながら、集団と、集団のもつダイナミックスを意識的に利用しつつ、これに参加するメンバーを、内側からも民主的人格に変容させ、その集合としての社会そのものをも、不断に向上させようとする過程」と定義した。

コノプカ
Konopka, Gisela
コノプカは、アメリカにおけるグループワークの理論の形成に貢献した人物。グループとグループの個別化、参加の原則、葛藤解決の原則、制限の原則などグループワークの14の原則を示した。

2. グループワークの援助媒体とグループダイナミックス

A. グループワークの援助媒体

援助媒体
グループワークの援助目標を達成するための道具や手段を意味する。

グループワークを展開する際に活用する援助媒体として、①ソーシャルワーク関係、②グループメンバー間の対人関係、③プログラム活動、④社会資源、⑤環境の意図的な選択と創造[3]がある。ここでは①～④について概説する。

[1] ソーシャルワーク関係

ケースワーク同様、グループワークの場合も援助関係の基本は、ワーカーとメンバー間のソーシャルワーク関係になる。ワーカーはグループを全体として捉え、援助関係を構築すると同時に、グループの一員としてのメンバーを個別化し、それぞれに援助関係を構築する必要がある。ワーカーと個々のメンバー間に信頼関係が醸成されることは、メンバーが一人の個人として尊重されることを意味し、グループでの自己開示やグループ活動に積極的に取り組めることになる。

自己開示
自分の情報を相手にありのままに伝えること。コミュニケーションの活性化を図るうえでも、重要な要素の1つである。

[2] グループメンバー間の対人関係

　グループメンバー間の対人関係は、グループワークに固有の援助媒体である。グループワークでは、ワーカーとメンバー間だけでなく、メンバー同士の間にも援助関係が結ばれる。このことは、グループ内に複数の援助関係が存在することを意味し、そこには交互作用が生じる。メンバー間の交互作用は、互いに良い影響を与えあう面だけでなく、時には攻撃、拒否、反感等のマイナスの作用をもたらすことがある。ワーカーは、対人関係にはプラスとマイナスの両面性があることを意識し、援助目的に沿ってメンバー間の対人関係が構築できるよう配慮する姿勢が求められる。

交互作用
transaction

[3] プログラム活動

　プログラムとは、グループがその目的を達成するために展開する計画の立案から実施、評価に至る全過程を意味し、具体的な活動や行事を「プログラム活動」という。グループワークでは、プログラム活動を通して、メンバーの交互作用を促し、グループやメンバーの課題を解決していく。プログラム活動を楽しく展開することが目的ではなく、あくまでも課題解決という目的を達成するための手段であることを理解することが重要である。

　ワーカーが、プログラム活動を適切に選択し展開するための留意点として、①援助目標を達成するのに効果的なプログラムを選択すること、②年齢や興味、関心、ニーズ等、メンバーの諸条件に合ったプログラム活動を提供すること、③グループの発達段階に応じたプログラム活動を提供すること、④個々のメンバーのプログラム活動への参加方法を検討すること、⑤プログラムの特性と、もたらされる効果を理解して提供すること、⑥計画的にプログラム活動を展開すること、の6点[4]がある。プログラム活動も、グループワークに固有の援助媒体である。

[4] 社会資源

　社会資源とは、グループワークの展開場面で活用する人や物、情報、制度等の総称で、フォーマルな社会資源とインフォーマルな社会資源がある。グループワークを展開するにあたって、グループワークの環境や援助機関等のグループワーク成立のための社会資源と、課題解決に向けて活用する社会資源について、熟知しておく必要がある。

　ワーカーは、グループワークの展開過程で活用できる社会資源の可能性と限界を知ったうえで取り組むことが求められる。また、社会資源が十分でない場合、その開発に向けて取り組む姿勢も重要である。

フォーマルな社会資源
行政、法人、企業など公的な社会資源。

インフォーマルな社会資源
家族や友人、ボランティア等、公的ではない社会資源。

B. グループワークに作用するグループダイナミックス

グループの及ぼす影響は大きいことから、グループワークを展開する際に、グループダイナミックスに関する理解は欠かせない。

グループダイナミックスは、集団力学ともいい、レヴィンによって創始された。集団生活や集団活動において、その集団やメンバーの活動特性を規定している要因等を分析、研究する学問領域である。岡堂は、「集団の力動的性質および集団の発生・展開・消滅を含む集団過程の法則を求め、個人の人間関係やほかの集団との関係、さらにもっと大きな制度的集団との相互関係について知識を発展させることをめざし、理論と実践とを連結するユニークな方法論によって研究をすすめていく学際的な科学である」[5]と定義している。

グループワークに作用するグループダイナミックスの基本特性として、①グループの発達、②交互作用、③リーダーシップ、④集団規範、の4点について概説する。

[1] グループの発達

グループは1つのシステムとして捉えることができる。個々のメンバーの集まりであるグループは、1つのものとして落ち着き、まとまろうとする働きがあり、個々のメンバーに加えグループそのものも発達する。当初は面識のなかったメンバーの集まりであったグループも、時間が経過するなかで不安定状態から安定状態へ向かって変化していく。グループからメンバーが抜けたり、新たなメンバーが加わることでグループの雰囲気が変わることは、グループの発達に伴う影響である。グループは、プラス方向の発展的変化だけでなく、衰退に向かう変化もある。その両方の変化を捉える視点がワーカーには求められる。

グループの発達は、グループ全体の変化とメンバー個々の変化が、相互に影響を与えながらもたらされる。グループには、グループらしさを増していく発達の段階があり、グループはメンバーの成長と変化を促す効果的な媒体となりうる。

グループの発達段階論として評価が定まっているものに、ガーランドらによるボストンモデルの、①参加の初期、②権力と統制、③親密さ、④分化、⑤終結と移行、の段階[6]がある。グループワークの1回ごとのセッションにおいてもグループは変化し発達するが、回数を重ねるごとに、さらに変化し発達し続ける。

グループダイナミックス
集団力学。クルト・レヴィンによって創始された学問。集団や人間関係を力動的な相互依存関係として捉え、グループワークに大きな影響を与えた。

レヴィン
Lewin, Kurt
1890〜1947

［2］ 交互作用

　相互作用は、二者間における関係性を示し、交互作用とは、三者以上の間に生じる関係性を示す。二者間に影響を与え合う相互作用は交互作用の構成要素であり、相互作用の集合体が交互作用となる。グループワークにおける関係性は、一人ひとりのメンバーがグループ全体に影響を与え、また、メンバーはグループからの影響を受けるという特質をもつ。グループワークのプロセスの中で、メンバー同士の相互作用を通して、他のメンバーを変えながら、同時に自分自身も変わる体験をしていく。交互作用は、グループ内に多様な関係性をもたらすことから、かかわりの方途を格段に広げ、ワーカーの働きかけの可能性を広げる。

相互作用
interaction

［3］ リーダーシップ

　リーダーシップは、かつては指導者としての素質や能力と捉えられ、指導者としての地位や個人に属する資質と理解されていたが、現在では、グループ活動における機能という捉え方が一般的である。三隅二不二は、リーダーシップPM理論で、課題解決や目標達成を積極的に推し進めるP（performance）機能（課題達成機能）と、グループを友好的に支えようとするM（maintenance）機能（集団維持機能）に類型化した。

リーダーシップ
leadership

　リーダーシップをグループの機能と捉える考え方は、リーダーシップの分かち合いという視点をもたらした。グループワークにおけるリーダーシップは、ワーカーが自ら発揮するよりも、メンバーが相互に発揮しあうことが求められる。リーダーシップをグループ全体の機能として捉え、メンバーが分かち合うことでグループは活性化する。グループワークの展開過程で、メンバーのリーダーシップをどのように見出し発揮させるのか、ワーカーの働きかけによって、その展開が大きく異なるといえる。

［4］ 集団規範

　集団規範とは、グループにおける行動の基準や価値観であり、そのグループにおけるルールである。グループメンバーの行動の基準となるものであり、メンバーがグループの一員として認められるために、グループが独自に持つルールといえる。集団規範は、「グループが成立するための基本条件」に相当する集団規範と「グループ内でメンバーの言動を方向づけるルール」に相当する集団規範に分類できる。グループのまとまりが強くなるにつれて、そのグループに固有の集団規範が形成されていく。

　集団規範に基づく行動をとることは、そのグループに所属していることを実感できることから、メンバー間の交互作用を円滑にし、グループ自体

の維持が図られていく。集団規範は、凝集性を高めるなど効果的に働くだけでなく、時には集団圧力としてマイナスの影響を及ぼすこともある。それゆえにグループワークを展開するうえで、どのようなルールが有効かを吟味する必要がある。

3. グループワークの方法

A. グループワークの展開過程

コイル
Coyle, Grace
コイルは、アメリカにおいて教育的過程を強調したグループワークを形成し、「グループワークの母」と称された。

ヴィンター
Vinter, Robert D.

シュワルツ
Schwartz, William

媒介者
シュワルツは、「個人と社会がお互いに手を差しのべる過程を媒介すること」を「媒介機能」として、ソーシャルワークの専門的機能であると示した。

主要なグループワーク理論として、①社会諸目標モデル、②治療モデル、③相互作用モデルがある。社会諸目標モデルは、コイルらの伝統を引き継ぐ実践モデルで、グループワークの機能を成熟した市民を育てることにおき、社会参加やコミュニティへの働きかけを重視している。治療モデルは、ヴィンターをはじめとするミシガン学派が中心になって構築した実践モデルで、グループをとおして個人のメンバーを望ましい方向に向けて治療することに焦点をあてている。相互作用モデルは、シュワルツによって構築されたモデルである。グループを「相互援助システム」として捉え、ワーカーを媒介者として、メンバーとグループの双方に働きかけることによって相互作用関係を促進するものである。

それぞれのモデルによって展開過程の示し方は異なるが、ここではシュワルツの相互作用モデルによる援助過程を示す（**表5-1**）。

準備期とは、ワーカーやメンバーが初めて顔を合わせる前の段階である。クライエントのニーズを見出したワーカーは、グループワークの準備にとりかかる。

開始期は、メンバーが初めて集まってからグループとして動き始めるまでの段階をいう。この段階では、メンバーとの援助関係の形成や契約を行い、メンバーがグループの存在意義や活動に参加する意味を確認する段階である。

作業期は、それぞれのメンバーとグループ全体が課題に取り組み、目的達成のために活動を進めていく段階である。グループづくりを始動し、グループが次第に発展、成熟していく段階である。グループづくりへの始動の時期と相互援助システムの形成、相互援助システムの活用の時期がある。

終結・移行期は、目標が達成されたり、予定回数・期間が経過した場合にグループワークを終結し、必要に応じて次の段階へつなげる段階である。

B. グループワークの援助技術

　ジェネラリスト・ソーシャルワークの体系化により、グループワークの技術だけを取り出して示すことが困難であることから、ソーシャルワークとグループワークの展開過程を対応させる形で整理したものが**表5-1**である。グループワークの援助技術には、展開過程において用いられる過程技術と全過程において用いられる共通技術がある。

表5-1　グループワークの展開過程と援助技術

展開過程			援助技術	
ソーシャルワーク	グループワーク		過程技術	共通技術
情報収集 アセスメント プランニング	準備期		●メンバーの情報収集 ●波長合わせ	＊メンバーの個別化 ●問題の個別化 ●パーソナリティの理解 ●メンバーとの援助関係の構築
介入 （援助活動）	開始期		●メンバーとの援助関係の形成 ●契約の促進 ●グループの存在意義の確認	
	作業期	グループづくりへの始動	●グループの共通基盤の形成 ●集団規範の形成 ●グループ構造の活用	
		相互援助システムの形成	●メンバーのもつ問題の同質性と異質性をメンバー自身が認識する ●問題の事情や背景をメンバー相互に個別化する ●「今、ここで」の人間関係を強化する ●メンバー間のコミュニケーションを高める ●柔軟なグループ構造を構築する ●ワーカーの役割を変える	＊メンバー間の相互作用の促進 ●傾聴と受容 ●メンバー間のリンク ●コミュニケーションの促進
		相互援助システムの活用	●個人情報の分かち合いと受容を促す ●共通する問題の見方や解決策について考察を深める ●自分の問題に対する気づきを深める ●各メンバーの問題解決に向けた考察を深める ●実際の取り組みについてグループへフィードバックを促す	＊プログラムの展開 ●ニーズと能力の把握 ●プログラムの選択 ●プログラムの計画 ●プログラム活動の展開 ●プログラムの評価
評価・終結	終結・移行期		●グループの終結を促す ●メンバーの移行を円滑に進める ●グループワークの記録 ●グループワークの評価（グループ／メンバー）	＊グループダイナミックスの活用 ●集団規範の活用 ●集団圧力の活用 ●「システム」への介入

出典）岩間伸之『グループワーク』ワークブック社会福祉援助技術演習④，ミネルヴァ書房，2004.

[1] 共通技術

　グループワークの共通技術には、メンバーの個別化、メンバー間の相互作用の促進、プログラムの展開、グループダイナミックスの活用がある。
　メンバーの個別化では、グループの一員であるメンバーのパーソナリティを理解し、それぞれが抱える問題を個別化して捉えていく。メンバー一

人ひとりに目を配り、全体の問題と個々のメンバーの抱える課題を個別に捉えることで、メンバーとの援助関係を構築していく。

メンバー間の相互作用の促進は、傾聴や受容の技術を活用して、メンバー間の共通点を見いだしてメンバー同士をつなぎ、コミュニケーションの促進を図ることである。グループワークを展開する際に、個別援助における技術を活用することで、相互作用を促すことができる。さらに、メンバーの同質性と異質性の２つの要素を意識することは、相互作用の促進にとって重要な視点となる。まずは、メンバーの共通点である同質性を確認し、そのうえで相違点としての異質性がどこにあるのかを確認することで、コミュニケーションが促進されていく。ワーカーが媒介者としての機能を発揮しながら、メンバーに働きかけることが重要である。

プログラムの展開では、メンバーのニーズや能力を把握し、プログラムを選択、活動を展開し、評価をしていく。プログラムは、身体機能が求められるものや話し合いを中心として言語化が求められるものなど、多種多様である。注意すべき点は、プログラムそのものがグループワークの目的ではないことを理解することである。そうでなければ、プログラムを楽しくすることや、プログラムの成果を求め、グループワークの目標を見失ってしまう危険性がある。

グループダイナミックスの活用は、集団規範や集団圧力を活用して、システムへの介入をしていくことである。グループ活動を進めるうえで、ルールとなる集団規範は重要な要素となる。グループが成立するための条件や、メンバーの言動を方向づける集団規範がどのようにグループ内で形成されるのかによって、グループワークのありようは変化していく。グループが発達するに伴い、集団規範がマイナスに作用する際、ワーカーはグループへ介入することが求められる。

［２］過程技術

グループワークの過程技術は、準備期、開始期、作業期、終結・移行期に整理できる。

準備期で活用する技術は、メンバーの情報収集と波長合わせである。この段階では、メンバーの情報収集を行い、グループワーク実践に向けた環境整備や波長合わせを行う。メンバーの思いや感情を理解し受けとめることで、援助関係を円滑に構築することが可能となる。波長合わせの際、メンバーには期待と不安などの相反する感情である、アンビバレントな感情をもつ傾向があることを理解する必要がある。

開始期で活用する技術は、メンバーとの援助関係の形成、契約の促進、

波長合わせ
tuning-in
メンバーがどのような思いや感情をもって援助場面に参加するのか、ワーカーがあらかじめ調整・準備しておくこと。予備的感情移入ともいう。

グループの存在意義の確認である。グループワークに初めて参加する場合は、緊張や不安を感じやすいことから、ワーカーはメンバーの状況を観察し、緊張をほぐす雰囲気づくりに配慮していく。開始期では、グループワークの目的を明示し、グループの成り立ちやメンバーの紹介、実施期間や開催頻度などの活動の枠組みを示すことが、契約の内容としても重要である。さらに、メンバーが課題解決の主体であり、ワーカーはそれを側面的に支える存在であることを示していくことで、グループの存在意義をメンバーが共通認識でき、援助関係の形成が可能となる。

シュワルツは、メンバー同士の相互援助の関係をシステムとして捉え、メンバーが互いに支えあう理想的なグループの状態を「相互援助システム」とした。作業期で活用する技術は、グループの共通基盤や集団規範を形成し、グループを相互援助システムとして形成し、活用する技術である。メンバー間の相互作用、グループ力動からの成長的変化だけでなく、葛藤や緊張関係が生じる場合もあるため、ワーカーにはメンバーとグループ全体の状況にあわせた対応が求められる。

相互援助システムを形成するには、メンバーの同質性と異質性をメンバー自身が認識し、たとえ同じ課題を抱えていたとしても個々の背景や事情は異なることをメンバー自身が認識できるよう働きかけていく。メンバーがそれぞれに、同質性と異質性をあわせもつことを理解するために、ワーカーは、メンバーの発言の確認や言い換えなど、援助技術を活用することが効果的である。グループのなかで生じている「今、ここで」の人間関係を強化することで、メンバー間のコミュニケーションを高めることができ、柔軟なグループを構築することが可能となる。ワーカーは、グループづくりへ向けて積極的に働きかける段階から、グループが発達、成熟して、メンバーが主体的に課題解決に取り組み、相互援助システムとしての機能を発揮できるようになるまで、グループの発達段階にあわせて、その役割を徐々に変えていくことが求められる。

相互援助システムの活用は、課題解決に向けて活用する援助技術である。メンバーに共通する課題の解決策や自分自身の問題に対する気づきが深められるよう、ワーカーはメンバーに働きかける。ワーカーは各メンバーの意見を受け止め、それを他のメンバーに反映する役割を担う。ワーカーの働きかけにより、メンバーは課題解決に向けての考察を深め、実際に対応策に取り組むことが可能となる。この段階では、メンバーに共通する課題の解決策を考えることで、個々のメンバーが自分の課題に対する気づきを深め、それぞれの課題解決に向けた考察を深められるよう働きかけていく。さらに、気づきや考察で終わるのではなく、実際に課題解決に向けて取り

今、ここで
here and now
「あの時、あそこで」よりも、現実に今、グループワークの場で生起している新たな人間関係や事象を重視し、働きかけること。

組んだ結果をグループに持ち帰り、評価するフィードバックを促すことが重要である。

終結期・移行期で活用する技術は、グループを終結し、必要に応じて別のグループ活動への移行を円滑にすすめる技術である。終結にはメンバーのさまざまな感情が伴うことから、いかに終結するかが重要である。終結がうまくいかないと、それまでの取組みが台無しになる可能性もあることから、計画的に取り組み、メンバーの思いに十分配慮する必要がある。ワーカーは、終結の時期を明確に伝え、グループ活動のふりかえりの場を設け、気づきの表出やメンバー間の感情の分かち合いを促す技術を発揮していく。また、グループワークにおいても、評価と記録は必ず求められることから、グループワークを実践した際は、必ず記録を残し、適宜評価をする必要がある。

4. 自助グループ

A. 自助グループとは

自助（セルフ・ヘルプ）とは、自分で自分を助けるという意味である。自助グループは、「その構成員が特定の体験を共有し、その体験に付随する諸困難に対処することを目的として自発的に展開している持続的な市民活動の形態」[7] と定義されている。ソーシャルワークとは異なり、専門職から独立した組織で、自己変容機能、相互支援機能、社会変革機能を有するものである。「分かち合い」「ひとり立ち」「解き放ち」という言葉で捉えようとする考えもある。同じような生きづらさや課題を抱える人々が、自分の課題を自分で解決するために、専門職の援助を受けることなく、本人主導で形成され、相互に支えあうグループである。メンバー間に上下関係はなく、対等である。

自助グループの原型は、アルコール依存症者のグループ AA（Alcoholics Anonymous）といわれており、障害者団体、患者会、家族の会などがある。近年は、不登校、ひきこもり、死別や離婚による別れに苦しむ人のグループなど、多種多様なグループが活動している。当事者本人の会、家族の会、本人と家族が一緒に構成している会など、その形態も多様である。

メンバーは自分自身の体験に基づいた情報や知識をもち、その体験的知

識を活用していく。体験的知識とは、病気や障害、そこから派生する課題、社会的な差別や偏見などを体験することによって生み出した知識である。自助グループでは、当事者が援助の提供者になるため、体験的知識が豊富にあり、よりよい支援者になることができる。また、自助グループは、社会的に差別を受けている状況や不十分な施策を改善するために、グループ外の社会へ働きかけていく社会変革機能を有することから、エンパワメントを具現化する活動の1つとして位置づけられる。

エンパワメント
クライエントが本来もっている力を自覚し発揮して、生活上の課題を解決できるよう側面的に支えること

B. 自助グループに関するソーシャルワーカーの役割

自助グループは、体験的知識を有する当事者が主体である。そのため、専門職の援助を必要としない場合が多く、自助グループが求めたときに専門職がかかわることになる。自助グループは、専門職による援助とは別の働きをもつことから、専門職は、自助グループの意義を十分に理解したうえで、かかわる必要がある。

自助グループにかかわる専門職の役割として、①当事者への自助グループの紹介、②自助グループの結成、運営への側面的支援、③専門的立場からの情報や知識の提供[8]、などがある。自助グループにかかわるソーシャルワーカーは、援助者主体ではないことを十分に自覚し、安易なアドバイス等は避け、対等なパートナーシップを築くことが求められる。

注）
(1) 青井和夫『小集団の社会学―深層理論への展開』現代社会学叢書，東京大学出版会，1980，p.2.
(2) 野村武夫『はじめて学ぶグループワーク―援助のあり方とワーカーの役割』ミネルヴァ書房，1999，pp.20-21.
(3) 前掲書（2），p.97.
(4) 岩間伸之「方法としてのグループワーク」黒木保博・横山譲・水野良也・岩間伸之『グループワークの専門技術対人援助のための77の技法』中央法規出版，2001，p.26.
(5) 岡堂哲雄『集団力学入門―人間関係の理解のために』医学書院，1974，p.13.
(6) 岩間伸之『ソーシャルワークにおける媒介実践論研究』中央法規出版，2000，p.111.
(7) 岡知史「セルフヘルプグループ」日本在宅ケア学会監修『在宅ケア事典』中央法規，2007，pp.524-525.
(8) 伊藤伸二「セルフヘルプ活動」佐藤久夫・北野誠一・三田優子編『障害者と地域生活』福祉キーワードシリーズ，中央法規出版，2002，pp.10-11.

理解を深めるための参考文献

● 野村武夫『はじめて学ぶグループワーク―援助のあり方とワーカーの役割』ミネルヴァ書房，1999.

「集団の中で、集団をとおして人は成長する」を基本に、基礎編、実践編、事例編の3部構成となっている。グループワークの歴史をふまえ、実践編や事例編ではグループワーカーとしてのあり方を具体的に学ぶことができる。

● 大利一雄『グループワーク―理論と導き方』勁草書房，2003.

グループワークの歴史から構成要素、ワーカーのはたらきかけ、プログラム活動の分析まで網羅されている。グループワークを理論的に学ぶための参考になる。

● 岩間伸之『グループワーク』ワークブック社会福祉援助技術演習④，ミネルヴァ書房，2004.

グループを活用したソーシャルワークに焦点を当てて、演習による体験と気づきをとおして理解を深める構成になっている。解説が充実しており、このワークブックに取り組むことで、グループワークの共通技術と展開技術を具体的に学ぶことができる。

● 村上靖彦『母親の孤立から回復する―虐待のグループワーク実践に学ぶ』講談社，2017.

虐待に追い込まれた親達への回復のためのプログラムの実際の取組みについて書かれた本。グループワークを通してメンバーがどのように変化していくのか、具体的に学ぶことができる。

ジェネリックポイント

グループワークを展開する際に、ルールを守らないメンバーがいます。そのようなとき、グループワーカーとしてどのように対応すればよいのでしょうか。

グループに固有のルール（集団規範）があることは、グループワークの展開を左右する重要な要素です。このルールは、グループワーカーが示すより、メンバー同士の話し合いの結果で決める方がよいとされています。自分たちで決めたルールは守りやすいものです。さらに、グループワークを始める際に、ルールをメンバー全員で復唱するなど、毎回ルールを確認することで意識づけができます。グループワーカーが直接指摘や注意をするよりも、メンバー自身がルールに気づく方法を検討することが大事ですね。

グループワークでは、できるだけ多くのメンバーに発言してもらいたいと考えているのですが、メンバーの発言が少なくなると、ついグループワーカーが話しすぎてしまいます。

グループワークの際に、自由な雰囲気のもとで、メンバーが多くの意見を出してくれればよいのですが、実際には発言が少なかったり、沈黙の時間が長くなることがあるかもしれません。そのようなときに、グループワーカーが話しすぎると、ますます沈黙の時間が長くなったりします。メンバーから意見が出にくい場合は、2〜3人のサブグループを作り、そこで意見交換（これを、バズセッションといいます）をしたのち、全体で共有することで意見が出やすくなります。グループワークで沈黙が訪れると、進行のしかたがまずかったのではないかと、グループワーカーとしては不安に思うかもしれません。しかし、思考する際は沈黙が訪れます。メンバーが考える時間としての沈黙は、怖がるのではなく「待つ」ことで、新たな展開がみえてきます。沈黙はチャンスです。

 グループワークの技術を活用したグループスーパービジョンの可能性

　グループワークは、クライエントに対する援助方法であるが、その知見を専門職向けに活用することも可能である。専門職が成長するにはスーパービジョンが必要であることが十分認知され、グループスーパービジョンの実践が増えている。しかしながら、グループであることの特性を十分活かせていないことが指摘されている。

　スーパービジョンの目的は、クライエントへの援助の向上とワーカーの成長である。グループワークとスーパービジョンは、課題解決や成長に向けた取組みであることが共通している。

　他者の存在は成長に大きく影響する。グループスーパービジョンの場で、グループダイナミックスの基本特性やグループワークの技術をスーパーバイザーとスーパーバイジーの両者が十分理解し、活用することで、グループスーパービジョンの場が相互援助システムとして機能し、気づきや考察を深めることが可能となる。専門職として成長するための1つの方法として、さまざまな場面でグループワークの技術を活用してほしい。

第6章 スーパービジョン

1. スーパービジョンの意義

A. スーパービジョンとは

[1] スーパービジョン

スーパービジョン
supervision

慈善組織協会
COS: Charity
Organization Society

友愛訪問員
friendly visitor

ミルフォード会議

カデューシン
Kadushin, Alfred

スーパービジョンの源流は、18世紀末、慈善組織協会（COS）で活躍していた友愛訪問員の養成教育と業務の質の管理に求めることができる。萌芽期においては「管理的機能」が強調されていたが、1920年代以降、諸科学の知見を取り入れた「教育的機能」が重視されるようになる。この点に関しては、1929年のミルフォード会議報告において、「一般に、職員のスーパービジョンは、2つの機能をもつべきである。1番目は、機関が定めた基準に機関の活動を維持することである。2番目は、職員の専門的発展を促すことである」[1]と整理されている。その後、さまざまな議論とともに発展を続け、1970年代に再び「管理的機能」の重要性が語られるようになるが、ほぼ時を同じくして、カデューシンにより「支持的機能」が加えられ、現在のスーパービジョンへと推移したのである。

さて、スーパー（super）とは「超越」の意味であり、ビジョン（vision）とは「先見」の意味を持つものである。つまり、スーパービジョンとは「深く遠く将来を見通す」ことを示す言葉であり、またそのような能力を培う過程を表すものと理解できよう。

スーパーバイザー
supervisor

スーパーバイジー
supervisee

ソーシャルワークにおけるスーパービジョンとは、社会福祉機関や施設において実施される、スーパーバイザーによるスーパーバイジーへの管理的・教育的・支持的機能を遂行していく過程を指す[2]。言い換えれば、スーパーバイジーの援助の質を高め、よりよい実践ができるよう、スーパーバイザーが具体的な事例を通して適切な指導・助言を行うプロセスである。どのような職種であれ、経験の浅い者は自分の言動に自信が持てなかったり、あるいは自分では気づかぬまま好ましくない言動をとることが少なくない。対人援助の場面においてもそれは例外ではなく、ソーシャルワーカーとしての自信や能力、知識や技術などを身につけることは、適切なサービスを提供する上で必要不可欠なことである。ソーシャルワーカーは、スーパービジョンを通して、さまざまな機能を備えたプロフェッショナルへと成長していくのである。

[2] スーパーバイザー

　スーパーバイザーとは、スーパービジョン関係において指導・助言する側であり、実践の経験や知識・技術を持った熟練した援助者を指す。具体的には、職場の上司や先輩のソーシャルワーカー、教師、実習先の指導者などである。スーパーバイザーは「中間的な位置[3]」を占めるものであるが、福祉機関や施設において、管理的な立場にある者がその役割を担うケースが多くみられる。そのため管理者としての立場と、スーパーバイザーとしての立場とが混同されることも少なくない。本来、それぞれの立場は別のものとして存在し、その指導・助言が管理者としてのものなのか、スーパーバイザーとしてのものなのかが明確に区別されなければならない。したがって、両者の役割をそれぞれ別の者が担当し遂行すべきであるのだが、実際には兼務する傾向が強い。そのような二重の役割を担う場面において、いかに自らの気持ちを整理し、それぞれの立場に立つのか、スーパーバイザーに与えられた1つの課題であろう。

[3] スーパーバイジー

　スーパーバイジーとは、スーパービジョン関係において指導・助言を受ける側であり、経験の浅い援助者を指す。具体的には新人ソーシャルワーカーや学生などである。スーパービジョンは、スーパーバイザーとスーパーバイジーとの共同作業であるため、スーパーバイジーにも適切な準備と、指導を受けることへの積極的・主体的な姿勢が要求される。まずは自身の抱える課題を言語化し、整理する努力が必要となろう。実際の取組みにおいては、素直な気持ちで臨み、率直に意見を述べ話し合い、その内容をフィードバックすることが重要となる。相互理解の深化があってこそ効果的なスーパービジョンとなるのである。

B. スーパービジョンの定義

　ここでは、スーパービジョンの定義をいくつか紹介し、整理してみよう。
①社会福祉機関におけるスーパービジョンは、現任職員の成長を主要な関心としている行為の中にみられる管理的な過程として定義されてきた。スーパービジョンは、スーパーバイザーが3つの機能—管理的機能、教育的機能、支持的機能—をもつ行為の中に見られる過程である。スーパーバイザーが中間的な位置を占めていることは、3つの機能の各々、とりわけ支持的機能の遂行に重要な意味をもっている[4]。
②スーパービジョンとは、職業上の自己実現を図るためにワーカーを支え、

スーパービジョン関係

中間的な位置

フィードバック

第6章●スーパービジョン　1・スーパービジョンの意義

99

そのことを前提として、成長のために評価し教育することで技能向上を図り、利用者へのサービスの質を向上させるものである。また、それらのことが円滑に行われ、ワーカーの技能が十分活かされるように組織をコーディネートするとともに、組織目標が達成されるようにワーカーを管理するものである[5]。

③ソーシャルワーク・スーパービジョンとは、ソーシャルワーカーがソーシャルワーク実践における責任主体として、技術・知識・態度・倫理的基準の発展を促進していくことを目的とするところの、スーパーバイザーとスーパーバイジーで取り結ばれる関係性である[6]。

これらの定義から、スーパービジョンとは「スーパービジョン関係において、スーパーバイザーが3つの機能—管理・教育・支持—を提供することによって、スーパーバイジーの技術・知識・態度・倫理的基準の発展を促し、利用者へのサービスの質を向上させるものであり、専門職育成の過程である」と整理できよう。

2. スーパービジョンの目的と機能

A. スーパービジョンの必要性

[1] 援助実践の視点から

ソーシャルワークは常に創造的である。私たちはケースワークにおいて「個別化」の重要性を知っている。頭で理解することはそれほど難しくはないのだが、実際の援助場面ではなかなか思うようにはいかない。ソーシャルワーカーとしての経験を積むということは、より多くの事例に出会い課題に取り組み、その結果さまざまな援助のスキルを身につけていくことである。私たちはそのような体験を通して、一人前のソーシャルワーカーへと成長していくのであるが、過去の学びにとらわれ、現在の事例を過去の事例に当てはめ解決しようとする傾向も否定できない。無論、そうすることで目標が達成することもあるが、利用者の価値観や性格など、さまざまな面で異なる状況が存在するため、過去の事例にそのまま当てはめることには限界があり、どう対処していいのか困惑し混乱する。応用力や実践力を身につけ、過去の学びをいかに現在の援助に結びつけていくのか、それこそがソーシャルワークの真骨頂である。スーパービジョンが必要な理

個別化
individualization

由はここにある。

[2] 新人教育の視点から

　教育機関における教育は、少なからず理論的・抽象的なものになる。そのような学びを経験した新人ソーシャルワーカーは、その原理・原則として習得した事柄を実際の援助場面でどのように応用していくのかという点において苦心する。たとえば「傾聴」や「受容」は、社会福祉を志す者であれば誰もが耳にする言葉であり、その理解も進んでいる。しかし、それらを実際の援助場面で活かすことができるかというと話は別である。それらの原則を実践できるか否かは、ソーシャルワーカーの態度としてだけではなく、言葉としても表れるものである。面接の初期場面で、ある利用者が「経済的にやっていけないのです」と言ったとしよう。それに対し、「生活保護について説明しましょう」という応答は不適切である。課題の解決を急ぐあまり、そこにはソーシャルワークの原理や原則が活かされていない。経験知を蓄積し、適切な「語りかけと応答」を実現していくためには、スーパーバイザーからの助言が不可欠である。

傾聴
active listening

受容
acceptance

経験知

[3] バーンアウト防止の視点から

　昨今、「バーンアウト」という言葉をよく耳にする。バーンアウトとは、熱心に仕事に打ち込んでいた者が、何らかのきっかけにより、突然陥る無気力で非活動的な精神状態のことをいう[7]。そのような状態に陥る者は、理想が高く責任感があり真面目な性格であって、看護や福祉、すなわち対人サービスに従事するものに多くみられるといわれている。いずれの場合であっても、結果的にサービスの質の低下につながることは明らかであろう。バーンアウトが発生する要因には、その個人の性格的な部分による場合や、組織における作業環境や管理体制、あるいは役割関係などの状況的なものによる場合がある。現業にある者は「私にこの人を支えることができるのだろうか」「私は何のために援助をしているのだろうか」「これほど力を尽くしているのに適切な評価が得られない」などの焦りや不安を抱き、いつしか無力感や絶望感に襲われる。そのような事態の軽減や防止のためには、ソーシャルワーカー自身がバーンアウトについて深く理解することが必要であり、同時に個々のソーシャルワーカーへの組織的なスーパービジョン・システムの確立が急務となる。

バーンアウト
burn-out

B. スーパービジョンの機能

［1］管理的機能

管理的機能|管理的機能は2つの側面から捉えることができる。1つはソーシャルワーカーとしての機能やニーズへの対応が十分に遂行されているかという視点であり、もう1つは業務の負担や効率性、事例数などが適切かという視点である。前者を例に考えてみよう。多くのソーシャルワーカーは、それぞれの機関や施設に所属し、スタッフとして実践に従事している。利用者の側から見た場合、そのソーシャルワーカーが熟練者であれ、新人であれ、同等な1人の援助者として捉えることが多い。仮に、ある新人ソーシャルワーカーが不適切な援助を行えば、利用者はその機関・施設全体に対して不快感や不信感を抱くであろう。その結果、ソーシャルワーカーと利用者との間で信頼関係を形成することが困難となり、利用者によるサービスに対する拒否や抵抗が表れる可能性も否定できない。そのような事態を避けるためには、一人ひとりのソーシャルワーカーが組織の一員としての自覚と責任を持つとともに、組織の方針や機能、あるいはソーシャルワークそのものについての理解を深めることが重要となる。管理的機能では、所属する組織の目的に沿って効果的なサービスを提供できるようにすること、またその組織に所属するソーシャルワーカーが自身の能力を発揮できるような体制づくりを行うこと、さらにはそれぞれのソーシャルワーカーの力量に応じたケースの配分を考えることなどに焦点が当てられるのである。

［2］教育的機能

教育的機能|多くのソーシャルワーカーは、教育機関での学びを通して、ソーシャルワークに関する理論を習得し、基本的な知識や技術を備えている。しかし、実際の援助では、それらをうまく活用できない場合が多い。教育的機能では、ソーシャルワーカーが援助技能を高め、専門職として効果的なサービスを提供できるように、具体的かつ実践的な指導・助言を行うことに焦点が当てられる。たとえば、「人間の尊厳」や「社会正義」などのソーシャルワークの価値や倫理、「共感」や「受容」などのソーシャルワーカーとしての姿勢や態度、あるいは援助の開始期における「インテーク」「アセスメント」「プランニング」、展開期における「インターベンション」「モニタリング」、終結期における「エバリュエーション」「ターミネーション」「アフターケア」などの援助過程に関する知識や技術、さらには社会資源の活用方法や記録の書き方などである。それらを実践を通して理解することで、一人ひとりのソーシャルワーカーが自分の頭で考え、自分の判

人間の尊厳

社会正義

共感
empathy

援助過程

断で行動することが可能となるのである。スーパービジョンの基底には「教えること−学ぶこと」があり、特に教育的機能の目的としては、より高度な知識・技術を身につけそれを実践する能力を培うこと、自己覚知の機会を設けること、学習意欲を持続することなどが挙げられる。

［3］ 支持的機能

　支持的機能とは、ソーシャルワーカーの援助実践をスーパーバイザーが精神的にサポートすることをいう。本来、ソーシャルワーカーは専門職としての職業上の自由意思、専門的判断と活動の自由裁量の権限を持つものである。ところが、多くのソーシャルワーカーは組織に所属し実践に従事しているため、少なからず職場の指揮命令が影響することとなる。そしてその結果、自分の思いや願いとは違った言動をとらざるを得ない状況に追いやられる場合も少なくない。そのような場面は、私たちの日常にも存在する。「本当は○○したいのだけれども、周囲のことを考えると××しなければ……」といった具合に。理想と現実、援助の方法論と福祉の経営管理論、同僚とのすれ違いや上司との確執など、その狭間で生じるジレンマや葛藤をいかに克服していくのかが、その後のソーシャルワーカーの道を左右するといっても過言ではない。支持的機能は、スーパーバイザーとスーパーバイジーが課題を共有し、受容と共感を通じて、援助活動の中で生じるジレンマや葛藤の調整を行い、自己覚知の促進とバーンアウトの防止を含めた専門職としての成長を促すものである。

　以上、3つの機能について概観したが、これらの機能は個々独立したものではなく、互いに関連するものであり、どれ1つ欠けても効果的なスーパービジョンを期待することはできないのである。

3. スーパービジョンの方法と留意点

A. スーパービジョンの種類

［1］ 個人スーパービジョン

　個人スーパービジョンとは、スーパーバイザーとスーパーバイジーの1対1の関係を通して面接形式で行われるものである。この形式の長所は、両者の信頼関係が育ちやすく、1人のスーパーバイジーの課題に対して深

く掘り下げることができる点である。また、スーパーバイジーの専門職として
の成長度に合わせて実施することができるという利点も考えられる。
しかし一方では、担当するスーパーバイザーの指導・助言が色濃く表れる
限定的なものになる場合もある。さらに、信頼関係が育ちやすい反面、そ
れがうまくいかないと両者にとって解決し難い状況になることもある。

［2］グループ・スーパービジョン

　　グループ・スーパービジョンとは、1人のスーパーバイザーが複数のス
ーパーバイジーに向けて行う事例検討会や研修会など、グループ・ダイナ
ミックスを活かした形式のものをいう。この形式の長所は、スーパーバイ
ジー同士で意見を出し合い、議論・検討することによって、学習効果の高
まりが期待できる点である。また、意見交換を行うことで、新たな気づき
や共感が生まれ、さらにはグループへの帰属意識を高めることにもつなが
る。しかし、1人のスーパーバイザーが複数のスーパーバイジーを担当す
ることには時間的、能力的限界があり、一人ひとりの課題を把握し、それ
ぞれの目標を達成することに困難があることも事実である。

［3］ライブ・スーパービジョン

　　ライブ・スーパービジョンとは、スーパーバイザーとスーパーバイジー
とが一緒に利用者の援助に当たりながら行われる形式のものをいう。たと
えば、スーパーバイザーがスーパーバイジーの担当する利用者との面接に
同席したり、家庭訪問の際に同行するなど、実際に課題や時間を共有する
ものがこれに該当する。この形式のメリットは、スーパーバイジーの表情
や態度、話す言葉のスピードやトーンなど、記録上では理解できない部分
が明確化され、即応した指導・助言が行える点である。ここでは、スーパ
ーバイザーの同席や同行に対する利用者の了承・同意が必要である。

［4］チーム・スーパービジョン

　　チーム・スーパービジョンとは、互いに共通する利用者に向けて、チー
ムとしてどのようなサービスを提供することが望ましいのか、またチーム
のメンバーがどのように役割や機能を果たすことが望ましいのかという点
に着目し行われる形式のものをいう。他職種や他機関のスタッフが連携・

協働して援助を展開するチーム・ケアなどの場面では特に有効である。

［5］ピア・スーパービジョン

　　ピア・スーパービジョンとは、援助にかかわるソーシャルワーカー同士

や学生同士などが同じ課題を抱える仲間（ピア）として行う事例検討会などを指す。この形式では、上下関係が生じにくく自由な発言が可能となるが、一方では話の方向性が定まらず、内容が深まらないケースが考えられる。この形式の基本的な留意点として、①特定のメンバーを非難・中傷しないようにする、②自分の意見への他のメンバーの意見を傾聴する、③互いの考えや価値観を尊重し認め合うようにする、④特定のメンバーばかりが発言しないように配慮する、などが挙げられる[8]。

[6] セルフ・スーパービジョン

セルフ・スーパービジョンとは、スーパーバイザーの介入を求めずにソーシャルワーカー自身で行う形式のものをいう。たとえば、自らが担当した面接場面を録画・録音しておき、それを視聴することによって自分の発言や応答の仕方などを確認・評価し、専門職としての成長を図ろうとするものなどがこれに該当する。ここでは、面接場面を録画・録音することや教育訓練に用いることへの利用者の了解・同意が必要である。

セルフ・スーパービジョン
self supervision

B. スーパービジョンの課題

ここでは、福祉施設における個人スーパービジョンについて考えてみよう。その大きな課題の1つとして、スーパービジョンを実施するための時間を設けることが困難であるという点が挙げられる。福祉施設に勤務する職員は業務に追われ、慌ただしく動いている。そのような状況において、1対1の面接を行うことが可能であろうか。本来、個人スーパービジョンは定期的に行われるべきであるが、現状では煩雑な業務と変則的な勤務形態から不規則に行われ、その結果スーパービジョン自体が消滅する事態も生じている。またスーパーバイザーの量的不足も絡み、実施の困難さに拍車をかけている。慢性的な忙しさの中で、それぞれの施設の特性に応じた方法を見出す必要があろう。

今後は、福祉施設や機関の機能について熟知し（管理的機能）、ソーシャルワークの専門的な知識や技術を身につけ（教育的機能）、受容と共感を通して他者に伝えることができる（支持的機能）、スーパーバイザーを質と量の両面から養成すること、また福祉施設や機関に勤務する職員一人ひとりが、スーパービジョンについて理解を深め、それを受けることへの積極的・主体的な態度を形成する必要がある。

注)
(1) 全米ソーシャルワーカー協会刊／竹内一夫・清水隆則・小田兼三訳『ソーシャル・ケースワーク：ジェネリックとスペシフィック―ミルフォード会議報告』相川書房，1993，p.85.
(2) 山縣文治・柏女霊峰編『社会福祉用語辞典（第3版）』ミネルヴァ書房，2002，p.207.
(3) ペティース，D. E. 著／松本武子・木村嘉男訳『社会福祉のスーパービジョン』誠信書房，1976，p.5.
(4) 前掲書（3），pp.4-5. より引用し，一部筆者が加筆した.
(5) 「本書のねらいと構成」奈良県社会福祉協議会編『ワーカーを育てるスーパービジョン―よい援助関係をめざすワーカートレーニング』中央法規出版，2000.
(6) 一般社団法人　日本社会福祉教育学校連盟監修『ソーシャルワーク・スーパービジョン論』中央法規出版，2015，p.3.
(7) 成清美治・加納光子編『現代社会福祉用語の基礎知識（第4版）』学文社，2004，p.188.
(8) 前掲書（5），p.36.

ジェネリックポイント

スーパーバイジーには新人のソーシャルワーカーや学生などが該当すると言われていますが、他の立場にある人がスーパービジョンを受ける必要はないのでしょうか。

経験の浅いソーシャルワーカーや福祉を志す学生が対象となることが多いと考えられます。しかし、ソーシャルワーカーは質の高いサービスの提供とその保障をしていく使命にありますから、経験を積んだ者であっても、さらに高度な援助のスキルを身につける努力が必要です。また、福祉施設の経営者であっても違った視点からのレベルアップが求められます。施設を適切に運営するためには、優れた経営管理とサービス管理とが、両輪となって展開されることが重要となります。したがって、熟練したソーシャルワーカーであれ、経営者であれ、スーパービジョンを受ける必要があるのです。つまり、福祉従事者には、よりよい援助実践、適切なサービス提供のための弛みない努力が不可欠であり、これだけの知識・技術を身につければよいといった「ゴール」は存在しないのです。現在、ソーシャルワーカーに限らず、隣接する領域の専門家、事務職員や経営者・管理者なども含めたスーパービジョン・システムの構築が急がれています。

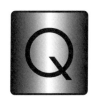

スーパービジョン関係のあり方について教えてください。

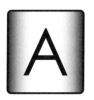

ソーシャルワークを実践していく上で重要なものに「援助関係」があります。スーパービジョンの場面であっても、信頼を基盤とした「スーパービジョン関係」が大きなポイントとなります。よりよい関係を形成するためにスーパーバイザーに望まれる態度として、①無防衛、②共感、③受容、④熱意、⑤ゆとり、⑥心理的距離、が挙げられます。これらはスーパービジョン関係において特に強調されますが、援助者と利用者との関係においても必要な態度であり、2つの関係は類似するものと考えてよいでしょう（パラレルプロセス）。しかしスーパービジョンでは、スーパーバイジーを通して、利用者に適切なサービスを提供するという間接的な機能があることに留意する必要があります。関係はソーシャルワークにおける「魂」です。いかによりよい関係を築くことができるかが福祉実践の重要な1つの要素と考えられます。

パラレルプロセス
parallel process

▌理解を深めるための参考文献

● 窪田暁子『福祉援助の臨床―共感する他者として』誠信書房，2013.
　　さまざまなソーシャルワーク論に依拠しつつ、個別の援助活動の中で絶えず繰り返される試行錯誤と、その継続を支えているソーシャルワーカーたちが、どのような仕事の中に、どのような思いを込めているのかを長年の実践経験から語っている。

● カデューシン，A.・ハークネス，D. 著／福山和女監修／萬歳芙美子・荻野ひろみ監訳／田中千枝子責任編集『スーパービジョン イン ソーシャルワーク』第5版，中央法規出版，2016.
　　最先端のソーシャルワーク・スーパービジョンの概要とともに、社会機関におけるスーパービジョンの位置づけや機能、過程、現状で注目されている課題などについて詳細に述べられている。

● 植田寿之『対人援助のスーパービジョン―よりよい援助関係を築くために』中央法規出版，2005.
　　スーパービジョンの必要性、構成要素、機能、形態、方法、課題などを示し、具体的な事例を通して、実践のための理論を体得できるように展開している。

● 村田久行『援助者の援助―支持的スーパービジョンの理論と実際』川島書店，2010.
　　スーパービジョンの理論と実際についてわかりやすく書かれている。援助者を支援する立場のみならず、広く対人関係に応用できる。

● 助川征雄・相川章子・田村綾子『福祉の現場で役立つスーパービジョンの本―さらなる飛躍のための理論と実践例』河出書房新社，2012.
　　豊富な経験をもつ著者による指南書。スーパービジョンを行うための知識や技術のほか、多くの実践例を紹介している。

コラム　15分間の沈黙

　相談援助実習における巡回指導での出来事。担当教員が学生の実習する福祉事務所を訪問し、状況の確認を行おうとした。ところが、学生は何も話さず、ただうつむいているだけであった。教員が「何かあったの？」と訊ねても返答がない。その間教員は、自分の身に起こった最近の出来事について話し、それに対する感想を述べていた。しばしの沈黙の後、突然学生が泣き出した。教員は学生を見守った。15分ほど経ってから、教員は「何も気にせず思っていることを言ってごらん。自分のタイミングでいいからね」と告げた。すると学生は、自分のイメージとかけ離れた職員の姿勢や態度、それを目の当たりにしたことで福祉の道をあきらめるといった自らの思いを語り始めた。

　おそらく学生は、自分の思い描いていたものと実際との差異に困惑し、混乱したのであろう。このケースで教員は、自らの話をすることでリラックスした雰囲気をつくり、学生に話を切り出させるための"きっかけ"を与えようと努力している。また教員は、黙り込む学生に多くの質問を投げかけるのではなく、沈黙に付き合うことを選択している。そこに非言語的なコミュニケーションの存在を確認することができよう。そうすることで、結果的に学生は自らの思いを語り始めるのである。沈黙に付き合うこと。それはある種の「傾聴」であり「共感」であり「受容」である。沈黙の後、2人はそれぞれの思いや願いを語り合い、学生は笑顔を取り戻し実習をやり遂げたという。支持的機能が充分に活かされたスーパービジョンであったに違いない。

第7章 記録

1

相談援助過程において
記録は相談援助技術の1つの技法であるとともに、
記録そのものが利用者に対する支援にもなる。
記録の意義、意味や目的を理解し、
実践につながる記録のあり方を考察する。

2

相談援助は臨床の場において展開する。
利用者との生活支援を通して、
実践の過程を記録に残す。
記録は利用者の支援を示す根拠となり、希望・要望を引出し、
支援経過によって達成度を確認するとともに、実践の振り返りとなる。

1. 主観的なことと客観的なこと

A. 主観的理解と共同主観的理解

[1] 主観的なこと

　社会福祉援助において、利用者の個別性に着目するといわれるが、それは生活スタイル、生活状況、価値観などその人独自の捉え方や感じ方を尊重するものである。利用者の主観的・個人的世界の中で彼らの生活は継続してきた。生活の継続はその人の歴史である。

　われわれは何らかの生活上の困難を抱えた人たちに、社会福祉援助という形で利用者の主観的・個人的世界にかかわる。本人が利用者と思っていない場合、また介入拒否がある場合もある。利用者の生活の歴史や特質を踏まえた上でかかわっていかなければならない。

　冬のある日、認知症の1人暮らしの女性を訪問したホームヘルパーが、布団の脇にあった洗面器に排尿の跡を見つけた。洗面器の下には新聞紙が敷いてあった。ホームヘルパーは利用者がトイレに行けなくなったと思い、家族にポータブルトイレの購入を勧めた。それを家族から聞いた社会福祉士でもある担当のケアマネジャーは、利用者に「寒くなりましたけれど、夜のおトイレはつらくありませんか」と聞いた。

　ホームヘルパーは洗面器の排尿を「トイレがわからなくなった」と主観的・一面的に受けとめてしまった。ケアマネジャーは、①真冬であったこと、②洗面器の下に新聞紙が敷いてあったこと、③洗面器が布団の脇にあったこと、などから「夜トイレに起きるのがつらくて布団の側に洗面器を置いたのではないか」と情報をつきあわせ客観的・多面的に判断して、利用者に聞いている。

　利用者の主観的・個人的世界を理解しようとするところに、専門職として客観的理解が働いている。ソーシャルワーカーの主観だけで利用者を理解しようとすると、問題解決の方法が大きく違ってしまう一例といえる。ソーシャルワーカーは利用者の日常生活における主観的理解の相違を認識し、利用者の希望・要望や生活の支障を聞き取る。すぐに本音を言えない人には根気強くかかわり、生活の主体は利用者だと思えるように関わりたい。

ホームヘルパー
訪問介護員。1級から3級まである。

ケアマネジャー
care maneger
介護支援専門員。2006（平成18）年に受験資格制度である主任介護支援専門員が誕生した。

［2］客観的なこと

　客観的なことには、利用者の身体的状況、医療的状況、経済的状況、環境的状況など、数字で表されるデータに関連したことも多く含まれる。しかしその表された数値を利用者がどのように捉えるかには個人差がある。社会福祉の場面では、要介護認定、障害支援区分、医学的検査や適性テストなど、数値として個人差が生じる。しかし社会福祉では、そのデータによって援助の種類や程度が決まるものだけではない。客観的なこととはむしろ主観的なことを排除するわけではなく、利用者の生活の困難や障害による支援の必要性を明確にするものである。

　たとえば手足の欠損や変形のあるハンセン病のある利用者は、施設を若い頃に出て生活しているが、孫の手で器用に靴下をはくことができる。また両端にプラスチックの輪が付いた洗身用タオルに、変形した手指をひっかけ背中を洗うこともできる。利用者が障害を持ちつつ生活しているのではなく、ありのままに生活しているのである。利用者の共同主観的な生活観を理解し、その人に必要な援助を見出すことが必要である。

　障害があるという事実のみに捉われず、障害を抱えてどのように生活しているか、その生活障害を当事者はどのように捉えているか、当事者の日常生活や社会生活上の問題はどのようなことなのか、など多方面から真のニーズを模索することが大切である。

［3］記録における主観と客観

　記録はソーシャルワーカーが客観的な事柄をもとに、専門性を持って、主観的に記される。客観的に書いていこうとすると、事実の羅列になってしまう。かといって事実の背景を憶測すると主観的になってしまいがちになる。その事実の当事者の認識、要するに「利用者はどのように現実を捉えているか」を、専門職者として常に意識して利用者の主観的・客観的事象をも大事にしたい。臨床のための記録は、基本情報、アセスメント、プランニング、実施、モニタリングと、プランの短期・中期目標に沿って、経過を記録として残していく。

　たとえば「経済的に生活が困難である」という前に、年金の種類や各種手当ての有無、働く意欲と働く機会や手段、住宅の状況や今までの生活の仕方、また地域とのかかわりなど、客観的な面の調査も必要になる。そして、利用者の経済観・生活観といった主観的な捉え方と、利用者の望む生活像（目標）を意識して記録にとどめる必要がある。利用者が何を望んでいるか、援助が利用者の主体性を尊重したものであるか、ということを記録に残し、その達成度の期間を定め、確認・検討しなくてはならない。

要介護認定
介護サービスを利用したい人が市町村に届け出をし、それを受けて認定調査員が利用者の心身状態を調査し、介護認定審査会によって決定される、高齢者の介護を要する状態の認定。要支援1・2と1〜5までの区分。

障害支援区分
障害福祉サービスの必要性を明らかにするため、障害者の状態を総合的に示す区分。非該当、区分1〜6まで判定。

アセスメント
施設生活者であることや、障害者であることにより、スティグマをまといつつ現在に至る利用者も多くいる。似たようなアセスメントになっていないか。生活の主体者は利用者であることを理解し、必要な資源の活用や開拓することも求められる。

B. 記録の視点

　ソーシャルワーカーは、社会福祉の各分野において多職種の連携が求められており、実際に協働しながら支援業務を行っている。支援内容を記したソーシャルワーク記録の他に、連携・連絡のための記録の作成など、目的や用途によって臨機に対応した記録の作成を行うことが求められる。

　記録の視点として宮嶋淳は8つの条件を挙げている[1]。

実践記録に盛り込むべき8条件

1. ワーカーは問題状況をどのように捉えたか
2. 相手にそれをどのように伝えたか
3. 伝えられたことを相手はどう捉えたか
4. その捉え方とそれに基づく相手の動きを、ワーカーはどのように捉えて次の段階に進もうとしたか
5. 実践者の問題意識を記録として促す
6. 所属機関・職員との都合
7. 社会・制度・医療等の状況と所属機関・職員との関係
8. ソーシャルワーク、社会福祉に関する理論についての自覚

　また、記録化する視点としての捉え方を、次のように述べている。

記録化する3状況

- 小状況（ミクロ）：生活の主体（利用者）と援助実践の主体（ワーカー）とに関する状況
- 中状況（メゾ）：小状況の背景となるものであり、小状況の展開する病院や施設など運営の主体に関する状況。身近な地域の状況
- 大状況（マクロ）：中状況の背景となる地方公共団体や国など、政策の主体に関する状況。援助に関する制度のあり方などを通して捉えることが可能であり、広い視野と関係性の把握、社会資源の開発

8050問題
80代の親が50代の子供の生活を支えるという問題、ハチマルゴーマル問題という。背景には子供のひきこもりがあり、長期高齢化により親子の社会的孤立がある。親の死亡と高齢になった子どもの貧困により、生活が立ちいかなくなる深刻なケースが目立ち始めている。
出典）「"ひきこもり死"──中高年・親亡き後の現実」NHKクローズアップ現代＋，2019年8月1日放送.

　昨今、社会福祉実践の対象は多岐にわたっており、今までに見えてこなかった問題が地域の中で生まれている。老々介護による殺人、ひきこもりや児童虐待、性被害、母子家庭や父子家庭、貧困、義務教育の中での発達障害児童・生徒への支援と学校同士の連携、長期入院や入所の解消のための地域移行など、課題は地域の中に埋もれているといっても過言ではない。

　8050問題といわれる、高齢両親と中高年のひきこもり男性を考えてみよう。親の年金で暮らしていたが、親が亡くなっても葬儀をすることもなく、長期間遺体とともに暮らしていた。行政は毎日男性の下を訪ねていたが、声かけに反応はなく、存在確認程度でむしろかかわりを拒んでいるようにも見えた。家はごみ屋敷となり、身体もやせ細り、受診が必要なこと

も明らかだった。どんな支援が彼に必要だったか、ともに考えてみること
が求められる。訪問看護師と医師、民生委員、社会福祉協議会、地域包括
支援センター、フードバンク、生活保護ワーカーなどまだまだ連携先はあ
るかもしれない。結局、近隣住民の連絡により訪問したところ、男性はす
でに亡くなっていた。関係を拒み続けたことが彼の最後の意地だったのか
もしれないが、セルフ・ネグレクトであることは間違いない。

　支援につながる資源は多々あるが、連携が取れていないことによる悲劇
でもあった。地域の中で彼の両親がいる頃の早期のかかわりが必要だった、
と担当していたワーカーが語ったからである。

　ソーシャルワークの実践には、生活者としての利用者を知ることが大切
であり、ワーカーは積極的に連携を取っていくことが求められる。記録は
実践の経過であり、実践の担保でもあり、関係機関の実践と結果の検証で
もある。

セルフ・ネグレクト
self-neglect
成人が一般的な日常生活
を維持するために必要な
行為を行う意欲・能力を
喪失し、自己の健康・安
全を損なうこと。必要な
食事をとらず、ヘルパー
や医療などの支援を拒否
し、不衛生な環境で生活
を続け、家族や周囲から
孤立し、孤独死に至るこ
ともある。

2. 記録の意義と方法

A. 臨床での記録

　このように多種にわたる臨床の中では、計画などの策定の前に、他機関
からの情報だけではなく、利用者や家族の声を聞かなくてはならない。今
まで過酷な人生を歩んできた利用者が、本音を言うことができる、要望を
語れる、希望が持てる、と確信できるまでには、長い時間がかかる場合も
多い。記録は観察ともいえる。利用者の小さな変化や表情を見逃さず記録
に残し、他機関と連携しつつ、利用者の主体性を引き出すとともに、新た
な資源や連携先を作り出すことも期待される。

　第三者評価の評価項目の中に、ケアプラン、介護計画、支援計画、自立
支援計画等、言葉はそれぞれ違うけれど、生活の目標ともいえる計画の策
定は必ず行わなければならなくなっている。臨床の場で、「利用者にとっ
ての支援」の記録を、利用者主体の視線をもって日々書き綴らなければな
らないのである。

　各事業所は、施設の理念・方針、重要事項説明書やサービス事業所の説
明・約束事などを、家族や利用者の特性に応じてわかりやすく説明し、同
意を得た上で契約を交わしサービスを開始していく。それは職種間の協働

第三者評価
全国社会福祉協議会福祉
サービス第三者評価事業
のこと。

の上で展開される。そのために、実践過程のそれぞれの対象者や段階（プロセス）に応じた書式がある。

(1) 重要事項説明書

施設の理念・方針、サービス内容、事業所の責任などが書かれたものをサービス事業者が説明し、合意の上、契約を交わすものである。高齢者や合併症者などの利用者の多い施設に関しては、緊急時の対応とともに、看取りの確認がまだできていないところが多い。その時期が来たときに、あるいは毎年1回は利用者と確認を取っているところもある。緊急時に施設から連絡があり、病院にかけつけた家族が、管やモニターにつながれた親を見て、延命治療を望んでいたのではなかったのに、などという事例もあることから、わかりやすく、また十分な説明と同意が必要である。

説明と同意
informed consent
インフォームド・コンセント。

(2) フェイス・シート（基本情報）

利用者の基本的属性や状況が書かれたもの。生年月日、氏名、年齢、性別、照会経路、家族状況、既往歴、生活歴、生育歴、職業歴など、利用者の理解と出来事だけではなく、利用者本人の自分の歴史の捉え方も重要である。

(3) アセスメントシート（事前評価）

利用者がサービスを利用してどのような生活をしたいのか、生活の目標や利用者の希望する将来像、また現状の解決すべき課題等が書かれたもの。利用者・家族の希望を確認する必要がある。アセスメントはその場限りのものではなく、生活の中でいろいろわかってくる事項を、多職種連携のもとに新たな事柄として付け加えていく。

(4) プランニングシート（支援計画・介護計画等）

アセスメントの結果をもとに、個々人の目標を達成するために、長期目標・中期目標・短期目標が設定され、それぞれ具体的な解決策が検討される。個々人の具体的な情報だけではなく、環境因子や個人因子等も考慮し、できないことを阻害する要因は何なのかを検討し、できること、したいことを中心に計画（目標）を作成したい。

慣れてくると、こういうタイプの人にはこういったプラン、といった先入観が生じることが多々ある。確かに要介護度の程度により利用者支援は一見同じように見える。しかし「離床を促す」といった1つの項目をたてたとして、何のために離床するのか、離床して何か楽しいことがあるのか、といった自発的な働きかけがないと、いつまでも「現状維持」になりかねない。

(5) プロセスシート（支援過程）

支援計画や介護計画などの目標に関して、具体的な目標達成度（短期・

中期）や、支援の過程が書かれたもの。ソーシャルワーカーと利用者との相互作用が時間的順序に沿って記録される部分と、定期的または随時記録される部分がある。ここまでに、本人のニーズや目標が利用者の同意のもとに確認される。特に実践の根拠が着目される項目である。

(6) モニタリングシート（経過観察用紙）

アセスメントやプランニングの項目ごと（短期目標・中期目標）の変化について、利用者の生活の目標がどの程度達成されたか、今までの経過を、できれば本人や家族を交えて振り返り、立案された支援計画のもとに支援や実践が行われているか定期的に把握するためのもの。目標に届かなかったものや新たな方向性が見えてくれば、またアセスメントに戻り、再検討する。

(7) クロージングシート（終結時）

支援の終結後に支援過程全体を振り返って、支援過程全体を記録するもの。アセスメント、プランニング、支援過程、モニタリングなどの適切性の評価、目標達成の評価などが書かれる。退所や長期的入院、サービス変更等が考えられる。今後は、こうしたことに加えて緊急搬送時の対応や看取りの対応について、本人・家族と施設とで早いうちに共有し、事前に備えておくことが大切になるであろう。

B. 記録の目的

記録はわれわれ援助職が残せる支援の根拠であり、証拠である。たとえば1人の人には15回、またある人には30回の支援経過が残されていたとする。記録は回数を持ってよしとするものではない。ただし、なぜ前者は15回で、後者は30回なのか。当然理由はあるはずであり、その判断の理由が根拠となる。それが援助者の説明責任である。利用者は記録の開示を求める権利がある。

以上のように、記録は利用者の利益のもとに、さまざまな生活における障害の要因を探し、サービスの提供と共に根拠と経過を綴らなければならない。個人情報保護法にしたがって、不必要な情報提供は避けなければならないし、また利用者にかかわるサービスチームの連携として、密な情報のやり取りをしなければならないというジレンマが生じる。

記録とは決して備忘録ではなく、援助者当人のためのものだけでもなく、利用者・家族に加え、第三者が見るためのものであることを理解しておく必要がある。

実践記録の機能は、クライエントへの直接的援助への記録から、実践を

高めるための教育、訓練としての記録へ、さらに記録の活用の多様化、といった流れをたどってきた[2]。ティムズは記録の目的（機能）として「サービス、直接的利益、間接的利益、クライエント全般にとっての利益、教育訓練、調査研究」の6つを挙げている[3]。ティムズの「ソーシャル・ワークの記録」からまとめてみよう。

(1) サービス

記録は社会福祉実践の道具というより、「一般的に利用できるもの」として評価している。

(2) 直接的利益

記録は利用者への直接的・具体的な援助に役立つ。記録は利用者に利益をもたらし、利用者を保護するものである。記録にとらなかった場合、援助の継続性が損なわれる。

(3) 間接的利益

よい記録は、援助者（ソーシャルワーカー）が状況を個別化する助けになるとともに、利用者を客観的に見ることの助けにもなる。そして記録は診断と支援に役立つと見られている。利用者を取り巻く関係者間に情報を伝えることができるし、またソーシャルワーカーの実践の記録として仕事の評価にもつながる。

(4) クライエント全般にとっての利益

よい記録とは、ソーシャルワーカーと利用者のコミュニケーションや支援の内容やその変化を外に見える形にするための主な様式の1つであり、その内容を機関（組織）が利用できるようにするものであるといえよう。また機関の業務を評価する上で役にたつばかりでなく、業務内容を広く社会に開示できる。そして記録を通して、社会問題を明確化していくことができる。

(5) 教育訓練

記録は社会福祉教育の教材として、また現場におけるスーパービジョンの基礎として用いられる。

(6) 調査研究

記録と調査研究の関係は相互に役立つものである、という見方と有害であるという見方がある。しかし記録と研究とを結びつけることは重要な主題でもあるので、今後の検討が望まれる。

C. 記録の方法

よい記録とは、まず第1に読みやすくわかりやすいこと、誰が読んでも

書かれた内容が理解できるものということになる。いつ（when）、どこで（where）、だれが（who）、なぜ（why）、何を（what）、どのように（how）という5W1Hを踏まえると伝わりやすい。専門用語や外来語など関係者にしかわからない言葉は使わない。また番号を用いて簡略化すると、見やすく読みやすくなる。

第2に内容によって記録の形式を変えること。記録はソーシャルワーカーの思考を通して書かれる。主観的になりがちだが、利用者とソーシャルワーカーのやり取り（応答）を逐語録に記録すれば、客観的に読み取ることができる。

第3に事実を書くこと。言語的側面の事実ばかりではなく、言葉の裏の態度や表情といった非言語的側面にも目を向ける必要がある。えてして記録者は自分が気づいた事実を書く。しかしそれは利用者が伝えたい、聞いて欲しいと思った事柄ではないことが多い。客観的な事柄には、利用者のなんらかの意味づけが存在する。この事実は利用者にとってどのような意味づけがあるのか、常に知ろうとする姿勢が大切である。

第4に計画に沿って必要なもののみを記録すること。何を必要とするかはソーシャルワーカーの力量にかかっている。誰のための記録か、ということを忘れずに選択していきたい。

第5にソーシャルワーカーの意図的働きかけと、その利用者の反応を書くこと。実践と記録が結びつくためには、利用者への専門性を持った意図的働きかけと、それぞれの相互の関係を記すことが大切である。

第6に社会的責任を自覚して書くこと。施設であれ機関であれ、記録は関係者のものではない。利用者本人や家族に開示される方向にあり、実践や業務が改めて検証される。

D. 記録の文体

記録には「事実そのものの記述」と、「事実に対する分析や解釈」の記述があり、それぞれに合った文体がある。

（1）叙述体

事実をありのままに記述する際に用いられる。時間を追って経過を示すのに適した文体である。叙述体には圧縮叙述体と過程叙述体がある。圧縮叙述体はソーシャルワーク過程を簡潔に短く記したもので、経過記録などに用いられる。出来事の意味については解釈されていないので、読み手は事実経過を知ることができる。過程叙述体はソーシャルワーカーと利用者の面接過程や援助過程の記録に適している。利用者の言葉や態度がどのよ

逐語録
話し言葉をそのまま録音などし、書き連ねること。会話の振り返りとなり、また利用者にフィードバックすることもできる。

非言語的側面
ノンバーバルな事実。表情、言葉の強弱、仕草など言葉以外の態度をいう。

叙述体
narrative style

117

うな脈絡の中で表されたか、また表されなかったのかなど出来事を明確にすることができる。

圧縮叙述体

〈圧縮叙述体〉
　オヤツの時間を兼ねた園庭での日光浴にやや遅れて参加。他の利用者と一緒に歌うわけではないが、手拍子をうっていた。オヤツに柏餅を食べ、お茶を飲んだ後、みんなが居室に戻ってもしばらく1人で庭にいた。

過程叙述体

〈過程叙述体〉
　居室前にて庭に行くかホールに出るか迷っていた様子。居室よりカーディガンを持ってきて着せ掛けると、少し笑って庭に出て行った。園庭では皆と一緒に歌うわけではないが、手拍子を打ち楽しんでいた。オヤツの柏餅をおいしそうに食べていた。「戻りますか?」というと「まだいい」と言い1人で庭に残っている。学校帰りの小学生を、目を細めて眺めていた。

要約体
summary style

(2) 要約体

　要約体は要点を整理してまとめるときに使われる文体である。叙述体で書かれたものを単に短くしただけでは要約体とはいえず、ポイントを明確にしたものでなければならない。生活状況、生活歴、既往歴、職歴などはこの要約体で書かれる。また、1ヵ月ごと、3ヵ月ごとなど、定期的に要約することは、出来事の流れから経過が見えてくるので発見につながる。

説明体
interpretation style

(3) 説明体

　説明体は、出来事に対してソーシャルワーカーが説明や解釈、分析などを行うときに用いる文体である。説明体は事実の意味を記述するものなので、ソーシャルワーカーの主観的な考えや見方に影響される。つまりソーシャルワーカーの力量によって左右される。その出来事や事実が利用者にとってどのような意味を持つのか、利用者の視点に立って記録されることが望ましい。

〈要約体〉
● 課題　5月の連休中、作業所休みのため家におり、飲酒、食事の心配あり。また最近送迎の時間に間に合わず、チャイムにも応答がないときがある(デイサービス職員より)。
● 対処　本人に確認しデイサービスを増やす。作業所、デイは送迎時間前にTEL。担当の生保ワーカー、ケアマネジャーが送迎時に交代で立ち会う。

〈説明体〉
　連休中の過ごし方について本人より「ご飯が困る」との訴えあり。飲酒
が翌日に影響し、作業所やデイサービスを休んでしまい、また食事が滞る
という悪循環。休んだ日には昼間から飲んでしまうこともあるため、配食
サービスにも手をつけていないときがある（ケアマネジャー確認）。本人
の希望によりデイを増やし、きちんと食事がとれるようにする。
　本人が電話に出ないときもあるので、祝日はケアマネ、それ以外は生保
ワーカーが朝訪問することを本人と約束。出掛けるまでが億劫で、行って
しまえば「まあ、楽しい」と言うので休まず通えるよう援助していく。

E. 記録の技術

[1] 観察

　アセスメントにしても相談面接にしても、ソーシャルワーカーが聞きた
いことだけを利用者に聞いていくわけではない。また、利用者が語りたい
こととソーシャルワーカーが聞きたいことは、同じであるとは限らない。
利用者の思いを汲み取り観察力を高めることがよい記録へと結びつく。

　観察にはソーシャルワーカーが利用者の事実や出来事を把握したい、と
いう能動的な働きかけが必要とされる。観察は五感（視覚・触覚・聴覚・
嗅覚・味覚）をも通して行われる。利用者のできないことを明らかにする
ことだけが観察ではなく、利用者の持てる力を見出すことが重要である。

アセスメント
assessment
事前評価、初期評価。

[2] 情報収集技術

　記録そのものが情報であるが、情報は書かれたものの中だけにあるので
はない。利用者との対話の中に含まれた情報もある。関係機関との連携か
ら情報収集する場合もある。客観的情報、主観的情報があるが、出来事や
事実を情報としてキャッチすることが必要である。机を挟んだ面接よりも、
むしろ喫煙所での会話や足をさすりながらの会話など、日常の場面での会
話から（場面面接）、利用者の本音を聞くことができる場合も多い。

[3] 記録技術と伝達技術

　利用者との面接場面で記録にばかり集中すると、信頼関係の構築に支障
があるばかりか、利用者に不信感をもたらす。しかし重要なものは箇条書
きやキーワードだけでもメモをとることが望ましい。誰にでもわかる記録
を書くことは、伝達技術にも通じる。簡潔で平易な文章を心がける必要が
ある。利用者の支援の目標達成の過程において、多職種が連携している。

施設内においても、利用者の食事形態の情報が職員に十分に伝わっていなかったために、誤飲による死亡事故が起きてしまった事例がある。施設入所では多職種といっても限られた職種である場合が多い。それでも事故は起こる。地域においては家族そのものから乳幼児・児童、少年少女や中高年、そして高齢者といった幅広い世代の人達の困難や支援が対象となる。それにより、より多くの職種がかかわり、支援イコール連携となる場合が多い。それぞれの職種の連携能力を引き出すことも、ワーカーに求められる技術の1つである。専門職だけではなく地域の巻き込み力も、ワーカーの人間性や柔軟性が問われている。

F. 記録の課題

[1] 記録の開示

　医療分野におけるカルテの開示や、教育分野での内申書や指導要録が公開請求されているように、社会福祉の分野でも記録の閲覧や開示などの請求には応じなければならない。個人の生活目標や支援経過、看護記録、金銭管理、また各連携先との記録等、むしろ開示することによって、家族や地域とのかかわりが深くなるとも考えられる。

[2] 個人情報の保護

　個人情報や家族情報の保護について、情報の漏洩、流出には配慮しなければならない。プライバシーの保護の原則として[4]（Kagle 1991）、以下を挙げることができる。

(1) 秘密保持の原則

　第三者に対して、個人を特定できないようにすること。

(2) 制限の原則

　個人情報の収集や文書化、その保管期間を制限すること。

(3) アクセスの原則

　当事者が記録にアクセスできるようにすること。

(4) 匿名性の原則

　教育や研究などの特定の目的に使用される場合、個人を特定できないようにすること。

　その他関係機関や他職種との情報の共有のあり方、ソーシャルワーカーの記録技能の習得などが今後の課題として挙げられる。

［3］記録の今までとこれから

　現在、社会福祉全体において、施設から地域へ、という傾向にある。また高齢者や末期がんの人を、家で看取るという方向にもある。重度の障害があっても住み慣れた地域で暮らす、自立生活運動も広まってきている。障害があっても母になる選択をし、支援を受けながら生活する女性や夫婦もいる。彼らが地域で暮らし続けるために、関係機関は地域住民を巻き込んで暮らしている。災害時の行動も、本人、支援者、地域で確認していく必要がある。

　2001（平成13）年、WHO総会において改定された国際生活機能分類は、人間と環境との相互作用を枠組みとした、人の健康状態を系統的に分類するモデルである。利用者（生活に困難を抱える人）を複合的に捉えるという視点は、現在に至るまで重要な役割を担っている。

国際生活機能分類
ICF: International
Classification of
Functioning, Disability
and Health

　その枠組みは、大きく「生活機能と障害」と「背景因子」の2分野からなり、生活機能（functioning）は「心身機能・身体構造（body functions and structures）」「活動（activities）」「参加（participation）」の3要素で、背景因子（contextual factors）は「環境因子（environmental factors）」と「個人因子（personal factors）」の2要素で構成されている（図7-1）。

　障害（disability）は、構造の障害を含む「機能障害（impairments）」「活動の制限（activity limitation）」「参加の制約（participation restriction）」のすべてを含む包括な用語（意味）として用いられている。

　ICFの概念的枠組みは、国際的に承認された唯一の共通概念、共通用語であり、生活機能を環境との相互作用として捉える視点は重要である。

　心身の機能やその障害の状態は環境によって変化する。心身機能が同じ状態であっても、その人がどのような背景（個人因子）をもち、どこで誰と（環境因子）生活するかによって、日々の生活における活動や参加の状

図7-1　ICF（国際生活機能分類）モデル

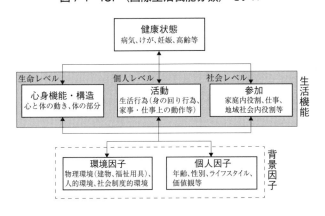

態は異なってくる。たとえば、統合失調症の幻聴や関係妄想、認知症高齢者の周辺症状など、精神認知機能の障害は、環境の影響を大きく受け、どこで、誰と、どのような状態で過ごすかによってその症状は異なる。ICFにより、この心身の機能や障害が、個人固有のものではなく、環境など背景因子との相互作用によるもので、さらに、それぞれが促進因子にも阻害因子にもなりうるという基本的な概念が示された。これは、今後の保健・医療・福祉・教育とすべての領域において、全国的な共通言語なのである。

その後「ICF」が各分野で盛んに取り入れられたが、今では臨床の現場ではほとんど見かけなくなった。しかしその理念を受け、ソーシャルワークの支援では、本人の能力だけではなく、本人を取り巻く環境やできること（ストレングス）したいこと（エンパワメント）などが重視されてきた。近年注目されているのが「レジリエンス」の考え方である。レジリエンスとは"回復力（自己回復力）、弾性"とも訳される。

3. マッピング技法

マッピングは、ある状況のもとにおける重要な要素間の相互作用・関係性を生き生きと表現するための、ソシオグラムのバリエーションの1つであり、基本情報は人間関係などの記録に用いられる。利用者をとりまく人間関係はサークル内に描き出され、その他の意味ある社会関係や機関（システム）はサークルの周囲に位置づけられていく。そのサークルに意味を付与するさまざまな種類の記号や関係線によって、システム内の複雑な相互関係がはっきりと描き出されていく。利用者と周囲のシステムとの関係の全容が一目で把握できるところに利点がある。

[1] ファミリーマップ

ファミリーマップは家系図といわれ、家族構造を符号で表したものである。同居、別居等の家族関係を表すもので、フェイスシート、初回面接用紙等に使われる。死亡した場合は、黒く塗りつぶす（**図7-2**）。

ストレングス
strengths
本人が元来持っている「強さ・力」に着目し、それを引出し活用していくケースマネジメントの理論・実践。精神障害の分野から始まった[(5)]。

エンパワメント
empowerment
個人的、社会的、政治的、経済的に抑圧された状態に置かれた個人や集団が、自らの権利意識に基づいて、自己主張、自己決定、自己実現を行うことで、それまでに無視されてきた自己の権利を回復することを目的とした援助過程。黒人女性のバス乗車拒否事件から一層広がった。

レジリエンス
resilience
困難で脅威的な状況にさらされることで一時的に心理的に不健康な状態に陥っても、それを乗り越え、精神的病理を示さず、よく適応している者、もしくはその力。

ソシオグラム
sociogram
一定の人間関係や集団構造を図表（ダイアグラム）で表示したもの。視覚的に人間関係を捉えられる。

ファミリーマップ
family map

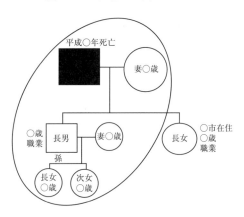

図7-2　ファミリーマップ

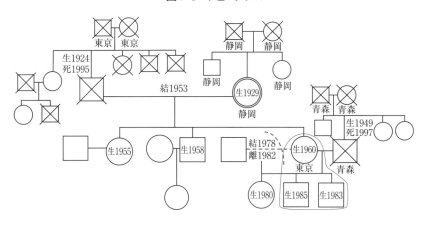

[2] ジェノグラム

ジェノグラム
genogram

　ジェノグラムは世代関係図、または家族関係図と呼ばれ、3世代以上の拡大家族の関係を表している。また、年齢や職業、出身地、家族間の行動パターンや死、誕生、婚姻などの出来事を知ることができる（**図7-3**）。

　中心人物は二重線で表し、男性が□、女性が○、死亡した場合は×で表し、年齢は順に左から記載していく。

図7-3　ジェノグラム

[3] エコマップ

エコマップ
eco-map

　エコマップは生態地図ともいわれ、利用者の日常生活上の困難を生み出す人間関係や社会環境を、視覚的に捉えたものである（**図7-4**）。複雑な関係性に働きかけるために、経緯や実態としての全体像を的確に把握し、簡潔に記録するエコマップは有効な方法である。

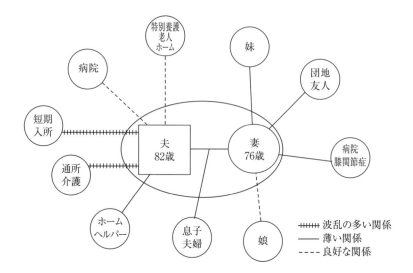

図 7-4　エコマップ

＋＋＋＋＋ 波乱の多い関係
―――― 薄い関係
------- 良好な関係

注)

(1) 宮嶋淳「ソーシャルワーク実践研究概論」一般社団法人岐阜県社会福祉士会資料, 2017 年 7 月, p.15.

(2) 久保紘章「ソーシャルワークにおける記録―『記録』研究の文献を中心として」『ソーシャルワーク研究』vol.11, No.2, 相川書房, 1985, pp.4-12.

(3) ティムズ, N. 著／久保紘章・佐藤豊道・佐藤あや子訳『ソーシャル・ワークの記録』相川書房, 1989, pp.32-63.

(4) 児島章吾「ソーシャルワーク実践における記録」北島英治・副田明美・高橋重宏・渡部律子編『ソーシャルワーク実践の基礎理論』有斐閣, 2002, p.215.

(5) ラップ, C. A. & ゴスチャ, R. J. 著／田中英樹監訳『ストレングスモデル』金剛出版, 2008.

引用参考文献　●八木亜紀子『相談援助職の「伝わる記録」―現場で使える実践事例 74』中央法規出版, 2019.

●田村綾子・上田幸輝・岡本秀行・尾形多佳士・川口真知子／公益社団法人日本精神保健福祉士協会監修『ソーシャルワークの面接技術と記録の思考過程』精神保健福祉士の実践知に学ぶソーシャルワーク 2, 中央法規出版, 2017.

●栗田修司『わかりやすい福祉支援の記録―個と環境との相互作用の視点から』相川書房, 2010.

▌理解を深めるための参考文献

●栗田修司『わかり易い福祉支援の記録—個と環境の視点から』相川書房，2010.

　社会福祉記録の書き方と特徴、記録の活用と必要性について等、社会福祉実践との関連から
記録について紹介している。問題を人とその環境から引き起こされる支障や困難を問題とし
て捉え、人と環境との相互作用の視点で記録することを重要視している。

●八木亜紀子『相談援助職の記録の書き方—短時間で適切な内容を表現するテクニック』中央
法規出版，2012.

　記録は誰のために書くか、と初めに問題提起し、歴史的背景、援助職に求められる倫理的責
任と法的義務と役割を述べている。そして、記録に必要とされる要素と面談中の情報を記録
し、問題を把握すること（フォローアップとモニタリング）の重要性を強調している。医療
現場や高齢者施設、就労支援等、職種における記録を説明している。

●八木亜紀子『相談援助職の「伝わる記録」—現場で使える実践事例74』中央法規出版，2019.

　ケアマネジャーの介護支援経過記録、病院で医療相談員に従事しているソーシャルワーカー
や看護師の記録など、相談援助職の実際の記録をもとに、どこをどのようにすればよりわか
りやすくなるか、その修正例を紹介する。専門職として適切な表現と、74の事例と解説から、
実践に活きる記録の書き方を検証したものである。上掲著よりは、ソーシャルワーク実践の
記録としての意味合いが強い。

ジェネリックポイント

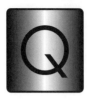

記録が苦手なのですが、よい記録を書くにはどうしたらよいでしょう。

記録は何のために書くのかをもう一度考えてみてください。記録は援助実践の過程を綴ったものです。まずどんな場面なのか、初回面接ならフェイス・シートに記入します。この時、尋問みたいにクライエントから聞き出さないでください。一度に多くのことを聞き出そうとせず、かかわりを持っていくなかで聞いていけばすむこともあります。住所、氏名、年齢、家族構成などとともに、今現在訴えられていることに関する必要最低限のことを書くといいでしょう。項目に書き込んでいくシートもあります。

アセスメントシートではクライエントの生活課題を明らかにしていきます。クライエントが言葉にしたニーズが、本当のニーズか。言葉で表されたこと以外のことが隠されていることもあります。たとえば介護疲れを訴えるクライエントが、実は家族や親類の中で誰の援助も受けられず孤立している場合があります。それに気づかずに、介護されている人の短期入所やその他のサービスに目を向けても、根本的な解決にならないのです。相談援助の場面では、クライエントの言葉をそのままに捉えず、表情や声の調子などに注意を向けて欲しいのです。

記録は気づきなのです。事実を忠実に書いているからよい記録なのではありません。記録はクライエントに関心をもつところから始まり、寄り添い、傾聴し共感し、そしてクライエントとともに問題解決への希望を持つプロセスを書いていくものなのです。

記録は書き方より視点のほうが大切です。後は簡潔に、伝えなければいけないことを取捨選択して、要領よく書いていくことです。クライエントとかかわるなかでどれだけ気づくことができたかで、記録の良し悪しは決まってくるといえるでしょう。

コラム 利用者の主観が客観的な関係の中で変わっていった例

　2019（令和元）年6月、東京大学・インクルーシブ教育公開シンポジウム「"応援ミーティング"に実際とそれを育むもの」と題して、「べてるの家」のライブ実践が行われた。シングルマザーで統合失調症の母と2歳児くらいの子供、それと日ごろの応援者・支援者の仲間が東大に集結した。参加者は、浦河町応援ミーティング関係者で、隣人、保健師、看護師、ソーシャルワーカー、保育士など。子供が歩き回る中で会は始まった。

　川村敏明はクライエントを、さまざまな苦労を抱える人と捉え、その回復は、病院の治療や機関の専門技術だけでよくさせようと抱え込むことによって実現するものではない、という。「安心」が増えることと、「人と人とのつながりによって」実現（回復）する。社会的孤立の解消には、地域における安心と人と人のつながりが必要である。

川村敏明
浦河ひがし町診療所所長、精神科医。

　応援ミーティングの基本理念は、当事者を中心とした対話型カンファレンスである。応援ミーティングは、「みんなで、よってたかって相談にのるよ〜」というスタンスであり、当事者と支援者はパートナーである。当事者が主体であり、当事者が応援団を活用し、困り事を解決する場である。メンバーの力によって、能力・魅力・可能性を引き出し、当事者こそ自らの問題の専門家として捉え、一緒に困り、考える。

　それは、弱さがあるからこその情報公開と共通理解（弱さを絆に）することにより、時に「崖っぷちの笑い」で救われることもある。当事者（人）と問題を切り離して、つながりの再構築を行うとともに、支援の開発も必要である。

外在化
当事者と問題を切りはなし、問題は何故起こるのかと考えること。

　応援ミーティングの特徴は、当事者がカンファレンスの主人公であり、応援メンバーは指導や批判をせずに応援者であること。当事者の語りに支援者が学び、研究し合い、オープンに語り合う（共感）。問題をなくすのではなく、問題を当事者と一緒に眺めてみて、作戦をたて実験してみる。真剣な取組みと同時に、笑いとユーモアを大切にする。ミーティングは繰り返し行われ、他の支援と連動しており、不足があれば支援の創造（作戦会議）をする。問題のサラブレッド、苦労のデパートという特色をもった当事者とともに話し合うことで、支援者も支援され応援されることが起きてくる。

　当事者が当事者を癒す、サポートする、助けを求められる、そんなことが可能だと体感してきた。

第8章 相談援助における個人情報の保護

1. 個人情報保護法とは

　この法律は、高度情報通信社会の進展に伴い、個人情報を取り扱う事業者の遵守すべき義務などを定めることにより、個人情報の適正かつ効果的な活用が新たな産業の創出ならびに活力ある経済社会および豊かな国民生活の実現に資するものであることその他の個人情報の有用性に配慮しつつ、個人の権利利益を保護することを目的とする（個人情報保護法1条）。

　社会福祉の相談援助や介護福祉事業などの対象となるのはすべて何らかの援助や支援が必要な人たちである。それぞれの援助そのものは個人情報であり、毎日の記録も個人情報となる。また、1つの事業者に関する情報だけで援助が完結することは少なく、他職種との連携のもとに利用者の援助が行われる。それは、個人情報の取得や提供等が援助とともに同時進行するということである。個人情報保護法は、援助を必要としている人たちの人権を守るともに、援助の透明性の確保と対外的明確化をめざすものである（図8-1）。

　2017（平成29）年5月30日から改正個人情報保護法として全面施行された。

図8-1　個人情報の保護と利活用のバランス

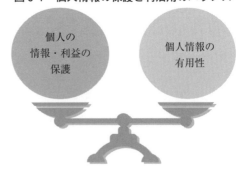

出典）個人情報保護委員会『個人情報保護法ハンドブック』2017, p.9.
https://www.ppc.go.jp/files/pdf/kojinjouhou_handbook.pdf

A. 個人情報保護法

［1］「個人情報」とは

　個人情報とは、生存する個人に関する情報であって、当該情報に含まれ

る氏名、生年月日その他の記述等により特定の個人を識別できるもの（他の情報と容易に照合することができ、それにより特定の個人を識別することができることとなるものを含む）であり、また個人識別符号が含まれるものである（法2条1項）。

[2] 個人識別符号（個人情報として取り扱われるデータ）

個人情報の定義の明確化を図るため、その情報単体でも個人情報に該当することとしたもの。政令・規則で個別に指定される。

①特定の個人の一部を、コンピュータのために変換した符号

- DNAを構成する塩基の配列
- 顔認識データ（骨の骨格、顔の部位の位置により定まる容貌）、虹彩（瞳）
- 録音された個人を特定できる音声情報、声紋
- 歩行の姿勢および両腕の動作、歩幅などの歩行の態様
- 手指の静脈、指紋、掌紋

②サービス利用や書類において対象者ごとに割り振られる符号

- 旅券番号
- 基礎年金番号
- 運転免許証の番号
- 住民票コード
- マイナンバー
- 健康保険証など各種保険証番号
- 雇用保険の被保険者証の被保険者番号ほか

なお、携帯端末ID、携帯電話番号、クレジットカード番号、メールアドレス、SNSの会員IDなどは個人識別符号には含まれていないが（単体では個人情報に当たらない）、他の情報と容易に照合できることなどにより、特定の個人を識別することが可能であれば、「個人情報」にあたる。また。メールアドレスは、羅列された文字により個人が特定されれば、それ自体で個人情報にあたる。

[3] 個人情報データベース等の意味

個人情報をデータベース化したもの、特定の個人情報をコンピュータなどで検索可能な状態にしたものを「個人情報データベース等」という。

たとえば、福祉施設の利用者名簿は「個人情報データベース等」であり、名簿を構成する利用者のデータが「個人データ」である。「個人データ」のうち個人情報取扱事業者に修正、削除の権限があるもので、6ヵ月以上保有するものを「保有個人データ」という。

顔認識データ
防犯カメラの映像やドライブレコーダーの映像も、本人と特定できれば個人情報となる。

個人の特定（たとえばメールアドレス）
先に個人名があり@以下の文字に事業者名がある場合、どこの会社の○○さんとわかるので、個人情報となる。

「保有個人データ」に当たらない例として

①その存在が明らかになることにより、公益・利益に支障があるもの。たとえば、DV や児童虐待の被害者の支援団体が保有している加害者（配偶者または親権者）被害者（配偶者または子）を本人とする個人データ。

②違法または不当な行為を助長、誘発する恐れがあるもの。たとえば、反社会的勢力や不審者、悪質クレーマーなどによる不当要求の被害防止のために、事業者が保有している対象者（本人）の個人データ。

③個人の安全、他国または国際機関との信頼関係が損なわれる恐れがあるもの、もしくは国際機関との交渉上不利益を被る恐れのあるもの。

④犯罪の予防、鎮圧、捜査など公共の安全と秩序の維持に支障がある恐れのあるものなどが該当する。

［4］要配慮個人情報

　2017 年の改正で新たに「要配慮個人情報」が設けられた。「要配慮個人情報」とは、不当な差別、偏見その他の不利益が生じないように取扱いに配慮を要する情報として、法律・政令・規則に定められた情報である。

　人種、信条、社会的身分、病歴、犯罪の経歴、犯罪により害を被った事実などのほか、身体障害、知的障害、精神障害等の障害があること、また健康診断その他の検査の結果、保健指導、診療・調剤情報、本人を被疑者または被告人として逮捕、捜索等の刑事事件に関する手続が行われたこと、本人を非行少年またはその疑いがある者として、保護処分等の少年の保護事件に関する手続が行われたことが該当する。

　要配慮個人情報を取得する場合は、利用目的の特定、通知または公表に加え、あらかじめ本人の同意が必要である。本人の同意のない第三者提供（オプトアウトによる第三者提供）はできない。

［5］本人の同意

　「本人の同意」とは、本人の個人情報が、個人情報取扱事業者によって示された方法で取り扱われていることを承諾することをいう。また、「本人の同意を得る」ということは、本人が承諾する旨の意思表示を個人情報取扱事業者が認識することをいい、本人が同意の判断をするために必要である、と考えられる合理的かつ適切な方法によらなければならない。

　なお、個人情報の取扱いに関して同意したことによって生じる結果について、未成年者、成年被後見人、被保佐人および被補助人に同意を得る。同意について判断できる能力を有していない場合は、親権者や法定代理人などから同意を得る必要がある。

オプトアウト手続き
①第三者への提供を利用目的とすること
②提供される個人データの項目
③提供方法
④本人の求めに応じて第三者への提供の停止
⑤本人の求めを受け付ける方法
①〜⑤の事項を本人に通知および知りうる状態にすることと、事前に通知等を行う事項を、個人情報保護委員会に届け出を出す制度。

本人の同意を得たと考えられる場合は、

①口頭による意思表示（うなずきなどを含む）

②書面（電磁的記録を含む）の受領・ホームページ上のクリック

③メールの受信や書面の確認欄へのチェック

④音声入力、タッチパネルへのタッチ、ボタンやスイッチなどによる入力

　緊急に診療や治療を要する場合など、個人データを医療機関に提供する必要が生じた場合は「本人の同意を得ることが困難である時」に該当するため、本人の同意を得ることなく医療機関に個人情報や個人データを提供してかまわない。ただし、行為能力の判別がつかない場合においては、トラブル防止の観点から、重要な事項については、あわせて家族の同意も取得しておくことが望ましい。

B. 個人情報保護法改正の背景と目的

[1] 個人情報保護法改正の背景

　2017年の改正が行われた背景として、情報通信技術の飛躍的発展によって、旧法では想定されていなかった個人情報の多種多様な利用形態がみられるようになった。膨大なデータ（ビッグデータ）の収集・分析によって、新しいビジネスやサービスが産出され、個人情報の利活用が行われている。

　他方、個人情報のビジネスでの活用が進むにつれ、消費者の権利意識が高まり、個人情報の悪用に関する懸念が強くなってきた。それらのことから、個人情報の保護、適正な取扱いがより一層強く求められるようになった。

　また、企業活動のグローバル化により個人情報の利活用も国境を超えたやり取りとなり、国際的にも個人情報の保護と円滑なデータの流通の確保が求められている。こうした背景から、2017年の「改正個人情報保護法」が成立した。

[2] 個人情報保護法改正の目的

　上記のような個人情報の多様な利用が、個人や事業のニーズを的確に反映し、迅速なサービスの流通や提供等を実現している。個人情報が国民の社会生活や経済生活等に欠かせない現状を踏まえて、個人情報の取扱いについては、個人情報の保護と適正かつ効果的な活用のバランスを考慮する必要がある。

　改正前の個人情報保護法では、5,000人以下の個人情報しか有しない中

すべての事業者
取り扱う個人情報の数にかかわらず、たとえば紙やデータで名簿を管理している事業者は、すべて「個人情報取扱事業者」となり法の対象になる。「事業者」には法人に限らず、NPO 法人や作業所、就労移行支援事業所などの非営利組織も含まれる。

小企業・小規模事業者は適用対象外となっていたが、法改正によりこの規定は廃止され、個人情報を取り扱う「すべての事業者」として個人情報保護法が適用されることになった。

小規模の事業者に対しては、事業が円滑に行われるよう配慮することとされており、安全管理措置については、従業員の数が 100 人以下の中小規模事業者（一部の事業者を除く）に対して、ガイドラインにおいて特例的な対応方法が示されている。

C. 改正のポイント

[1] 個人情報の定義の明確化と適用対象事業者の拡大

利活用に資するグレーゾーン解消のため、個人情報の定義に身体的特徴等が対象となることを定めた。また、要配慮個人情報の取得については、原則として本人の同意を得ることを義務化した。

[2] 適切なルールのもとで個人情報の有用性を確保するための整備を新設

特定の個人を識別されないように加工された「匿名加工情報」という新しい定義が設けられた。本人の同意に代わる一定の条件のもとに自由な利活用が認められた。また、利用目的の変更を制限する規定も緩和された。

「匿名加工情報」とは特定の個人を識別することができないように個人情報を加工した情報と、その個人情報を復元できないことの 2 つの要件を満たすものである（**図 8-2**）。

図 8-2　匿名加工情報

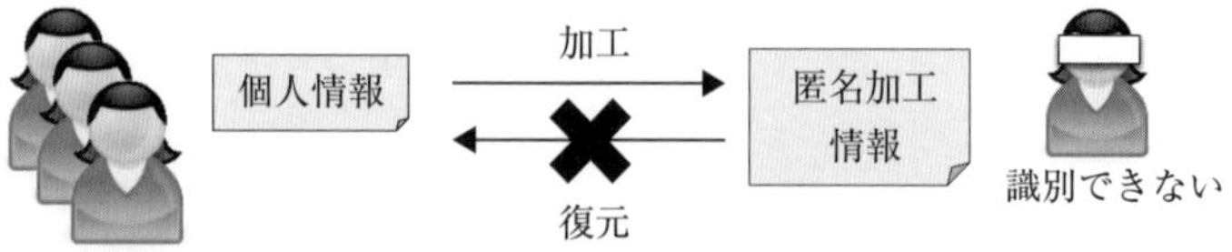

出典）個人情報保護委員会事務局『改正個人情報保護法の基本』2017, p19.
https://www.ppc.go.jp/files/pdf/1706_kihon.pdf

匿名加工情報の取扱いの義務
①適正加工義務
②加工方法に関する情報などの安全措置義務
③匿名加工情報に関する公表義務
公表はインターネットその他の適切な方法をとる。
④識別行為の禁止

改正において、個人情報保護の利用や円滑な活用のために、匿名加工情報の制度が導入された。個人情報保護委員会は、匿名加工情報の取扱いの基準を定め、本人の同意に代わる一定の条件のもとで個人に関する情報（パーソナルデータ）を自由に利活用できるようにした。

[3]「個人情報取扱事業者」いわゆる名簿屋対策

個人情報の第三者提供の確認記録作成を義務化（第三者から個人データの提供を受ける、または提供した際に、提供者の氏名、個人データの取得経緯を確認した上、その内容の記録を作成し、一定期間保存することを義務づける）し、個人情報データベースなどを不正な利益を図る目的で第三者に提供、または登用する行為を「個人情報データベース等不正提供罪」として処罰の対象とする。

[4] 個人情報の取扱いのグローバル化

国境を超えた適用と外国執行当局への情報提供の規定や、外国にある第三者への個人データの提供に関する規定の整備をすること。

[5] 個人情報委員会の新設

個人情報取扱事業者に対する監督権限は、その事業者を監督する各分野（省庁）の主務大臣から、個人情報委員会へと一元的に委譲された。個人情報保護委員会は、事業者の個人情報や匿名加工情報の適切な取扱いの確保に向けた取組みを行っており、個人情報に違反する恐れがある事業者に対して、立ち入り検査をし、指導・助言や勧告命令を出すことができる。個人情報委員会の指示に従わない場合、罰則の適用がある。

また、認定個人情報保護団体の制度が始まった。これは、国の認定を受けた民間団体で、個人情報の適正な取扱いの確保と同時に、対象事業者への情報提供や個人情報に関する苦情の対応を行う。

D. 個人情報保護の留意点

[1] プライシーバシーポリシーとプライバシーステートメント

プライバシーポリシーとは、事業者の個人情報保護に関する考え方や方針に関する宣言である。情報収集を行うものが利用者に対し、個人情報をどのように取得し、どのような目的、用途に利用するのか、またその管理方法や管轄部門の問い合わせ先を明文化したものである。

プライバシーステートメントとは、事業者等が収集した個人情報の取り扱いについての指針や体制のことをいう。プライバシーポリシーやプライバシーステートメントは「個人情報保護を推進するための考え方や方針」であるため、事業所内に掲示やホームページへの掲載などにより公表し、あらかじめ対外的にわかりやすく説明することや、委託の有無、委託する

罰則
個人情報取扱事業者は法の定める義務に違反し、個人情報保護委員会の改善命令にも違反した場合、「6ヶ月以下の懲役または30万円以下の罰金」の刑事罰が科せられる。加えて、漏えいした個人情報の本人から、漏えいによる被害や、その事実に対する損害賠償民事訴訟のリスクが発生する。大規模漏えい事件・事故の場合は巨額の賠償金支払いに直面する可能性もある。

プライバシーポリシー
privacy policy

プライバシーステートメント
privacy statement

事務の内容の明確化、委託処理の透明化を進めることも重要である。

［2］社会福祉実践の意義と留意点

　社会福祉や社会保障に関わる情報は、福祉ニーズを要する利用者および
そのニーズの充足に対してサービスを提供する事業者にとって極めて重要
な情報である。利用者は、サービスを受けることを前提に個人の情報を提
供する。社会福祉実践においては、利用者の個人情報なくしては始まらな
い援助行為である。事業者および援助者は、利用者の身体的・精神的な生
活情報全般を取得することになるが、自分の生活のすべてをさらけ出さざ
るを得ない利用者が感じる不甲斐なさや情けなさに留意し、より確かな信
頼関係や安定した援助関係に活かすことが必要である。

E. 個人情報の開示

　個人情報保護の意義は、個人の情報の不適切な取り扱いにより利用者の
権利侵害を防ぐことであり、利用者の権利を守ること、すなわち人権の尊
重につながる。そして、もう一方の個人情報保護の意義は、利用者に対す
る説明責任と、利用者の「知る権利」を保障することにある。

　開示請求を受けた個人情報について、事業者が開示などを行う権限を
「保有個人データ」である場合、請求者に対して個人データを開示しなけ
ればならない。開示請求における対応については、①保有個人データに該
当するか否かを確認する、②請求者の本人確認を行うことが必要であると
いう点に留意しなければならない。

　誤って本人または開示請求権のない者に個人情報を開示した場合、本人
の同意のない開示＝「漏えい」と認識される。ゆえに本人確認は極めて重
要であり、慎重な手続きが必要である。

　本人確認の方法について、「直接の来所」の場合は、運転免許証やマイ
ナンバーカードなどの顔写真付きの身分証明書、保険証番号などにより確
認する。また、「電話」の場合は、通常、他人が知り得ないと考えられる
一定の登録情報を回答してもらうことなどによって確認する。しかし、な
りすましの可能性を完全に排除することは難しいため、慎重な対応が必要
である。

2. 個人情報の取扱い

A. 個人情報取扱事業者のルールと取得・利用

［1］個人情報取扱事業者が守るべきルール

①個人情報を取得・利用する時のルール

　個人情報を取得した場合は、その利用目的を本人に通知、または公表すること（あらかじめ利用目的を公表している場合を除く）。

②個人情報を保管するときのルール

　情報の漏えいなどが生じないように安全に管理・保管すること。

③個人情報を他人に渡す時のルール

　個人情報を本人以外の第三者に渡す時は、原則として、あらかじめ本人の同意を得ること。

④個人情報を外国にいる第三者に渡す時のルール

⑤本人から個人情報の開示を求められた時のルール

　本人からの請求に応じて、個人情報を開示、訂正、利用停止などをすること。

［2］個人情報の取得・利用について

①どのような目的で個人情報を利用するのかを、具体的に特定する。

②特定した目的は、公表しておく。あらかじめ公表していない場合には、本人に通知、または公表する。

③取得した個人情報は、特定した利用目的の範囲内で利用する。すでに取得した個人情報を他の目的で利用する場合には、本人の同意を得る。

④要配慮個人情報を取得した場合には、本人の同意が必要である。

➡ p.132「要配慮個人情報」参照。

［3］個人情報の安全管理

①個人情報を安全に管理する措置をとる。

・紙の顧客台帳はカギのかかる引き出しなどで保管する。

・パソコン上の利用者台帳にはパスワードを設定する。

・利用者台帳を管理するパソコンにはウィルス対策ソフトを入れる。

②正確で最新の内容を保ち、必要がなくなった時はデータを消去するよう務める。

③従業員に対して、必要かつ適切な監督を行う。職員や実習生などには、施設などで保有する個人情報を私的に利用したり、言いふらしたりしないように教育を行う。

④個人情報の取扱いを委託する場合、委託先に対して必要かつ適切な監督を行う。

B. 提供

［1］利用目的の特定

　個人情報取扱事業者は、個人情報を取り扱うにあたって、利用目的をできる限り特定しなければならない。利用範囲を特定することにより、利用目的を本人がどのように使われているかわかるよう明確な内容とし、本人が利用される範囲を合理的に理解できる程度に具体的に特定することが望ましい。

　社会福祉における実務においては、契約書や重要事項説明書などに利用目的を記載しておき、該当部分を本人に示しながらその内容を説明したうえで契約を結ぶ方法が適切かつ効果的である。また同一事業者内での施設間の個人情報、個人データの利用・提供は「第三者」への提供にはあたらない。

［2］個人情報の提供

➡ p.133 の①～④参照。

　個人情報を第三者に提供する時は、原則として本人の同意を得ることが必要である。例外として、

①法令に基づく場合

②人の生命、身体または財産の保護のため（かつ本人の同意を得ることが困難な場合）

③公衆衛生・児童の健全な育成のため（かつ本人の同意を得ることが困難な場合）

④国や地方公共団体などへの協力

⑤委託、事業継承、共同利用などである。

　なお、業務の委託、事業の継承、共同利用は第三者提供に当たらない。第三者へ提供した時は、受領者の氏名等を記録し、一定期間保存する。第三者から個人データを受け取る時は、提供者の氏名など取得経緯を確認し、受領年月日、確認した事項などを記録し、一定期間保存する。

　個人情報を第三者に提供する時は、原則として本人の同意が必要である。提供の際の具体的内容は、「いつ・誰の・どんな情報を・誰に」提供した

かについて記録する。提供を受けた場合は「いつ・誰の・どんな情報を・誰から」提供されたかの記録に加えて、「相手方の取得経緯」について記録しなければならない。

[3] 社会福祉での個人情報の取扱い

(1) 子どもからの個人情報の取得

充分な判断能力を有していない子供からの家族の個人情報の取得は禁止されているが、専門家が子供のカウンセリングを行う際や、診療所、スクールソーシャルワーカーなどがその家族に対する情報を得ることは必要不可欠であり、子どもの利益や福祉に合致するので問題ではない。

子どもからの情報の取得の際には、秘密の保持はもちろん、親や担任など、どこまで情報を共有して良いのか、情報を問い合わされたくない対象期間および人はいるかなど、慎重で繊細な配慮が必要である。自分は守られているという確固たる安心があって初めて、子どもは自分の言葉で話し始める。子どもでも自分なりの判断はあり、判断の経緯と主張はできる限り尊重する姿勢が、信頼関係を築く一歩であると考える。

(2) 他施設への移動

老人保健施設から特別養護老人ホームに入所の変更が行われた時は、それぞれの施設の指定基準や運営基準などが違っているため、移動先の施設から、利用者の心身の状況などの個人情報は（本人または法定代理人）の文書における同意が必要である（同じ法人間では不要）。

(3) 施設に入所している非行行為のある未成年者

法定代理人である保護者に、未成年者の非行行為を連絡する場合には、あらかじめ未成年者本人の同意を得る必要はない。しかし、実務上では、保護者への情報提供についてあらかじめ本人に説明するか否か、どのような説明をするのか、といった点は本人の状況、親子関係、説明することによる本人の影響を踏まえ、未成年者の健全な育成という社会福祉の観点から検討する必要がある。

(4) 利用者の通院介助での医療機関との関係

職員による患者カードへの代行記入や問診への回答やその補助が個人情報の利用目的に含まれていない場合には、利用目的の変更を行う（利用目的の変更は、従前の利用目的との合理的関連性がある場合に限定される）。通院には、施設職員が同行する場合と、家族が受診機関に同行する場合がある。重度の認知症高齢者や急病で意思表示が難しい場合など、その対応は「重要事項説明書」に記載されている場合が多く、記入することにより同意したとみなされるので、医療機関に対して個人情報を提供することが

重要事項説明書
社会福祉の事業においてサービス利用時に、本人と事業者が結ぶ契約書

可能になる。

(5) 家族などへの病状などの説明

　利用者本人が、家族等に対して病状を伝えないでほしい旨の要望があった場合、対象者の範囲、説明の方法、時期などについてあらかじめ確認しておき、できる限り利用者本人の意思に配慮するように努める。しかし、利用者の生命、身体の保護のために必要があると判断される場合（緊急入院や手術など）は、家族に連絡する必要がある。入所施設などで入所時に交わす「重要事項説明書」に緊急時の対応や「延命措置の可否に対する対応」などが記載された文書を用いている場合が多く、利用者や家族などへの説明と納得がいくよう配慮のうえ確認する。それらは、文書を交わした後でも訂正することができる。

［4］個人情報の提供と取得、保存義務

(1) トレーサビリティ制度

トレーサビリティ制度
traceability
事業者に対して、個人データを第三者に提供または取得した場合の確認義務、記録の作成・保存義務を定めた制度。追跡可能制度。

　個人データが第三者から提供されたり受け取る場合には、事業者に確認義務、記録の作成・保存義務があると定めた。個人データを第三者に提供する事業者は、提供年月日、提供先の組織や氏名などに関する記録の作成、保存が義務づけられた。個人データを第三者から入手した場合も、提供の氏名、提供を受けた年月日、確認に係る事項などを記録し、一定期間、記録を保存することが義務づけられた。この個人データの入手時の確認義務により、不正手段による入手、または流出した個人情報が流通することを防止できるようにしている（図8-3）。

　取得の経緯（確認方法）とは

・取得先の判別：誰から取得したのか（利用者本人、職員、事業者、家族等）。

・取得行為の態様：どのように取得したのか（直接取得、有償で取得、公開情報からの取得、紹介）。

　個人データを第三者提供する側と取得する側の双方に、記録の作成・保存を義務づけることにより、個人情報の流通についてのトレーサビリティの確保を図っている。

(2) 個人データの保存と廃棄

　個人情報保護法には、保管義務や保管期間についての規定は特にない。しかし、社会福祉法人や医療機関には、他の法令に基づく保管義務のある情報が多数ある。

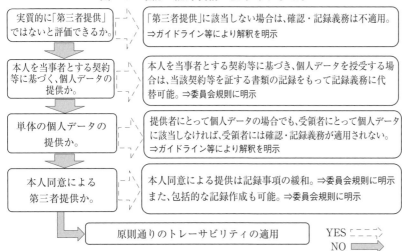

図 8-3　確認・記録義務の基本的な考え方

実質的に「第三者提供」ではないと評価できるか。	→	「第三者提供」に該当しない場合は、確認・記録義務は不適用。⇒ガイドライン等により解釈を明示
本人を当事者とする契約等に基づく、個人データの提供か。	→	本人を当事者とする契約等に基づき、個人データを授受する場合は、当該契約等を証する書類の記録をもって記録義務に代替可能。⇒委員会規則に明示
単体の個人データの提供か。	→	提供者にとって個人データの場合でも、受領者にとって個人データに該当しなければ、受領者には確認・記録義務が適用されない。⇒ガイドライン等により解釈を明示
本人同意による第三者提供か。	→	本人同意による提供は記録事項の緩和。⇒委員会規則に明示また、包括的な記録作成も可能。⇒委員会規則に明示

原則通りのトレーサビリティの適用

YES ‐‐‐‐
NO ⇒

※平成28年7月29日付委員会資料「改正個人情報保護法第25条・第26条の確認・記録義務の方向性と委員会規則（案）の対応表」より抜粋
出典）個人情報保護委員会事務局『個人情報保護法の基本』2017，p15.
　　　https://www.ppc.go.jp/files/pdf/28_setsumeikai_siryou.pdf

- 保管期間：法令上の保管期間や職種による違いや、サービス提供のための有用性などを踏まえ、情報の種類により保管期間を定めておく。
- 廃棄方法：紙媒体の場合にはシュレッダーにかけ焼却処分を行う。

　電子データなどは記録媒体の破壊や消去用ソフトによる完全な消去を行い、復元化不可能な状態にする。廃棄に関する記録も必要である。

（3）安全管理措置

　個人情報取扱事業者は、利用目的の達成に必要な範囲で、個人データを正確かつ最新の内容に保ち、利用する必要がなくなった際には、遅滞なくその情報を消去するように努めなければならない。職員や個人データの委託先にも「必要かつ適切な監督」の義務を課している（**表 8-1**）。

C. 社会福祉法人などでの個人情報保護に関する監督義務

[1] 職員に対する個人情報保護に対する監督義務

　「職員」とは、事業者と雇用関係にあるだけではなく、事業者の指揮命令を受けて業務に従事するすべての個人をいう。正規職員だけではなく、役員である理事、非正規職員、嘱託職員、派遣労働者、パートさらにボランティア、実習生、研修生なども含まれる。実習生等には、事前に個人情報保護の誓約書を事業者に提出し、個人情報保護と守秘義務、実務における注意事項を説明し、具体的な取扱い方法を指導することが大切である。

表8-1　個人情報の安全管理

組織的安全 管理措置	• 組織体制の整備 • 個人データの取扱いに係る規律に従った運用 • 個人データの取扱状況を確認する手段の整備 • 漏えい等の事案に対応する体制の整備 • 取扱状況の把握及び安全管理措置の見直し
人的安全 管理措置	• 従業者の教育
物理的安全 管理措置	• 個人データを取り扱う区域の管理 • 機器及び電子媒体等の盗難等の防止 • 電子媒体等を持ち運ぶ場合の漏えい等の防止 • 個人データの削除及び機器、電子媒体等の廃棄
技術的安全 管理措置	• アクセス制御 • アクセス者の識別と認証 • 外部からの不正アクセス等の防止 • 情報システムの使用に伴う漏えい等の防止

出典）個人情報保護委員会『個人情報保護法ハンドブック』2017，p.9.
https://www.ppc.go.jp/files/pdf/kojinjouhou_handbook.pdf

［2］必要かつ適切な監督の内容

①個人データと保護システムの安全管理における職員の役割と責任について、教育研修を通じて周知徹底すること。

②業務上、個人データにアクセスする場面で必要な指示を与えること。

③モニタリングなどを通じて、個人データの取り扱い状況を確認すること。

④継続的な実施を行う。

　社会福祉施設では、個人情報をもとに日々の実践が行われ、それが記録として個人情報となる。利用者理解には、個人情報を知ることが大切ではあるが、生育歴・生活歴などの情報が実践に役立つことも多い。生育歴・生活歴を本人がどのように捉えているのかも重要である。利用者がどのような人生を歩んできたか、それに関してどう思っているのか。本人や家族などに確認し、連携や実践に活かすことが必要である

引用参考文献

● 五味祐子『社会福祉関係者のための個人情報保護Q＆A』全国社会福祉協議会，2018.
● 影嶋広泰監修／日本経済新聞出版社編『これで安心！個人情報保護・マイナンバー』日本経済新聞出版社，2017.
● 個人情報保護委員会『個人情報保護法の基本』2017.
　https://www.ppc.go.jp/files/pdf/28_setsumeikai_siryou.pdf
● 個人情報保護委員会『個人情報ハンドブック』2017.
　https://www.ppc.go.jp/files/pdf/kojinjouhou_handbook.pdf
● 厚生労働省『医療・介護関係事業者における個人情報の適切な取扱いのためのガイダンス』2017.
　https://www.ppc.go.jp/files/pdf/iryoukaigo_guidance.pdf
● 厚生労働省『福祉分野における個人情報保護に関するガイドライン』2016.
　https://www.mhlw.go.jp/topics/bukyoku/seisaku/kojin/dl/250329fukusi.pdf

■理解を深めるための参考文献

● 水町雅子『個人情報法保護法』1冊でわかる！改正早わかりシリーズ，労務出版，2017.

　2005年の「個人情報保護法」の制定時と、2017年の改正時の変わった箇所を新旧対比することで、改正点と根拠が明確に理解できるようになっている。また、改正内容と個人情報保護法の要点を、図解を交えてコンパクトに解説。実務でよくありそうな疑問点を紹介し、その対応について書かれている。社会福祉の実践に役立つ1冊である。

● 飯田修平『医療・介護における個人情報保護Q&A―改正法の正しい理解と適切な判断のために』じほう，2017.

　改正個人情報保護法・改正マイナンバー法への対応、それぞれの改正点の正しい理解と適切な判断等について書かれている。社会福祉実践に役立つ利用者対応、個人情報の取得と提供、家族や外部事業者対応、また事業者内や職員への個人情報利用等の正しい理解と実践における適切な判断の指針となる1冊である。

● 影島広泰『個人情報保護・マイナンバー』日本経済新聞出版社，2017.

　基本的なことを手の平サイズの本にまとめた。大事な点は図や表を多載して、わかりやすくなっている。他に、関連知識・ポイント・コラム等で具体的に補っている。巻末資料も充実しているので、コンパクトながら理解を深められる1冊である。

 個人情報と高齢者福祉施設

　特別養護老人ホームで、おやつ後のゆっくりした時間に、ソファーに座っていた男性利用者が突然立ち上がった。そして朗々と歌い始めたのである。その歌は「海行かば」だった。ふと気づくと、言葉を発しない女性利用者の目から、ぽろぽろと涙が頬を伝わっている。その女性は、息子3人を戦争で失っているのである。彼女は息子のことを思い出したのだろう。私は「その歌を聞くと悲しむ人がいるので、もうやめましょう」と男性利用者に言った。その女性利用者は、箸やスプーンが使えず、手づかみで食事をとっている。ご飯は、月見団子のように丸くして提供している。彼の歌により、戦時中のことが蘇ったのだろう。ジェノグラムでの家族関係だけではなく、利用者にとってどのような思いや意味があるのか。個人情報での利用者や支援者の思いをくみ取るよう、機会があれば本人に訊ねる、家族に聞くなどして、その情報を連携や実践に活かすよう努力してほしい。それにより、より利用者に寄り添った支援へとつながっていく。

海行かば
「海行かば水漬く屍、山行かば草生す屍（海に行ったならば水に漬かった屍になろうとも、山に行ったならば草の生えた屍になろうとも）」と続く戦意高揚の歌である。軍歌、準軍歌、鎮魂歌として、戦時中歌われた曲。

ジェノグラム
genogram
世代関係図、家族関係図

第9章 相談援助におけるITの活用

1.IT と日本の現状

A.IT とは何か

IT: Information
Technology
情報技術

ICT: Information and
Communication
Technology
情報通信技術

　IT とは information technology の略称で、情報技術と訳されることが多い。その類義語に information and communication technology（ICT）があるが、これは情報通信技術と訳されていた。しかし IT という言葉が広く世間に浸透してきた昨今、通信技術を含む情報関連の科学技術の意味でこの言葉が使用されることも多くなってきている。

　そもそも広義の情報通信技術は、テレビやラジオ、トランシーバーなど無線電波を用いた伝送技術、電話やファクシミリなど有線回線を利用した通信技術などを含むものであり、その歴史は 100 年を優に超える。しかし近年、IT 産業、IT 革命、IT バブルなどといった言葉が登場し、IT が注目を集めるようになったのは、パーソナル・コンピュータ（以下、パソコン）の普及とコンピュータ・ネットワーク（特にインターネット）の拡充に因るところが大きいであろう。

　したがって広義の IT は、情報の収集・加工・保存・伝達（通信）にかかわる一連の技術の総体として定義されるが、本章ではその中でも特に、コンピュータを用いた情報の管理・活用に焦点を当てて、IT と相談援助とのかかわりについて考えていくことにしたい。

B.「IT 基本法」と「e-Japan 戦略」

高度情報通信ネットワー
ク社会形成基本法（IT
基本法）

e-Japan（イージャパン）
戦略

　わが国では、高度情報通信ネットワーク社会の形成に関する施策を、迅速かつ重点的に推進することを目的として、2000（平成 12）年に高度情報通信ネットワーク社会形成基本法（IT 基本法）が制定された。翌年には同法に基づき、内閣に高度情報通信ネットワーク社会推進戦略本部（IT 戦略本部）が設置され、「e-Japan 戦略」が取りまとめられ、すべての国民が情報通信技術（IT）を積極的に活用し、その恩恵を最大限に享受できる知識創発型社会の実現に向け、5 年以内に世界最先端の IT 国家となることを目指す、という目標が掲げられた。

　総務省の調査によれば、2017（平成 29）年の日本の世帯におけるパソコンの保有率は 72.5%、個人のモバイル端末（携帯電話・PHS・スマート

フォン）の保有率は84.0％、インターネットの利用率（個人）は80.9％にまで達している[1]。この急速なITの普及により、私たちの生活はさまざまな面で変化し、多くの恩恵にも浴している。しかしその一方で、ITの普及が新たな問題や弊害、危険性あるいは格差を生み出しているとの指摘もある。それは社会福祉の世界や相談援助の現場においても例外ではない。

そこで次に、相談援助におけるIT活用の意義と留意点について考えてみることにしよう。

2.IT活用の意義と留意点

A.IT活用によるバリアフリー化

ITの活用にはさまざまなメリットがあるが、ここではまずITによるバリアフリー化の可能性とその意義について考えてみたい。

[1] コミュニケーション・バリアフリー

ITの発展と普及によるさまざまなバリアフリーの可能性が生まれてきている。特にコミュニケーションにおける時間・空間的なバリアフリーの実現は、これまでの生活スタイルを大きく変えることにもなってきている。中でもインターネットの普及による影響力は絶大であり、今や地球の裏側で生活する人と、画像や音声をリアルタイムでやりとりしながら、コミュニケーションを図ることさえ可能になっている。

また、インターネットを利用して行政情報や福祉サービスの情報を入手したり、各種の申請や届け出を行うことも可能になってきている。それにより、居住地から遠く離れた役所の窓口まで、時間や交通費をかけて手続きに出向く手間も大幅に軽減される。特に交通機関が整備されていない地域に住む人や、移動に不便を感じている高齢者や障害者にとって、電子申請などのシステムがもたらすメリットは大きいであろう。インターネットにつながれたパソコンを1台設置するだけで、各地に点在する行政機関や福祉施設へのアクセスがすべて自宅で可能になる。

さらに、今まで交流の機会が少なかった人びととコミュニケーションをとることも可能になってきている。たとえば障害者向けの就職情報や結婚情報を提供するウェブサイトなども徐々に増えており、特定の疾患に限定

コミュニケーション・バリアフリー

ウェブサイト
インターネットのWorld Wide Web（WWW）上にあり、特定のドメインの下にある複数のまとまったウェブページの集合。このうち「表紙」にあたるトップのページをホームページと呼ぶ。

147

した情報を集めたウェブサイトでは、その患者同士のコミュニケーション
を促進するための電子掲示板やチャットシステムが設置され、治療や療養
に関する情報交換をしたり、ピア・サポートのきっかけにつながったりす
ることもある。

[2] フィジカル・バリアフリー

インターネットの普及はコミュニケーションの機会を量的にも質的にも
大きく変化させたが、ネットワークにアクセスする上で物理的な制約や障
害が存在する場合もある。そこで次に IT 活用によるフィジカル・バリア
フリーの可能性が注目される。

たとえば運動機能に障害のある人の使い勝手に配慮した特殊なマウスや
トラックボール、片手でも操作がしやすいように設計されたキーボード、
視覚障害者向けのテキスト読み上げ機能など、汎用性の高いものは一部商
品化もされている[2]。

しかし、画像情報を多く含むウェブサイトでの視覚障害者への配慮や、
色分けで表現されたグラフにおける色覚障害者への対応、音声付き動画で
の聴覚障害者への対応など、フィジカルな面でのバリアフリーは未だ不十
分な点が多く、今後一層の改善が期待される。

B. 情報リテラシー

IT の発展と普及は、人びとに多くの恩恵をもたらす一方、それを利用
するための情報ツールに関する知識や操作技術が要求されるようになってき
た。

e-Japan 戦略には、国民の情報リテラシーの向上が重点課題として掲げ
られている。

情報リテラシーとは、狭義にはコンピュータの操作技能を意味すること
が多いが、広義にはコンピュータやネットワークの基礎的な理解から、コ
ンピュータやソフトウェアの操作、データ作成・整理、インターネットで
の情報検索能力などを含んでいる。

ソフトウェアのバージョンアップの目的の1つには、操作性の向上があ
るが、より高度で複雑な機能が付加されるに従い、逆に操作性が低下して
しまうことさえある。そのようなソフトウェアの改変や新しいハードウェ
アの導入のたびに操作方法を再学習し、さらに使い慣れるまでにはそれ相
応の時間と労力を必要とする。特に新しいことを学習するキャパシティが
低下している高齢者や障害者には、情報リテラシー向上のための学習機会

の提供など、充分な配慮が必要であろう。

C. アクセシビリティ

　IT機器を使いこなすためには、ユーザー一人ひとりの情報リテラシーの向上が求められるが、その一方でそれらに容易にアクセスできる環境や設定を整えることも重要である。年齢や障害の程度にかかわらず、さまざまなサービスや商品、建築物などを支障なく利用できるかどうかの度合いをアクセシビリティと呼ぶが、特にウェブページについてはウェブアクセシビリティという。

　総務省では「インターネットにおけるアクセシブルなウェブコンテンツの作成方法に関する指針」(3)を出しており、その内容は以下の通りである。

様々な形式に適切に変換できるコンテンツを作成するための指針

①音声や画像で表示されるコンテンツには代替手段を提供すること
②色の情報だけに依存しないこと
③マークアップ及びスタイルシートは適切に使用すること
④自然言語の使用について明確にすること
⑤適切に変換できるような表を作成すること
⑥新しい技術をさまざまな形式に適切に変換できるページを保証すること
⑦時間の経過に伴って変化するコンテンツに対してユーザーの制御を保証すること
⑧ユーザインタフェースのアクセシビリティを保証すること
⑨特定の装置（デバイス）に依存しない設計であること
⑩臨時の対応策を利用すること
⑪インターネットの技術標準及び指針を使用すること

理解が可能でナビゲーションが可能なコンテンツを作成するための指針

⑫文脈やページの構成等の情報を提供すること
⑬ナビゲーションの仕組みを明確に提供すること
⑭ドキュメントは明確かつ簡潔であること

D. デジタル・ディバイド

　一般に、ITの恩恵を受けることのできる人とできない人の間に生じる経済格差をデジタル・ディバイドと呼び、「情報格差」と訳される。デジタル・ディバイドは、①国際間ディバイドと、②国内ディバイドがあり、国内デジタル・ディバイドはさらに、③ビジネス・ディバイド（企業規模格差）と④ソーシャル・ディバイド（経済、地域、人種、教育などによる格差）に分けることができる。また、デジタル・ディバイド発生の主要因

アクセシビリティ
accessibility

ウェブアクセシビリティ
web accessibility

マークアップ
自然言語で書かれた文書に、特定の機能を示す記号（タグ）を挿入すること。

スタイルシート
ウェブページの見栄え（文字のサイズや色など）を定義するための技術。

自然言語
人間が日常的に用いている言語。

ナビゲーション
ウェブサイト内のページのリンクや階層の構造などの情報提示。

ドキュメント
アプリケーションで作成した文書や画像などのファイル。

デジタル・ディバイド
digital divide
情報格差

国際間ディバイド

国内ディバイド

ビジネス・ディバイド（企業規模格差）

ソーシャル・ディバイド（経済、地域、人種、教育などによる格差）

は、アクセス（インターネット接続料金、パソコン価格など）と知識・技能（情報リテラシーなど）と言われているが、動機も大きな要因の1つであるとの指摘もある。

デジタル・ディバイド解消の一環として、公立の小・中学校を会場に高齢者向けのパソコン教室を開催する自治体も増えてきている。また総務省では、デジタル・ディバイド解消戦略[4]を掲げ、2010（平成22）年時点でほとんどの地域でのブロードバンドの利用が可能となったが、一部の離島などで、未だブロードバンドが利用できない地域も残っている。

E. 情報セキュリティ

情報セキュリティとは、情報の機密性・完全性・可用性を維持することと定義される。機密性は、許可されていない個人や組織が、その情報にアクセスしたり使用したりできないようにする特性を意味する。完全性は、情報の正確さおよび完全さを保護する特性。可用性は、許可を受けた個人や組織がその情報を必要とするときに、それにアクセスし使用が可能である特性を意味する。従って情報セキュリティの確保は、個人情報保護のためにも必要不可欠であり、ネットワークの管理者のみならず、コンピュータを使用するすべての人が高い意識をもって臨む必要がある。

人と人とのつながりをインターネット上で構築するソーシャル・ネットワーキング・サービス（SNS）は、同じ趣味や関心をもつ者同士のコミュニケーションを円滑にしてくれる利点から注目されている。しかし、私的な画像や居住地などの個人情報が不特定多数の人に閲覧される可能性もあり、利用者が目的に応じ適切なセキュリティ設定を行うことが不可欠である。

ネットワークに接続されたコンピュータは、常に不正アクセスや情報改ざんの危険にさらされており、情報セキュリティの確保に100％の安全性を担保することは不可能であることを忘れてはならないだろう。また、ネットワークに接続されていないコンピュータであっても、フロッピーディスクやUSBメモリなどのストレージデバイスを媒介としたコンピュータ・ウィルス感染の可能性がある。さらにそれらのストレージデバイスやノートパソコンを持ち歩くことにより、紛失したり盗難にあったりする危険性があることにも注意する必要がある。

情報セキュリティ確保のために最低限必要な三原則として総務省で推奨しているのは、「ソフトウェアの更新」「ウイルス対策サービスの利用、ウイルス対策ソフトの導入」「パーソナルファイアウォールの利用」である。

機密性

完全性

可用性

ソーシャル・ネットワーキング・サービス（SNS）
インターネット上に構築されたコミュニティで、ユーザー同士がさまざまなコミュニケーションを行うことができるシステム。
Facebookやmixiなどがその代表例。

ここでその詳細を記すことはできないので、「国民のための情報セキュリティサイト」などを閲覧して、情報セキュリティに関する知識を深めてもらいたい。

3. IT を活用した支援の概要

A. ケースワークにおける IT の活用

ここではケースワークのプロセスを追いながら、IT 活用の可能性について考えてみることにしたい。

[1] 情報の収集

まずインテークの段階では、クライエントから情報を引き出し、収集することが業務の中心となる。実際のインテーク面接の場面は多様であるが、クライエントから得られた情報は、あらかじめ用意されたフェイス・シートに書き込んでいくのが一般的であろう。その際に、パソコンに表示されたフェイス・シートに直接入力していくことにより、手書きの手間や後でそれをパソコンに入力し直す時間と労力を削減することも可能であろう。

また、現在は直接訪問や電話によるインテークの開始がほとんどであるが、一部の福祉事務所や児童相談所では電子メールなどを利用したインターネット上からの依頼や相談を受け付けるようになってきている。

ケースによってはボイスレコーダーやカメラなどの活用が有効となることもある。たとえば厚生労働省の「子ども虐待対応の手引き」[5]では、児童虐待の調査（安全確認）の方法として、必要に応じた IC レコーダーやビデオカメラによる音声・画像の記録を推奨している。刑事事件における証拠としてはフィルムによる撮影を基本とするが、露光の失敗、フィルム紛失などに対処するため、特に必要がない限りはデジタルカメラにより確実に撮影することを勧めている。この場合、日付・時間が入るタイプのものを使用する。

また、訪問調査などの外出時に携帯電話の携行はなかば常識のようになりつつあるが、緊急を要する連絡の際には特に有効であろう。しかしその反面、クライエントに電話番号を教えたことから、勤務時間の内外を問わず相談の電話がかかってきて困る、といった問題も一部で発生しており、

インテーク

フェイス・シート

電子メール（Eメール）
コンピュータ同士で手紙のやりとりができるシステム。最近では携帯電話を端末とした Eメールのやりとりも増えている。

児童虐待の調査（安全確認）の方法

[2] 情報の記録・整理

アセスメントの段階では、クライエントからの情報を整理・分析し、支援計画を立てるために必要な資源情報を新たに加える作業が必要になる。社会資源に関する情報は、少量であれば紙面に印刷されたものをファイルなどに整理しておいた方が使い勝手がよいだろう。しかし、大量の情報を利用する職場では、パソコンのデータベースに情報を蓄積しておき、瞬時に必要な情報を引き出せるようにしておいた方が効率的である。

また、社会福祉関連の制度や施策は比較的改正の頻度が高いので、最新の情報を確認し取得するためには、インターネットを利用した情報収集も有効となる。各市町村ごとに利用できる福祉サービスの概要は、各役所のウェブサイト上で閲覧可能であり、サービス利用の申し込みや申請手続きの一部は、インターネットを介して行うことができるようになってきている。

各府省からの政府広報は、「政府広報オンライン」で随時閲覧が可能であり、政府統計や内閣府の調査資料などへのリンクも設定されている。また、電子政府の総合窓口として公開されている e-Gov では、各府省から出されている膨大な行政情報から必要な情報を横断的に検索するシステムや、各種申請や届け出などをオンライン上で行う電子申請システムなどが設置されている。

収集した情報を文書化して記録・保存するために、ワープロを利用したり、整理や分析のために、表計算ソフトを活用することも有効であろう。インテーク段階で得られた情報を、パソコンを利用して電子化し保存することにより、ペーパーレス化を促進し、紙資源の節減や保存スペースの縮小にも貢献することができる。また、蓄積された情報をもとに統計データをとり、表計算ソフトのグラフ作成機能などを利用してデータ整理を行うことも可能となる。

[3] 情報の保存・共有

さらに、収集した情報の一部は、同僚や関係する職員と共有することにより、業務を円滑に進めたり、効率を高めることにもつながるであろう。同じ組織内にあるパソコン端末を LAN 回線でつないだイントラネットを利用することにより、情報交換をスムースにしたり、情報の一元化を図ることも可能となる。

介護保険業務は、制度の発足時点から被保険者情報の管理や要介護認定

アセスメント

政府広報オンライン
http://www.gov-online.
go.jp/

リンク（ハイパーリンク）
ウェブページで、関連する他のウェブサイトへのアクセスを容易にするために設定されているシステム。

e-Gov
イーガブ
http://www.e-gov.go.jp/

イントラネット
intranet
インターネットの技術・規格を利用して構築された組織内（多くは企業内）のコンピュータ・ネットワーク。

の申請などに IT が積極的に導入され、コンピュータ・システムの活用を前提とした制度となっており、ケアマネジメント業務はパソコンやインターネットの利用が不可欠となっている。それに伴い、介護保険業務の管理ソフトは、各ソフトウェア会社などから数十種類以上も販売されているが、その主なのは WAM-NET のウェブサイトで紹介されている。

B.IT によるコミュニケーションの円滑化

　IT を活用したコミュニケーション・バリアフリーについてはすでに触れたが、相談援助の場面などでもコミュニケーション補助ツール活用の可能性が広がりつつある。

[1] 在宅ケア支援システム

　たとえば、クライエント宅と支援センターとをインターネットで結び、画像や音声の双方向通信やバイタルセンサーにより、自宅に居ながらにして血圧や脈拍、体温などの健康データを測定し、センターへ送信するシステムの開発が進んでいる。このシステムは導入の仕方次第で、ケアサービスの向上や効率化、コミュニケーションの活性化、情報の一元化と共有などの可能性が広がってくる。

　リアルタイムの画像・音声の双方向通信を用いた会話であっても、顔をつきあわせた直接的な面談と同等に扱うことは危険であるが、コミュニケーションの方法の1つとして、直接面談による相談援助を補うには十分な役割を果たすに違いない。

[2] 障害者のためのコミュニケーション補助ツール

　会話や筆談が困難な重度障害者のために開発されたコミュニケーション補助ツールにもいくつかの種類がある。カメラが利用者の視線を捉え、瞬きや凝視を実行命令としてコンピュータの操作を行う装置などもある。他にも、ストローを吹くことで作動する呼気スイッチや、手やあごなどでワイヤーを倒すことにより操作を行うワイヤースイッチなどもある。

　これらのスイッチを入力装置として、介護や看護場面で使用される基本文書をモニター画面から選択することにより、コミュニケーションを支援するツールなども開発されている。

　また、パソコンの点訳ソフトと点字プリンタを活用することにより、視覚障害者との文書のやりとりも円滑になり、情報開示や契約書の確認・保存などにも活用されるようになってきている。その他にも障害の種類に応

WAM-NET
ワムネット
独立行政法人福祉医療機構が運営する、福祉・保健・医療の総合情報サイト。
http://www.wam.go.jp/

在宅ケア支援システム

双方向通信

バイタルセンサー

コミュニケーション補助ツール

153

じたコミュニケーション補助ツールは多数開発されているが、開発コストがかさんだり、製品化されても需要が少ないために価格が高く、それを必要とする人が入手困難であったりという問題も存在する。デジタル・ディバイド解消の観点に立てば、それらのツールの開発の助成や購入のための補助金の支給なども促進していく必要があるだろう。

注)
(1) 総務省「情報通信白書平成 30 年版」，2018.
(2) コンピュータ操作を補助する装置の一部は，「こころ Web」のウェブサイトで紹介されている（http://www.kokoroweb.org/）.
(3) この指針は，W3C（World Wide Web Consortium）の WAI（Web Accessibility Initiative）が 1999 年 5 月に勧告した「Web Content Accessibility Guidelines 1.0」をベースに，「『情報バリアフリー』環境の整備の在り方に関する研究会」（平成 10 年度郵政省・厚生省で開催）で作成された.
(4) 総務省「デジタル・ディバイド解消戦略」，2008.
(5) 厚生労働省「子ども虐待対応の手引き」，（平成 25 年 8 月　改正版）2013.

参考文献
- 秋山昌範『IT で可能になる患者中心の医療』日本医事新報社，2003.
- 岡本民夫・高橋紘士・森本佳樹・生田正幸編『福祉情報化入門』有斐閣，1997.
- 川野辺裕幸・丸尾直美編『高齢者福祉サービスの市場化・IT 化・人間化』ぎょうせい，2005.
- 黒木保博・小林良二・坂田周一・森本佳樹編『ソーシャルワーク実践とシステム』有斐閣，2002.
- 佐々木良一『IT リスクの考え方』岩波書店，2008.
- 新谷文夫・高村茂編『図解 IT バリアフリーのすべて』東洋経済新報社，2001.
- 森本佳樹監修／介護 IT 研究会編『IT 時代の介護ビジネス』ミネルヴァ書房，2003.
- 若松利昭『福祉現場での情報化と分析の基礎』杉山書店，1995.

▌理解を深めるための参考文献

- **佐々木良一『IT リスクの考え方』岩波新書，岩波書店，2008.**
  IT システムへの依存が深まる現代社会において、システムの安全性を損なう「IT リスク」に対してどう向き合い、信頼性を高めるためにどのような対策を講じたらよいかについて、具体的に解説された入門書。
- **西内章『ソーシャルワークによる ICT 活用と多職種連携─支援困難状況への包括・統合的な実践研究』明石書店，2018.**
  エコシステム構想をもとに、ソーシャルワークにおける専門多職種連携の枠組みを示すとともに、地域包括ケアシステムを支える ICT の活用方法を紹介。

ジェネリックポイント

情報セキュリティ3原則の中の1つとして挙げられているパーソナルファイアウォールとは何ですか？

パーソナルファイアウォール

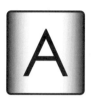
もともとファイアウォールとは火災の拡大を防ぐための防火壁を意味するものですが、コンピュータネットワークにおいては、インターネットなど外部のネットワークと内部のネットワーク（企業内LANなど）との境界に設置し、外部からの不正なアクセスや侵入を防止することを目的としたセキュリティシステムを指します。

それに対してパーソナルファイアウォールは、家庭にあるパソコンなどの端末に組み込んで、インターネットを経由した不正アクセスやコンピュータウィルスなどから、パソコンのシステムやディスクを守るためのソフトウェアを指します。

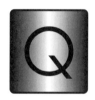
ITリスクとは何ですか？　またITリスクにはどのような種類のものがありますか？

ITリスクとは、インターネットを含むITシステムに関連するあらゆるリスクの総称で、意図的な不正行為によるものと、天災や故障やヒューマンエラーによる偶発的な原因によるものとに分けられます。リスクの種類としては、個人情報漏洩リスクや暗号の危殆化のリスク、サイバーテロのリスク、システム故障のリスクなどがあります。社会全体のITシステムへの依存度が高くなればなるほど、問題が生じたときの社会への影響も大きくなると言えるでしょう。

暗号の危殆化
暗号が解読され安全性が失われること。

サイバーテロ
ネットワークを利用したテロ行為。

IT 革命

産業革命は産業構造や経済システムを劇的に変化させたが、IT 革命は産業社会だけではなく、一般の個人の生活にも大きな変革をもたらした。世界中に張り巡らされたインターネットに、パソコンや携帯電話から瞬時にアクセスできるようになり、まるで個人の「可能性」が無限大に広がったかのような気持ちにさえさせてくれる。日本に居ながらにして、アメリカ議会図書館にある数千万冊もの蔵書の目録から資料を検索し、大英博物館のミュージアムショップで買い物をし、世界中に点在するウェブカメラにアクセスして、南極観測基地から自由の女神、パリの凱旋門、南アフリカの象の群れまで、ほぼリアルタイムの映像を見ることも可能になった。

しかし間違えてはならないことは、決して個人の能力が IT によって高められたわけではないということである。以前には考えられなかったような活動が、IT の進歩と普及により可能になり、日々その恩恵にあずかっていると、いつしか根拠のない自信や万能感を抱くようになりがちである。

アメリカにはペンシルバニア州を中心に、20 万人近くのアーミッシュと呼ばれる人びとが暮らしている。彼らはキリスト教再洗礼派の一派に属し、厳格な規則を守りながら、今も 18 世紀頃と同じような生活をしているという。質素な服装を身にまとい、電気やガスも使用せず、移動には馬車を使う。家には電話機もなく、通信手段は屋外に設置された電話だけであり、まさに IT 革命とは無縁の生活を送っていると言っていいだろう。現代的な医療もほとんど受けず、外部への積極的な伝道活動も行っていないにもかかわらず、アーミッシュの共同体は栄え、人口は増加傾向にあるという。

かたや日本では、最新の IT 機器に囲まれた生活を送っているが、ネットいじめ、ネット依存症、ケータイ依存症、パソコン依存症などの社会問題が表面化してきているのも事実である。個人の利便性を高めるために利用していたはずの IT 機器やシステムに、いつの間にか巻き込まれ、逆に個人の生活がおびやかされるような事態になってはいないだろうか。現代日本において、IT と無縁の生活を送ることは既に困難となっている。しかし、アーミッシュがなぜ文明の利器を拒んだ生活を今も続けているのか、豊かな生活とはいったい何であろうか、といった問いに対して、今こそ私たちは正面から向き合う必要があるのではないだろうか。

1. 事例と事例性

A.「事例」ということ

「事例」という言葉を耳にすれば、どんなことを思い浮かべるだろうか。社会福祉の領域であれば、認知症の高齢者、偏見に苦しむ障害者、虐待されている児童、経済苦にある困窮者など、社会生活を営んでいく上で何らかの問題を抱えた存在を思い浮かべる人が多いのではないだろうか。あるいは上記の人たちが抱える生活上の問題そのものを連想する人も多いかもしれない。何らかの生活上の問題を抱えている人や問題そのものは、「事例」を形成する重要な要素であることは間違いない。他にイメージすることはあるだろうか。

尾崎新は、援助の対象となるクライエントの生育史、生活条件、問題の内容、問題の緊急性、また関連する施設の条件や社会資源の状況などを含む社会的条件も「事例」の重要な要素であることを認めつつも、事例検討の中心的対象は援助関係であり、その変化であると指摘する[1]。援助の対象となる利用者とその利用者が抱える問題に焦点が合わせられがちであるが、援助者が利用者にどのようにかかわったかということも、「事例」の大切な要素であることを指摘しているのである。この指摘は、援助サービスの利用者を援助の対象者と規定するタイプのいわゆる「事例分析」への批判性をも含むと同時に、援助者が利用者へとどのようにかかわり、それによりどのような変化が現れているのか、といったことを中心に援助者自身の多面的な自己理解をも促すものとなっている。援助活動が援助関係の中で展開される営みである以上、援助関係を「事例」の中心的対象とすることは、ある意味では当然のことである。そして、この当然すぎることを自明性の中に埋もれさせてしまい、不問のままにしがちになってしまうことも、よく見かけられることである。この不問のままに援助の前提にしてしまいがちなことを、掘り起こし問い直すことは、援助活動を進めていく上での基礎にあたることであり、それを具体的な「事例」検討において吟味することは、援助者自身の基本的援助姿勢・態度を磨いていくことにもつながる。

B. 「事例性」について

　ところで、精神医療の分野で「事例性」[2]ということが指摘されているが、これは「ある人がなぜ、誰によって、いつ事例となったか」[3]ということを含めた考え方である。「事例性」とは、援助を受けている当事者だけを言うのではなく、当事者が抱えている困難や問題を、援助の必要な事柄として認め、必要があれば当の本人にそれを伝えたり、自ら援助の手を差し伸べる存在（具体的には家族、友人、近隣の人など）や、第三者としての援助者の存在も含まれる。「事例性」を形成する当事者の一角を占める援助者という考え方の中には、先に指摘した事例の中心的対象は援助関係である、といった主張と重なり合う部分があるといえるだろう。そうであるならば、援助者としてのかかわり方が「事例」や「事例性」を検討する際には、少なくとも重要なキー・ポイントになることは間違いないだろう。

2. 事例分析から事例研究へ

A. 事例分析における「分析」と「説明」

　事例を検討するに当たって、検討する者が援助者を志す学生であれ、現場での援助活動に携わる援助者であれ、あるいは援助活動の研究者であれ、事例に臨む態度を大別すると2つに分けられることを確認しておきたい。

　1つ目は、事例における中心的対象への一方向的なかかわりに基づいて、それを分析し、説明するという態度である[4]。事例においてその中心的対象（たとえば援助サービスの利用者）を分析し、説明するということは、文字通りに捉えれば、現実としてこの社会の中で生きている生身の存在としての人間は、それぞれの違いはあるにしても主体的に、個別的に、そして部分的には分解できない全体的存在として生活しているにもかかわらず、「いかなる全体をも諸部分に分離ないし分解＝分析」し、過去の経験やすでに取得した理論的分析による一般化のための1つの対象にしてしまうことである。こうした事例検討をする側の態度は、直接か間接かは問わず、いわゆる「事例分析」と呼ばれている類いのものの中の多くに表わされており、結果として分析の対象は、援助を受ける被援助者か、そこに関連する諸状況、事柄に集中する。援助関係や援助者のかかわり方に関心が向け

分析
analysis; a separating or
braking up any whole
into its parts.

説明
explain; to make plain
（平らにする、一般化する）.

159

られることもあるが、それはあくまでも被援助者に付随する事柄としてか、被援助者、援助者、援助関係といったように、それぞれを分断した後に再び全体を構成する一要件として焦点化されるにとどまる。

B. 事例研究における「了解」と「記述」

これに対して、もう１つ別の態度は、援助関係という相互的なかかわりに基づいて、事例における中心的対象を了解し、記述するという態度である[5]。ここでの「了解」と「記述」ということは、援助者が援助サービスの利用者との生きた援助関係の真只中に立ち、利用者との関係を共感的に生きようとすることによって、その関係のさまざまな力をその都度発見し、その発見を通して援助者自らのかかわり方や、利用者の抱えている現実が改めて見えてくるということを意味するのである。尾崎による、事例検討の中心的主題は援助関係とその変化であるという指摘は、この了解と記述ということと大きくオーバーラップする事象であるといってもよいだろう。事例の中にさまざまな形で現れてくる諸事象を、被援助者、援助者、援助関係と別個のものとして分離して捉える分析的態度以前に、生きた全体的現実としての援助関係や利用者の個別性・主体性をそのままにまるごと捉えていこうとする事例検討の態度は、援助者による個別化の態度や生起している現実をそのままに引き受けていこうとする受容的態度とも通底し合うものである。

事例検討に際しての対照的な以上の２つの態度は、互いに対立し、排斥し合うような関係にあるということではなく、後者のより包括的ないわば「事例研究」の中に、前者の「事例分析」の態度を局面的に適切に位置づけ活用することによって、より実り豊かな「事例研究」へと展開していける可能性を持つものであるといってよいだろう。こうした捉え方を踏まえ、改めて包括的な事例研究の基本的な視点を見ていこう。

3. 事例研究の二面性

A. 事例研究と一般性

一般的には、事例研究とは、「社会科学系の学問分野で、少数の具体的

了解
understand; to stand among, to have a sympathetic rapport with.

記述
description; a marking out（輪郭・特徴づける）.

事例について深く詳細に研究し一般的な原理を探る研究方法」[6]のことをいう。社会福祉全般の援助活動を含めた援助に関する事例研究も、こうした理解の仕方を基本に、理論と実践の橋渡しとして事例研究を捉えている場合が多い。個々の事例から導き出され明確化された問題や援助方法を基に、問題や方法の一般化を図る帰納的アプローチがその中に含まれることは明らかである。事例研究の積み重ねの中から、援助に関する一般的見解や理論を導き出すことが大きな目的となるのである。しかしながら援助の問題を考えるに当たって、一般的見解や理論を導き出すことだけで終わりというわけではない。一般化された問題や援助方法の中から導き出された見解や理論から、今度は個々の事例を見ていく視点や目の付け所を養うといった意味の演繹的アプローチも含まれる。このように、個別から一般へ、そして一般から個別へ、という形で理論と実践を結びつけ研究を積み重ねていくというスタイルをとるのが、上述した一般的な事例研究の特徴といえよう。そして、前節で触れた事例分析は、この意味での事例研究の系列に属するものである。

帰納的アプローチ

演繹的アプローチ

　ここで注目しておきたいことは、この意味での事例研究は確かに、個々の事例から出発し、個々の事例へのフィードバックへという形態を少なくとも取っているのだが、大切にしているところが個々の事例の違いそのものよりも、事例の中における共通性や類型性、一般性であるということである。なぜこのような意味での事例研究においては積み重ねが大切なのかというと、事例研究において多くの生活問題や援助方法を明確化して、それらの共通性や一般性を見出すことが可能となり、それらを類型的に他の個別の事例へと当てはめていく際にも信頼性が高くなるからである。こうした試みは重要なことであるし、その価値が認められてきたからこそ、事例研究の意義もゆるぎないものとなっているのであろう。

B. 事例研究と個別性

　しかし筆者はここで、事例研究における事例や事例性の違う側面にも目を向けておきたい。たとえば内科医として地域医療に取り組む徳永進は次のように言う[7]。「医療現場で働きながら感じたことがある。医療に限らず、それは〈現場〉というものが持っている本質なのだが、〈現場という所には、すでにできあがっている正しい答えというものはない〉ということだった。それはかくあるべきだ、というふうに一般化できない事情というものをそれぞれの患者や家族や医療者が持ち合わせていて、単純でないからだ。およそのパターンはあるとしても、あくまでひとつひとつの症例

が独特で、それぞれの症例にそれぞれの答えがあるにすぎないと考えるべきだと思った」。個々の症例や事例は、それぞれが大小の差はあるものの、それぞれがユニークで独自の存在であることが前提であるため、医療者が診断‐治療という名目の下に患者や家族を一般化して捉えようとしてもそれは不可能である。そればかりか、医療者側もユニークな存在であるがために、治療法の変化や新薬の出現といった医学上の進歩や変化、さらには医療者である以前の、1人の生きた存在としての生活者といった側面の影響が、患者や家族と接するときに生じるのは、考えてみれば当然のことである。

「個々の事情」とは、患者やその家族、そして医療者が双方にそれぞれの状況の中で抱えている事柄なのである。対象となる患者や利用者、クライエントのユニークさや独自性を、あくまでもそのユニークさや独自性そのままに理解し、治療や援助活動の柱にしていこうという態度は、従来援助領域や分野の違いはあっても、援助者の個別化の態度として重要視されてきた。つまりそれは、「個別から一般へ」「一般から個別へ」といった"フィルター"を通さずに、あくまでも、個別を個別のままに把握し援助していこうという姿勢をいうのである。

C. サービス利用者のユニークさと援助者の基本的態度

対象となる患者や福祉サービスの利用者の個別性を大切にすることは、繰り返しになるが、そのユニークさ、独自性、一回性、初めて性[8]を援助者がしっかりと見極め、ときによっては見守り、その事例から学んでいこうという、言ってみれば「臨床からの知」[9]を土台にした、援助者側の基本姿勢が絶えず問われていることを意味する。

事例研究の「事例」に相当する英語の case という言葉は、「ある種類を代表する事実・事件・状況を意味する一般的な語である」[10]という語義からすれば、先に示した帰納的アプローチと演繹的アプローチからなる事例分析における事例の意味と合致する。ところが、case の使用法に注目してみると、in any case（事情はどうあろうとも、どうあろうとも、どのみち）、in case of（～の場合には、～の際には）などを中心に、そこに登場する主体の臨機応変の態度を暗に要請するようなものが非常に多くなる。これはその場や事情、状況の予測できないユニークさや個別性に遭遇したときに、さあ、あなたならどうする、といった主体の心構えや姿勢を問っている、そんなことをも想定させる使用法である。英語の言葉の意味に必要以上に拘泥するつもりは毛頭ないが、事例研究というときに、あまり注

ユニークさ

独自性

一回性

初めて性

臨床からの知
studies derived from
clinical experience
2節で触れた、了解と記述を中心に添えた事例検討のあり方に対応する。

目はされてはいないものの、研究者や援助者の姿勢や態度がその都度問われるような側面がそこには含まれていることを、筆者はここで注目しておきたい。そしてこのことは、より包括的な臨床研究における「臨床」の意義と意味を問い直し、再検討することとも関連することである。そこで次にその要点を示しておこう。

4. 臨床研究における「臨床」の意味

A. 領域・分野としての臨床

　臨床研究における「臨床」という言葉はそもそも、ベッドサイドにおいて患者をみることを意味するギリシャ語〈klinikōs〉に由来する英語〈clinical〉の訳語である。そして一般的には、援助および援助に関連する学問の領域や分野を示す「場」の概念として受けとめられている。さらに、そうした場の概念を前提にした援助行為そのものを示すときもある。医療や看護、心理臨床、福祉臨床、教育、司法などは、この意味での臨床領域・分野の代表格と言えよう。他方で、臨床医学、臨床看護学、臨床心理学、臨床社会学などは、臨床の場や援助行為を前提にした、あるいはそれらを研究対象にしたそれぞれの学問分野・領域である。

　臨床研究という場合も、一般的にはこの、場の概念を前提にした領域・分野としての臨床という考え方を基に展開される。それぞれの分野における臨床研究は、そのそれぞれの分野の専門性を確保しながら、それぞれに研究を進める。そして必要に応じて、他の分野との交流をも図る。この交流は、あくまでもそれぞれの専門性を前提にして、それを確保した上での交流・協力となる。他の分野との区別を前提に一線を画し、それぞれの専門性は保持されたままであるのが一般的である。それでは、それぞれの領域・分野内ではどうかというと、できる限り一般化を図ろうとする。もちろん各分野をさらに専門分化させて、それぞれの特殊性を主張することはあるが、基本的には分野内の一般化・共通理解を大切にする。

　たとえば、精神医学の分野における統合失調症という病気への治療をみてみよう。統合失調症のさまざまな特性の一般化を図り、一般性の高い診断－治療法を確立し、それを基に個々の患者・利用者の診断－治療に当たる。こういったスタイルはそれぞれの病気や疾患、障害の特性の違いにも

かかわらず、診断－治療のスタイルそのものは精神医学（療）、さらには医学（療）においても一貫しているし、求められもする。

B. 姿勢・態度としての臨床

臨床への知
studies intended for
clinical application
2節で触れた、事例検討
における分析と説明を中
心に展開される事例分析
のあり方に対応する。

これまで述べてきた通り、こういった一般性の原理の下に個々の事象への問題に当たるといった、言わば「臨床への知」[11]としての臨床研究は、精神医学（療）や医学一般に限らず、さまざまな臨床領域（医療、看護、社会福祉、心理臨床、教育、司法など）において重要視され、それぞれの分野の進歩や展開にも大いなる貢献を遂げてきた。しかし、こういったスタイル、個々の患者や利用者へと当てはめていくといった「臨床への知」が過度にそれぞれの現場で施行されるときに、たとえば当事者である患者や利用者から、次のような声[12]として跳ね返ってくることも少なくなかったのではないだろうか。「先生は先生の経験から私の病気をみている。たしかに、私と似た病気は多いでしょう。でも、この病気は私にとってははじめての苦しみなのです。そして、私はこの世でたった一人の私です。だから私の病気は一般論ではなおらないのです。私には先生の言われる言葉が他人事のように聞こえるし、私の言葉も先生に通じていないようです…。そのことがたまらなく私を不安にするのです」。

こういった当事者からの直接の声を聞くたびに痛感することは、臨床研究における「臨床」の違った意味にも目を向けていく必要があるのではないか、ということに尽きる。領域や分野といった「場」の概念としての臨床と、そこから発展してきた臨床研究の意義や貢献を決して否定するものではないが、「臨床」の原点に立ったときの意味合いには、苦しんでいる相手と「ともにいる」といった寄り添う側（援助者、治療者など）の基本的態度や基本的姿勢が含まれている。この援助者としての基本的な「姿勢・態度としての臨床」は、すでに「方法としての臨床」としてその重要性が指摘されている[13]。「方法としての臨床」は、狭い意味での領域や分野、場の概念に限定されることなく、むしろわれわれの身近なところでも大切なことである。

方法としての臨床
➡第6巻『相談援助の基
盤と専門職』序章を参
照。

C. 方法としての臨床と生活

たとえば社会福祉の現場実習を終えた学生が次のような類いの報告[14]をすることは珍しくない。「私は、今回実習を体験して、将来ソーシャルワーカーになる、ならないとは関係なく、自分について学び、知ることの

大きなきっかけを得ることができました。私は、もっと普段の自分の生活を大事にしなくては、とつくづく思いました」。また、精神科病院でのソーシャルワーカーの実習でやっとの思いで担当の患者にかかわることのできた学生の「このことで、これからの私は人とかかわるということに、とっても自信がつきました」[15]という告白。

これらの報告や声は、援助の現場で生起する事象やそこでの体験が、その現場という場だけに限定されるものではなく、言ってみれば、われわれ生活者の現場である生活世界へ向けて発信していける可能性を十分持っている。さらに、援助者は、さまざまな人の日常生活での他の人とのかかわり方や地域で生活する者のあり方から、特に基本的態度や姿勢という点では多くを学べる可能性があることを意味する。ソーシャルワーカーという援助者であれば、こういった側面に、人一倍感受性豊かである必要があり、自分自身の「方法としての臨床」を洗練させていく必要があるのではないだろうか。領域や分野の特殊性と専門性を守り、地道に積み上げていく「臨床への知」としての臨床研究とともに、「方法としての臨床」を問い続ける臨床研究の必要性を主張するのはこういった理由からである。援助の対象となる患者や利用者、クライエントと呼ばれる人たちのユニークさ、独自性、一回性、初めて性などをあるがままにそのままに把握していく「臨床からの知」としての事例研究をより実り豊かにしていくためにも、対象となる人たち一人ひとりの"存在としての次元"に触れ、かかわり、「ともに生きる」援助者としての基本姿勢・態度を問う「方法としての臨床」研究を展開させていく必要があるのは明確である。

生活世界
lebens weld

5. 事例検討の意義・目的と留意点

これまでみてきたことを踏まえながら、事例検討の意義・目的と主な留意点を整理しておこう。

1つ目として、何といっても大切なことは、事例を検討することによって、より適切な援助実践へと結びつけることである。援助活動における主人公は、援助サービスを受ける利用者である。この利用者のニーズに見合った適切な援助は、さまざまな角度から援助活動を検討していくことによって実現される。

2つ目は、第1の点とも密接に結びつくことであるが、援助者を育てる

こと、あるいはよりよい援助者を育てるための訓練として、事例検討を位置づけることである。よりよい援助者を育てていかなければ、適切な援助をも展開していくことは難しいのである。

3つ目は、上記の2点を実現していくためにも、援助関係に注目し、援助関係におけるどのようなやり取りが変化をもたらすものなのか明確にしておくことが大切になる。なぜならば、いかなる援助活動も援助関係の中で繰り広げられることであるから。そして他者に開かれた援助者の基本的態度・姿勢である「方法としての臨床」に磨きをかけていくことが大切なのである。

こうした事例検討の意義と目的に即して、岩間伸之はより細かくその留意点として以下のように整理している(16)。

①事例を深める、②実践を追体験する、③援助を向上させる、④援助の原則を導き出す、⑤実践を評価する、⑥連携のための援助観や援助方針を形成する、⑦援助者を育てる、⑧組織を育てる。

この8項目をあえて先に挙げた3点と対照させてみると、①②③⑤は、1点目と密接に関連している。④⑥⑦⑧は、2点目と重なる点が多い。3点目の援助関係と直接結びつくような項目はないが、すべての項目は援助関係を前提としていることは間違いないだろう。これから事例検討を展開する際には、援助関係そのものを主題化し、援助関係のあり方から利用者の変化、そして援助者の工夫、感情の相互交流、社会資源の生かし方などを検討していくことがより求められてくるのではないだろうか。

注)

(1) 尾崎新『社会福祉援助技術演習』誠信書房，1992，pp.135-136.
(2) 加藤正明『社会と精神病理』弘文堂，1976，p.134.
(3) 前掲書 (2)，p.134.
(4) 足立叡・佐藤俊一・平岡蕃編『ソーシャル・ケースワーク―対人援助の臨床福祉学』中央法規出版，1996，p.203.
(5) 前掲書 (4)，p.204.
(6) 梅棹他監修『講談社カラー版日本語大辞典（第2版）』講談社，2000，p.658.
(7) 徳永進『死の中の笑み』ゆみる出版，1982，pp.267-268.
(8) 前掲書 (7)，p.268.
(9) 特にこの英語表記は (11) と比較してみると理解しやすい.
    佐藤俊一「社会福祉実習学の試み―〈臨床への学〉から〈臨床からの学〉へ」『淑徳大学社会学部研究紀要』第37号，2003.
(10) 『ランダムハウス英和大辞典（パーソナル版）』小学館，1984，p.400.
(11) 前掲論文 (9).
(12) 尾崎新「病いと癒しのあいだ」『季刊パテーマ』6号，ゆみる出版，1983，p.132.
(13) 柳澤孝主「社会福祉にとっての〈臨床〉の意味」『現代のエスプリ・臨床心理福祉学（452号）』至文堂，2005.
(14) 前掲書 (4)，pp.196-197.

(15) 早坂泰次郎編『〈関係性〉の人間学』川島書店，1994，pp.80-81.
(16) 岩間伸之『援助を深める事例研究の方法—対人援助のためのケースカンファレンス（第2版）』ミネルヴァ書房，2005，第1章第4節.

■理解を深めるための参考文献

● 原田隆司『震災を生き抜く—阪神・淡路大震災から 20 年』世界思想社，2016.
　阪神・淡路大震災におけるボランティア体験を経た社会学者の"援助観"が随所に綴られている。ソーシャルワークの原点を振り返る好機を提供してくれる。
● 坂野憲司・柳澤孝主編『臨床ソーシャルワーク事例集—精神保健福祉援助演習』福祉臨床シリーズ 3，弘文堂，2005.
　精神保健福祉の現場で活躍する援助者中心の事例集である。典型的な成功例だけではなく、むしろ成功とはいえない実践からの学びも大切にした事例が数多く掲載されているユニークな書である。
● 須藤八千代『ソーシャルワークの作業場—寿という街』誠信書房，2004.
　横浜寿町という生きた現場で活躍する、生きた事例をありのままに報告している著書である。相手から学ぶというソーシャルワーカーの基本的姿勢・態度をも問う著書である。

ジェネリックポイント

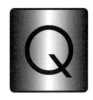

事例検討はどのような機会にどのような方法で展開されるのですか。

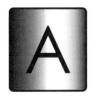

援助の経験がまだ浅い援助者が、現在進行形の事例をさまざまな角度から検討していくという方法で、援助のベテランの人から指導を受けるといった個人スーパービジョン。社会福祉の実習生が、自分の実習体験を他の実習体験者の前で発表し、質疑応答や感想を述べ合う中で実習体験の共有化、問題の明確化などを図るといった方法を展開させるグループ・スーパービジョン。ある事例をソーシャルワーカー、医師、保健師、介護福祉士、行政職などの専門職、場合によってはサービス利用者の家族も含めながら、多面的に問題を指摘し合ったり、連携・協働の仕方を確認し合うといった方法が展開されるケースカンファレンス（事例検討会）。これらが事例検討の代表的な機会であり、そこで繰り広げられる方法の一部を形成しているといえましょう。

コラム　「事例性」としての父の死

　私の父は、今から40数年前、病院で他界した。肝硬変だった。亡くなる数年前、くも膜下出血を患い、数ヵ月入院していた。父の晩年は、大病の連続だったといってもよいだろう。特に後者の肝硬変が発覚したときは、私は大学を目指し浪人生活を続けている最中だったので、印象深いこと、というよりも「ああすればよかった」と後悔することや、「ここは残された家族から非難されても仕方がない」ということばかりが残っている。特に母から「あのとき、お父さんに病名を知らせなかったことがよかったのかどうか」といった言葉を聞くたびに、「親父の気弱で気の小さい性格を考えれば、仕方なかった」と答えてきた。しかし、私自身も確信を持って答えているわけではなく、むしろ母への言葉は自分自身にも言い聞かせているというこの現実に直面させられ、たじろぎ戸惑ってもいるのである。また、「お父さんに十分なことがやれなかった」という母の言葉に「親父はおふくろの苦労を十分にわかっていた。これ以上苦労かけては申し訳ないと思いつつ、早く死んでくれたんだ」と労いのつもりでいった言葉に、母はほっとしたと同時に、不審の気持ちを私に向け続けてもいる。父が闘病の末亡くなったとき、受験を控えた私自身の心の片隅にほっとした気持ちがあったことも否定できない。父を亡くしたことの後悔や心残り、後ろめたさ、母からそれとなく突きつけられる不審の念は、「事例性」のかけらとして今も私の中に生きつづけている。このかけらは、否定的に私自身を責めるばかりではない。援助者を目指す1人の学生とかかわる際は、悔いのない働きかけを指示する羅針盤の機能を果たしてもいる。かつての私のフィールドでは、生身の人間である病人に精一杯かかわるよう、戒めとも教訓ともつかない言葉となって表れてきた。父の死をきっかけに、ターミナルケアの本を読み続け、それをライフワークとする決心もした。20数年の中断の後、在宅のターミナルケア研究に取り組みたいと、現役の医療ソーシャルワーカーが大学院生として私の勤務する大学の研究室に通いつづけた。この学生とのかかわりの中にも、「事例性」のかけらとしての父の死が現れていたのかもしれない。

第11章 相談援助の実際

1

ごみ屋敷に暮らす独居高齢者の事例をもとに、
セルフ・ネグレクト状態にある高齢者の問題性と、
その支援方法について考える。

2

社会的排除（社会的包摂）、児童虐待、家庭内暴力、
ホームレスといった危機状況にある事例の他に、
権利擁護活動やセルフ・ヘルプ・グループといった、
当事者主体の問題に関する相談援助の実際も取り上げる。

3

各事例の状況を把握するとともに、
援助者がサービス利用者にかかわる視点や、
社会資源の活用・他職種との協働などを
どのように行っているのかについて
理解を深めたい。

4

認知症に関する基礎知識を習得し、事例を通して、
自己決定やその人らしさの尊重、社会資源の活用、
セルフ・ヘルプ・グループへの参加など、
認知症のある高齢者とその家族に対する
支援のポイントについて理解を深める。

5

家庭内という密室性の高い
夫婦間暴力（DV）の被害者に対し、
どのように繋がり社会的な支援に結びつけるか
という点について、
関係機関や他職種との連携の実際から
理解を深めたい。

1. 権利擁護の事例

A. 救急搬送された、ごみ屋敷に暮らす独居高齢者

　本事例は、母が亡くなった事をきっかけに郷里に戻り、ごみ屋敷状態の中で犬2匹と暮らす判断能力低下が疑われる男性独居高齢者の事例である。

本人の状況
- 70代後半。男性。3人兄弟の長男で一人暮らし。工業高校卒業後に上京し、主に工作機械の運搬を行う運送関係の仕事をしながら生活してきた。
- 結婚歴はない。実家に戻ってくることはほとんどなく、10年前に母親が亡くなったのを機会に郷里にUターンし、現在は実家に犬二匹と生活をしている。住居は、通りに面した一軒家で老朽化が進んでいる。
- 家の周辺や室内にモノがあふれ、道路に沿って物が積み上げられている。たびたび物が道路に散乱し、市役所から片づけるように指導されている。

身体の状況
　福祉サービスは利用していないが、認知症が疑われている。糖尿病と心不全の持病がある。

親族の状況
　実家の両親と兄弟はすでに亡くなっている。これまで親戚付き合いもほとんどなく、現在は町内にいとこ（すでに亡くなっている）の妻がいるだけで頼れる関係ではない。

支援機関
　行政、地域包括支援センター、保健所、社会福祉協議会、民生委員

---

[1] 劣悪な住環境と支援拒否

民生委員
厚生労働大臣から委嘱され、それぞれの地域において、常に住民の立場に立って相談に応じ、必要な援助を行い、社会福祉の増進に努める。民生委員は、「児童委員」を兼ねている。

地域包括支援センター
2005（平成17）年の介護保険法改正で定められ、地域住民の保健・福祉・医療の向上、虐待防止、介護予防マネジメントなどを総合的に行う機関で、各区市町村に設置される。センターには、保健師、社会福祉士、主任ケアマネジャーが置かれ、専門性を生かして相互連携しながら業務にあたる。

- 本人は、母が亡くなったことと、身体的な衰えを感じ10年前に実家に戻ってきた。住居は、いわゆる "ごみ屋敷" の状態である。玄関、居間、台所、浴室等にカラの弁当容器やペットボトル、雑誌、古新聞などが積み上がっている。特に、玄関は犬の糞で足の踏み場がない状態である。

- 家の外にも物が積み上げられている。本人が朝早く、近くのごみ集積所から物を集めてきており、近隣から苦情が出ている。それらが度々崩れて、そのたびに市役所から片づけるようにと指導されている。しかし、「これらは皆価値があり、要るものばかりである。修理をすればまだまだ使える。体が元気になったら片付けるつもりだ」と聞く耳を持たない。

- 本人は糖尿病と心不全の持病があり、たびたび救急搬送をされている。その都度入院せずに自宅に戻る。しかし、民生委員から連絡を受けて地域包括支援センターの職員が訪問した際には、「困っていることは何も

ない。ほっといてくれ」と激しい口調で追い返した。

[2] 見守り支援と救急搬送

- 市役所の高齢者福祉課が中心となり、「困難事例検討会」を開催した。民生委員、地域包括支援センター、社会福祉協議会、保健所、清掃事務所、自治会が出席し、これまでのそれぞれのかかわりについて情報共有を行った。この会議の内容を受けて、地域包括支援センターと民生委員で緩やかな見守り・安否確認を続けてきた。
- 台風で窓が破損して途方に暮れている時に、通りかかった地域包括支援センターの男性職員が修理を手伝ったことから、この男性職員には話をするようになっている。先日、本人が玄関先で倒れているのを隣人が発見し救急搬送され、そのまま入院となった。翌日、この男性職員が病院に駆けつけ、本格的な支援が開始された。
- 本人の意識はもうろうとしており、医師からは長期入院になるかもしれないと言われている。救急搬送時には高額の現金を身に着けており、病院から金銭管理が求められている。
- 本人意思が確認できず、今後長期入院が見込まれることから、いとこの妻に支援をお願いしたが、「これまで散々嫌な思いをしてきた、かかわりをもちたくない」と支援を拒否されてしまった。ただし、犬の世話だけは一時的に引き受けてもらうことができた。
- 現在、転院の手続き、当面の自宅管理や金銭管理、将来的に犬の世話などを担うキーパーソンとなる人物がいない状況である。

B. 行政指導と支援拒否

　国立社会保障・人口問題研究所の将来推計によれば、2040年に向けて世帯の単身化と高齢化が進むとされ、高齢世帯の40％が一人暮らしとなる。このような中、介護や医療など必要な支援を拒否したり、ごみをため込んだりする「セルフ・ネグレクト」の高齢者の問題が指摘されている。

　本事例は、判断能力の低下が疑われる男性独居高齢者の事例である。この間、行政が荷物を片づけるように再三指導しているが解決には至っていない。本人は、認知症が疑われ糖尿病と心不全の持病があり、地域包括支援センターや民生委員がかかわろうとしてきたが拒否されてきた経緯がある。現在は、緊急入院となり、本人意思が確認できないなか、今後の治療方針や身上監護を考えていくうえでキーパーソンがいない状態である。そして、健康に悪影響を及ぼす状態を発見しにくくし、より悪化させてしま

国立社会保障・人口問題研究所
厚生労働省の施設等機関で、人口研究・社会保障研究はもとより、人口・経済・社会保障の相互関連についての調査研究を通じて、福祉国家に関する研究と行政を橋渡しし、国民の福祉の向上に寄与することを目的とする。

った要因として、本人による支援の「拒否」がある。

C. 深刻化するセルフ・ネグレクト

ネグレクト
怠慢もしくは無視、看過、ないがしろにするなどの意味を表す英語の名詞・動詞である。日本では育児放棄を指す概念として専ら使われてきた。同様に介護や養育を必要とする高齢者や傷病者、障害者などに対して、適切な衣食住を提供することを行わず、放置・遺棄することもネグレクトと称されている。

セルフ・ネグレクト
身の回りのことができなくなり、支援を拒否したり、ゴミをためて不衛生なまま暮らしたりして心身の健康が脅かされる状態。認知症や精神疾患などによる判断力の低下や親しい人との死別、生活苦などが背景にある。

孤立死
社会から孤立した状態で亡くなり、長期間気づかれないこと。独居高齢者や老老介護世帯だけでなく、若年層の家族がいる世帯や生活困窮世帯でも起こっている。

セルフ・ネグレクト状態にある高齢者に関する調査
平成22年度内閣府経済社会総合研究所委託事業「セルフ・ネグレクト状態にある高齢者に関する調査—幸福度の視点から」報告書のこと。

セルフ・ネグレクトの高齢者に関する報告書2011年報告書
「セルフ・ネグレクトに対応する介入プログラムの開発と地域ケアシステムモデルの構築」2008〜2010年度科学研究費補助金（基礎研究（B））研究成果報告書のこと。

　ネグレクトは、「他者、例えば親、ケア提供者などによる世話の放棄・放任」である。それに対しセルフ・ネグレクトは、「自己放任」、つまり「自分自身による世話の放棄・放任」を指すものである。セルフ・ネグレクトの状態とは、本事例のようないわゆる「ゴミ屋敷」や多数の動物の放し飼いなどにより極端に家屋が不衛生な状態、本人の著しく不潔な状態などがある。また家屋は不衛生ではなくても、医療やサービスの継続的な拒否や食事をとらないことなどにより、健康に悪影響を及ぼすような状態に陥る場合も該当する。これは最悪の場合、「孤立死」につながることもある。

　2010（平成22）年度に内閣府が行った「セルフ・ネグレクト状態にある高齢者に関する調査」によれば、全国でセルフ・ネグレクト状態にある高齢者は約1万人と推計されている。海外の調査では、高齢者の約9％がセルフ・ネグレクト状態であったという報告がされていることからすると、わが国の実数はさらに多いものと思われる。

　さらにこの調査では、1年以内の死亡リスクについてもふれており、セルフ・ネグレクト状態にある高齢者は、セルフ・ネグレクト状態にない高齢者に比べて、そのリスクは5.82倍であると報告されている。このように見てくると、セルフ・ネグレクト問題は、「個人の責任」や「個人の問題」ばかりとは言い切れず、その問題の特性から潜在化していないだけに大きな社会的問題であると言える。

　現在、日本において「セルフ・ネグレクトに関する法的な定義は存在していない」[1]とされている。2011（平成23）年に出されたセルフ・ネグレクトの高齢者に関する報告書によれば、専門職による支援が必要であると認識するセルフ・ネグレクト状態の因子として次の6因子が指摘されている。

　①「不潔で悪臭のある身体」、②「不衛生な住環境」、③「生命を脅かす治療やケアの放置」、④「奇異に見える生活状況」、⑤「不適当な金銭・財産管理」、⑥「地域の中での孤立」の6因子である。ここで指摘されている②「不衛生な住環境」が「ゴミ屋敷」に該当し、ここにさらに③「生命を脅かす治療やケアの放置」や⑥「地域の中での孤立」が加わってくると、より一層セルフ・ネグレクトを悪化させるものとなる。

　基本的な視点に立ち返って考えてみるならば、ネグレクトとセルフ・ネ

グレクトは、他者によるものか、自分自身によるものかという違いはあるものの、どちらも「自己の心身の安全や健康が脅かされる状態に陥る」ということで、人権が侵害されている点では同じであり、これらはそれぞれ深刻な問題を抱えており、他者による介入が必要な状況である。

D. ソーシャルワーカーのかかわり・支援の判断基準

セルフ・ネグレクト状態にある本人は、自らを客観視することは難しく、本事例のように「何も困っていない」「ほっといてくれ」と言い、命に関わるリスクが高くても自ら支援を拒否することが多い。

セルフ・ネグレクト状態へ支援者が介入を行うかどうかの判断基準として、次の2点が重要である。

①自分で自己の権利利益が護れない状態になっているかどうか？護れない状態となっているならば、本人の権利を護るための介入が必要とされる。
②本人の生活の在り様が公共の福祉に反していないかどうか？法に反したり、他者から苦情が出ている状況であれば、対応が求められる。本事例の場合、道路に家電などが崩れて近隣の住民より苦情が出され、市役所より行政指導が度々出されていることから、介入が必要と判断される。

また、認知症者や精神疾患などによって「支援を求める力が低下」している場合には、「自己責任」などと捉えることなくその状態を見逃さず、低下した「支援を求める力」を補うかかわりが必要とされる。

さらに、セルフ・ネグレクト状態にある本人は、「支援を受け入れる力を失っている」状態にある場合もある。窓が破損し途方に暮れていた本人に手伝いを申し入れ、自然に関係性を築いた地域包括支援センター職員のアプローチの仕方からは、学ぶべき点が多い。

ここで、本人に関する課題を改めて整理してみると、
①荷物が整理しきれず「ゴミ屋敷」の様相を呈していること
②ゴミ集積所から粗大ごみを収集していること
③荷物が度々崩れて近隣より苦情が挙がっていること
④疾病があり医療や福祉サービスの必要性があること
⑤支援に対する拒否があること
⑥犬の適切な飼育（狂犬病予防等）が保たれていないこと
⑦金銭の自己管理が困難となっていること
⑧今後の生活のあり方について意思確認が困難となっていること
⑨今後支援を行っていくにあたってキーパーソンが不在であること

これらの課題に取り組んでいくにあたって、特に注目したいのは、高齢

行政指導
行政指導には法的な拘束力はなく、これに従わなかったとしても何ら罰則を科されることはないとされている。しかし、それではごみ屋敷を結局放置することとなり、周辺住民の生活環境が害されたままとなり適切ではないということから、行政指導で根気強く交渉を重ねていく取組みの一方で、一部の自治体（足立区や大阪市）では条例によって解決を図ろうとする動きもみられる。

アプローチ
「見守り」は「見張り」ではなく、見守りを継続することによりセルフ・ネグレクトの予防や悪化につながるものである。その積み重ねがあったからこそ、窓が破損し途方に暮れていた時に、本人が受け入れられる小さな支援からかかわることができたのである。

■■■■■■■■■■

情報収集
ここでの情報収集内容と
しては、現在起きている
ことの背景や要因につい
て、基本的な生活の継続
における緊急性などの判
断、判断力の低下の状況
についてなどが想定され
る。

者福祉課が中心となって開催した「困難事例検討会」である。このような
ケースに対して、福祉部署のみでなく保健所、清掃事務所、自治会といっ
た幅広い関係機関を一堂に会して会議を開いたことは重要である。そして、
そこで行う情報収集はケースを理解するうえで非常に貴重である。

E. 本人にとっては"ごみ"ではない

　本人宅は、家の中も外も多くの荷物であふれ、さらに粗大ごみを収集し、
それらが度々崩れ、道路に散乱している。本人は「すべて必要なもの」と
言っているが、近隣からは苦情が寄せられている。このような場合、第三
者がごみを処分することは可能なのだろうか。

　一般的に、支援者が本人の意思に反して、ごみを処分することはできな
い。

　本事例のように、ごみの山が崩壊し、本人や近隣住民の生命や身体に重
大な被害が予想される場合には、緊急避難、正当防衛のために、本人の意
思に関係なく、支援者がごみを片づけることが正当な行為とされることも
あるが、それが認められる場合にも要件はかなり厳しいものとされている。

　一方、この事例では、本人に対し、市役所から片づけの指示が出されて
おり、本人は「すべて要る物ばかりだ。体が元気になったら片付ける」と
片づけの意思を示している。第三者からみて、"ごみ"としか形容できな
い物であったとしても、本人にとっては"ごみ"ではないのである。

　したがって、このような場合本人と関係性を構築しながら、本人の意思
を尊重しつつ、時間がかかったとしても了解を得ながら少しずつ荷物を整
理・片づけをしていくことが必要である。本人が「要るものばかりだ」と
いう背景には、それらが本人にとっての過去とのつながりであったり、本
人なりの自己防衛のためのバリケードであったりなどさまざまな意味合い
がある。そのように考えるならば、荷物整理は本人理解を進めていくうえ
で重要な意味をもった作業といえる。

F. 金銭管理・権利擁護について

　本人は、緊急入院となっているが、病院側より本人が所持している現金
等の管理が求められている。しかし、本人意思が確認できず、今後の医療
費の支払いもある。このような場合は、どういう方法が取れるのだろうか。

　一般的に、親族がいない高齢者で本人意思が確認できる場合には、本人
を金融機関に連れて行き本人自身に手続きをしてもらう。また、医療機関

によっては病院で金銭管理をサポートしてくれる場合もあり、その場合には本人が病院に依頼し、対応してもらうこととなる。

　本事例の場合、本人意思が確認できず、さらに親族がかかわりを拒否しており、本人にかかわるいずれかの支援機関が本人の金銭をはじめ貴重品を預かるなどの対応を検討しなければならないと考えられる。

　この場合、「事務管理」の考え方にもとづいて対応することができる。その際大事なことは、「預かった時の状態を変えない」ことである。なぜならば「事務管理」には代理権はなく、預かっている金銭から本人の入院費を支払うといった行為は行うことができない。なお、「事務管理」を行う場合には、預かる金額や内容について、複数の支援機関で把握・確認しておくことが重要である。

事務管理
義務がないのに他人のためにその事務を処理する行為をいう。

　さらに、本事例の場合、親族がかかわりを拒否し、医師からは長期入院が示唆されている。今後、入院の契約や転院の手続き、自宅の電気・水道といったライフラインの維持・管理なども見込まれるが、これらの手続きを行うキーパーソンがいない状況である。このようにキーパーソン不在で本人の判断能力が回復する見込みがない場合には、成年後見人の申立てを行い、後見人により本人の身上監護、金銭管理等を行っていく必要がある。

　本人申立てが困難で、また親族が申立てに協力してくれない場合には、市区町村長による申立てを行うこととなる。申立てから後見人選任までの期間は短くなってはいるものの、一定の時間を必要とする。しかし、後見人が選任される見通しが立つことにより、かかわっている支援機関が相互に協力しやすくなるという効果も期待できる。

注）
(1)　岸恵美子・滝沢香・吉岡幸子・小宮山恵美編『セルフ・ネグレクトの人への支援―ゴミ屋敷・サービス拒否・孤立事例への対応と予防』中央法規出版，2015，p.2.

▌理解を深めるための参考文献
●工藤哲『母の家がごみ屋敷―高齢者セルフ・ネグレクト問題』毎日新聞出版社，2018.
　近親者の死による生活意欲の衰え、老化による体力低下、認知症などで、身の回りのことができなくなるセルフ・ネグレクト（自己放任）の高齢者が増加している。実話をもとにその解決への道筋を探る。
●岸恵美子・滝沢香・吉岡幸子・小宮山恵美編『セルフ・ネグレクトの人への支援―ゴミ屋敷・サービス拒否・孤立事例への対応と予防』中央法規出版，2015.
　「人間関係のトラブル」「孤立」「貧困」「認知症」「精神疾患」など、セルフ・ネグレクトのリスクファクターが解説されている。支援・予防にあたって参考となる、地域

における先進的な取組みも紹介されている。

● 宮本節子『ソーシャルワーカーという仕事』ちくまプリマー新書，2013.
ソーシャルワーカーは、社会の中の居場所を見失った人を、支え育てて、暮らしてゆく環境を整える仕事。困っている事情、家族関係や社会関係は多岐にわたり、具体的な行動はさまざまである。その中で大切なことを考える。

 コラム　「事務管理」とは？

　民法では、突然倒れた人をたまたま目撃して助けるような行為を「事務管理」と言う。法律上、他人の事務をやる義務はないが、好意で他人の事務を始めるようなケースを指す。事務管理が成立すると、管理者には高度な注意義務（法律用語では「善管注意義務」と言う）が発生する。

　法律ではどのように定められているのだろうか？

民法697条　事務管理
1項　義務なく他人のために事務の管理を始めた者は、その事務の性質に従い、最も本人の利益に適合する方法によって、その事務の管理をしなければならない。
2項　管理者は、本人の意思を知っているとき、又はこれを推知することができるときは、その意思に従って事務管理をしなければならない。

　冒頭の例で説明するならば、倒れた人を発見して何もせずに立ち去ったとしても法律上は違法にはならない。しかし、仮に一旦心臓マッサージを始めた以上は、救急車が到着するか本人が意識を取り戻すかするまで、一生懸命心臓マッサージを続けなければならないということである。「時間がないのでここでやめます」などということは許されない。

　問題は、救助したことによって病状がより悪化したり、あるいは最悪の結果が出てしまったりした場合である。善意で始めた行為であっても、法律上事務管理をした人は、「無過失」が要求され、不注意で損害を与えてしまった場合は賠償しなければならない。

　事務管理というのは、善意の行為でありながら、報酬請求権もなく、逆に事務を行った人は結構重い責任を負うことになる。

2. 社会的排除の事例—ハンセン病患者に対する隔離政策の歴史から

A. 事例の概要

社会的排除とは「物質的・金銭的欠如のみならず、居住、教育、保健、社会サービス、就労などの多次元の領域において個人が排除され、社会的交流や社会参加さえも阻まれ、徐々に社会の周縁に追いやられていくこと」[1]、「人びとがもっと広い社会への十分な関与から遮断されている状態」[2]を指す概念である。

私たちの社会では、その生活において参加の機会から遠ざけられる状態におかれる人びとが存在する。そうした状態は社会の構造的な問題によって生じている。かつての日本社会では、ハンセン病を患った人びとが「隔離政策」によって国立療養所へと収容された。かれらの多くは家族・親族、地域社会との関係を断たれ、結果として社会参加の機会を著しく制限されることになった。

本事例は、大学のボランティアサークルで国立ハンセン病療養所訪問活動に参加した学生と療養所入所者とのかかわりを取り上げ、ハンセン病回復者が経験してきた社会的排除の深刻な影響について考察する。

B. ハンセン病回復者と社会的排除

Aは関東のキリスト教系大学の福祉学部に通い始めた1年生である。学内にボランティアサークルがあることを知り、自分にも何かできることを見つけたいとの思いで活動に参加することを決めた。このサークルでは、国立ハンセン病療養所内の礼拝堂を訪れ、そこに集う信徒（療養所入所者）との交流を図ってきた。初めてサークルを訪れた日、Aは先輩Bから活動内容の詳しい説明を受けることになった。

B：私たちのサークルでは、特別養護老人ホーム、障害者支援施設、重症心身障害児施設、国立ハンセン病療養所を訪問して、施設で暮らす方たちと交流する活動をしています。早速、今週土曜日に東村山市にある国立療養所多磨全生園を訪問します。Aさんは、ハンセン病について知っていることはありますか？

ハンセン病
「らい菌」に感染することで起こる病気であり、感染し、発病すると手足などの末梢神経が麻痺し、汗が出なくなったり、熱さや痛みを感じなくなる。皮膚にさまざまな病的な変化が生じることがある。かつては「らい病（Leprosy）」と呼ばれていたが、1873年に「らい菌」を発見したノルウェーの医師、ハンセンの名前をとって、「ハンセン病（Hansen's disease）」と呼ばれるようになった。

社会的排除（ソーシャル・エクスクルージョン）
social exclusion

Ａ：そうですね、高校生の頃に社会科の先生から、昔、ハンセン病という病気に罹った人たちが隔離収容された場所があって、そこで今も生活されている方たちがいる、ハンセン病は差別の対象になって患者さんも家族も大変な思いをして生きなければならなかった、という話を聞いたことがあります。ですが、自分にはあまり身近に感じられることではなかったので、そうなんだ、というくらいにしか聞いていませんでした。

Ｂ：そうだったんだ。私もこのサークルに参加するまではハンセン病のこと、療養所のことなんてまったく知らなかったの。けれども、実際に療養所を訪問して入所者の方たちとかかわるようになって、みなさんの人生が社会からの差別、偏見、排除によって大きく歪められてきてしまったことに気づいたの。それで、自分でもハンセン病の歴史について調べるようになったの。Ａさんも全生園を訪問すれば、きっと自分のなかで何かが大きく変わる体験をすると思います。そうだ、行く前の事前学習として、この本を読んでみてください。この小説、読みやすいから、あっという間に読んでしまうと思いますよ。

『あん』
ドリアン助川著、河瀨直美監督・脚本により2015年映画化。

そういってＢ先輩がＡに手渡してくれたのは『あん』というタイトルの本だった。著者はドリアン助川、そういえば、ついこの間まで映画が上映されていたことをＡは思い出した。自分が国立ハンセン病療養所を訪れることになるとは思っていなかったので、映画のことはまったく気に留めていなかった。まずは読んでみよう。そして、「ぜんしょうえん」とＢ先輩が言っていた療養所について調べてみよう、とＡは思った。

インターネットで「多磨全生園」をキーワード検索したところ、国立療養所多磨全生園のホームページが該当した。最寄駅からはバスで行くことができ、アクセスは良さそうだと思った。ホームページに掲載されている写真には、同じような形をした平屋の建物がいくつも並んでいた。Ａは「療養所」という場所がどのようなところなのか、どれくらいの人が今も生活をしているのか、知らないことばかりだった。ホームページの写真を見て、療養所の人たちはこの建物で生活をしているのだろうか、と思った。

らい予防法
ハンセン病患者を国立療養所に隔離収容する根拠となった法律。1907（明治40）年「浮浪患者」の取り締まりを対象とした「癩予防ニ関スル件」に始まり、1931（昭和6）年の在宅患者も含めて隔離収容を規定した「癩予防法」を経て、戦後の1953（昭和28）年「らい予防法」に至る。

Ａは先輩に借りた『あん』を一気に読み終えた。小説には、登場人物の１人であるハンセン病回復者の女性が若いころに発病し、療養所へと収容され、以後、療養所でずっと過ごしてきたこと、そうした歴史には「らい予防法」という法律が関係していたことが書かれていた。今度自分が会う人たちはとても大変な経験をしてきたのだと感じられ、緊張感が高まった。療養所の人たちと会ったら何を話せばよいのだろう、ちゃんと顔を見て話ができるのだろうか、否定的な感情が出てしまったらどうしよう、と

不安にもなっていた。

　訪問日の当日、Aはサークルの仲間と西武池袋線の清瀬駅で待ち合わせ、そこからバスに乗って全生園に向かった。しばらくすると緑に囲まれた一角が視界に入った。そこが全生園だった。バス停を降りて小道に入ると梅林があり、梅の季節になるととても綺麗なのだと先輩が教えてくれた。園内には鳥のさえずりのような音が終始流れていた。この音は「盲動鈴」といって視覚障害のある入所者のために流れているということだった。

　少し歩くとお寺が見え、その先の道を入ったところにサークルで訪問している礼拝堂があった。ここは「宗教地区」と呼ばれていて、寺、キリスト教会が集まっているところなのだという。礼拝堂に集まっている信徒の方たちと一緒に1時間ほど礼拝に参加したのち、隣接する茶話会所で皆さんとお茶を飲むことになった。

　それぞれが持ち寄った茶菓子や漬物を食べ、お茶を飲んだ。Aは緊張しながらも、入所者の方たちの明るさ、日常に関する何気ない会話のなかで、自分の祖父母に近いような居心地の良さを感じていた。ただ、一人ひとりの顔や曲がってしまっている指を目にしたとき、かれらに病気の後遺症があることを実感した。

　茶話会を終えると、AはB先輩と入所者のCさんという80代後半の男性のお宅にお邪魔することになった。B先輩はサークルに入って以来、Cさんとの親交を続けているということだった。Cさんは在日朝鮮・韓国人の方で、大きな声でよく笑う方だった。Cさんのお宅はAがインターネットで見た平屋の1つで、小さな庭があり、植物をいくつか育てているようだった。

C：Aさんは今日、初めてここに来たんだって？　ハンセン病のこと、よく勉強してきたのかい？　最初はおっかなびっくりだったろう。どんな人たちがいるのかってね。

A：はい。B先輩から本を借りて読んだり、インターネットで調べたりしてきましたが、初めて行くところなので、ずっと緊張していました。

C：私はね、在日朝鮮・韓国人なんだよ。うちの礼拝堂では私1人だけ。園内には何人かいるけれどね。両親は1920年代に日本に来て商売を始めてね、私は日本で生まれたの。16歳のときに発病して、ここに連れてこられたんだよ。私が収容されたのは1943（昭和18）年、その頃は1931（昭和6）年にできた「癩予防法」の時代で「強制収容」といってね、警察と保健所の職員が家に来て、そのまま療養所へ連れていかれたよ。昔はまだ病気が重い人たちがたくさんいて、入って1週間くらいはご飯が喉を

通らなかった。一緒の寮にいたおじさんがよく世話をしてくれてね、飯食わないと、元気でないぞって。色々気にかけてくれて、面倒みてくれたね。

入所して間もなく、病気が重い人たちが入っていた不自由舎で看護作業に従事するようになったんだよ。若いし、病状もそんなに重くなかったから、やってくれって頼まれてさ。病棟看護もやったね。あの当時は、患者が患者の面倒をみたり、園内のいろんな作業に従事したり、自分たちのことは自分たちでやらなければいけなかったんだ。今は、職員の人たちが生活全般にかかわっているけれどね。

療養所には入所者自治会が組織されて、戦争が終わってから、園内の生活があまりにも酷すぎるって、私らの先輩が法律の改正を求める運動を始めたんだ。強制的に収容するのはやめてほしい、退所を認めてほしいって。予防法にはね、患者を入所させる規定はあっても、病気が回復したら退所できるっていう規定はなかったんだよ。

1953（昭和28）年、「らい予防法闘争」といって、園内の作業を拒否して、ハンガーストライキもやった。それから国会議事堂まで行って座り込みをしてさ、私も参加したんだよ。みんな、自分たちの人権が無視されてきたっていう思いがあったから、ものすごい迫力だった。本人はもちろん、家族だって相当な差別を受けたんだからね。ハンガーストライキをしていた人のなかには倒れる人も出て、まさに自分たちの命をかけた闘いだった。

私たち入所者の訴えは、「附帯決議」という形で組み込まれた。ただ予防法は「らい予防法」として1953（昭和28）年に改正施行された。つまり、ハンセン病患者への隔離政策は続けられたということ。その後も、療養所の生活を少しでも良くするために厚生省に陳情に行ったんだよ。国民年金制度が施行された当初は私たち在日の入所者は対象ではなかったから、経済的差別の解消を求めて運動したんだ。

そうやって、この囲いの中から自分たちの生活や人生について必死で訴えて、改善につなげてきたんだ。1960年代頃には「軽快退所」といって、病状が良くなった入所者のなかで退所する人も出たんだ。治療薬によって症状が重症化せずに回復するようになったことも影響してね。けれども、法律上は退所を認める規定はないままだったし、退所しても自分がハンセン病患者だったこと、療養所にいたことを隠して生きなければいけないことは本当につらく苦しいことだったと思う。

療養所の中での暮らしについては、ある程度改善されたけれど、療養所を一歩出た社会は相変わらず、「ハンセン病患者」だった人間に厳しく、冷たかった。随分前になるけれど、駅前の商店に買い物にいったときにさ、この園から来てるって店の人がわかって、お釣りくれるとき、小皿にいれ

て突き出されることもあったよ。そういう経験をここにいる人たちはしてるんだよね。

　「らい予防法」は1996（平成8）年にようやく廃止された。けれども、私たちはもう年を取りすぎてしまった。若い時に出られたとしても、社会は私たちのような人間を受け入れてはくれなかった。学校で学ぶこと、職業を選ぶこと、仕事をすること、結婚すること、子どもを産み育てること、自分と同じ時代に生きた人たちが経験することを私たちはほとんどできなかったんだ。悔しい、っていう思いはあるよね。

　あなたたちのような若い人にとっては信じられない話をすると、療養所で結婚は認められたんだけれど、子どもを産むことは許されなかったんだ。子どもへの感染、産んだとしても育てることなどできない、そういう理由でね。それで男性は断種手術を受けさせられた。「パイプカット」って言って、本当に屈辱的なことだよ。妊娠が分かった場合には、女性が不妊手術を受けさせられた。お腹のなかの子どもの命を直に感じている女性にとっては、身体も心も傷つけられる、本当に残酷なことが行われていたんだよ。

　発病して療養所に収容されて、差別的な扱いを受けてきたことで自分を否定的にみるようになってしまって、「自己偏見」と私たちは言うんだけれど、自分で自分に偏見をもってしまうこともあるんだ。それだけこの病気に対する社会からの偏見や差別、療養所での生活は厳しかったということなんだよ。

　ちょっと一気にしゃべりすぎたかな。Aさん、今日初めて来たんだから、3人で園内を歩いてみようかね。

　AはCさんの口から語られた内容をすぐに受けとめることができなかった。自分の祖父母と同じくらいの年代の人が1つの病気に罹ったことで療養所という場所の中で生き続けなければならなかったという事実、命がけの闘いをしながらかれらはずっと声を上げてきたこと、それなのに、「らい予防法」が廃止されたのは1996（平成8）年、ついこの間だったこと。療養所には日本人だけではなく、Cさんのように在日朝鮮・韓国人の人たちも隔離収容されていたこと。子どもを産み育てることが許されなかったこと。知るきっかけ、機会はこれまでにもあったが、関心を持とうとしなかった。自分たちの歩んできた人生の一端を、今日初めて会った自分に一生懸命伝えてくださったCさんを前にして、Aは自分の気づきのなさを恥ずかしいと感じた。

　CさんはAとB先輩を連れて園内を案内してくれた。礼拝堂近くに築山があった。そこは「望郷台」と言われているのだよ、とCさんは教え

らい予防法の廃止
1996（平成8）年に「らい予防法の廃止に関する法律」が施行され「らい予防法」は廃止された。

てくれた。望郷台は入所者たちが土を盛って造ったもので、入所者たちは
ここに登ってもう帰ることのできない自分の故郷を思っていたのだという。
園内には入所者が生活している場所以外に、ショッピングセンター、喫茶
店、共同浴場、面会に来た人のための宿泊所などがあった。今では介護度
の重い方や認知症を患う方も増えてきて、そうした人たちは「センター」
と呼ばれる場所で介護を受けながら生活をしているということだった。

　Ｃさんは案内の最後に２人を「納骨堂」へ連れて行ってくれた。

Ｃ：この納骨堂はね、昭和10年に入所者が自分たちで建てたものでね、
その後古くなったこともあって、自分たちで募金活動をして入所者からお
金を集めて建て直したんだよ。「倶会一処」っていう文字が書いてあるで
しょう。これは仏教の言葉で「浄土でともに会う」という意味なんだけれ
ど、私たちにとっては「亡くなった後も、あの世でまた共に会おう」とい
う思いが込められている言葉なんだ。この病気に罹って、ここに連れてこ
られて、つらいこと、苦しいことはもちろん、楽しいこともみんなで経験
してきた。共に闘って、共に生きて。

　故郷とのつながりを失っている人も多いから、亡くなると園内のみんな
で見送ってね、この納骨堂に安置されるんだよ。亡くなってから家族や親
族が遺骨を引き取りに来ることはそれほど多くないんだ。だから、私たち
の先輩の多くはここに眠っているんだ。

　そういってＣさんは納骨堂に備えられている線香に火をつけ、ＡとＢ
先輩に渡してくれた。納骨堂の前で手を合わせたとき、Ａは入所者の歩
んできた歴史の重さをずしりと感じた。訪問する前にＢ先輩が言っていた、
かれらの人生が大きく歪められてしまった、ということの意味を少しだけ
理解することができた。法律と病気に対する差別によって家や地域社会か
ら排除された後、Ｃさんたちを療養所での隔離状態に留めていたものは、
自分も含めた社会の人々の関心の低さや気づきのなさではなかったのだろ
うか、とＡは思った。今日聞かせていただいた話をもう一度振り返って、
私にこれからできることをじっくりと考えてみよう、Ａはそう心に決めた。

Ｃ. 考察

　2018（平成30）年５月１日現在、全国13か所の国立ハンセン病療養所
の入所者数は1,333名、国立ハンセン病療養所は「主にハンセン病の後遺
症や、入所者の高齢化に伴う生活習慣病等に対する医療、介護を提供す

　事例の概要部分で述べたように、社会的排除とは社会的生活においてさまざまな参加の機会から遠ざけられる状態のことをいい、社会的排除の状況に陥ることで「将来の展望や選択肢をはく奪される」、「最悪の場合は、生きることそのものから排除される」といった可能性もある(4)。

　日本のハンセン病患者に対する隔離政策では、長期にわたる療養所への隔離収容の結果として、かれらの人生における展望や選択肢がはく奪されることになった。さらに、かれらが背負わなければならなかった困難に気づき、かれらにかかわった存在は非常に少なく、社会的孤立の状態は深まっていった。三本松は、私たちが「ときに意識しないふるまいの内に社会的排除に加担していることもありえる」として「気づきのない排除」を指摘する(5)。ボランティアに参加した学生AがCさんとのかかわりを通して考えるにいたった「自分も含めた社会の人びとの関心の低さや気づきのなさ」とは、ハンセン病回復者に対する「気づきのない排除」といえる。

　私たちの社会でハンセン病回復者はマイノリティ・グループに位置づく。マイノリティ・グループとは、社会的に不利益を受けやすい人びとの集団を指す概念である。マイノリティ・グループの人びとが抱える生活上の課題は、かれらにとって切実であるにもかかわらず、マジョリティの側からは見えにくく、潜在化してしまう。さらに、かれらにかかわる施策が存在しないことで、支援の必要な状態であっても社会的に孤立してしまうこともある。三本松は「気づきのない排除」とは、切実さへの感覚の欠如がもたらすものであると述べる(6)。

　1980年代後半以降、社会的排除について議論されてきたフランス、イギリスでは排除された人びとを社会に包摂する「社会的包摂」が政策目標とされてきた。社会的包摂とは「全ての人々を孤独や孤立、排除や摩擦から援護し、健康で文化的な生活の実現につなげるよう、社会の構成員として包み支え合う」ことを目指す概念であり、私たちの社会では2000（平成12）年に公表された「『社会的な援護を要する人々に対する社会福祉のあり方に関する検討会』報告書」のなかで示されている。同報告書では社会福祉制度の対象とならず、制度の谷間におかれる人びとの問題へのかかわりに対して「今日的な『つながり』の再構築」が提示された(7)。

　現代社会において、生活上の課題や困難を抱えながらも気づかれずにいる人びとが排除されることなく生活を営んでいくためには、排除を生み出す社会の構造的な問題に対して、当事者も含めた多様な担い手による福祉社会の形成が求められる。そしてそのような福祉社会は、森田の述べる誰もが人間らしく生きるという「人権意識」(8)を根底に形成されるものであ

気づきのない排除

マイノリティ・グループ

社会的包摂（ソーシャル・インクルージョン）
social inclusion

る。

注）
(1) 社会的排除リスク調査チーム「社会的排除にいたるプロセス―若年ケース・スタディから見る排除の過程」内閣官房社会的包摂推進室／内閣府政策統括官（経済社会システム担当），2012，p.2.
(2) ギデンズ，A. 著／松尾精文・西岡八郎・藤井達也・小幡正敏・立松隆介・内田健訳『社会学（第5版）』而立書房，2009，p.379.
(3) 厚生労働省『平成30年版厚生労働白書（資料編）』p.44.
(4) 前掲書（1），p.2.
(5) 三本松政之「『気づきのない排除』への気づきのために――臨床コミュニティの形成と福祉ボランティアの果たす役割」『生活福祉研究』16（4），2008，p.1.
(6) 前掲書（5），p.3.
(7) 旧厚生省　社会・援護局「社会的な援護を要する人々に対する社会福祉のあり方に関する検討会報告書」2000.
(8) 森田ゆり『エンパワメントと人権』解放出版社，1998，p.31.

参考文献　●ドリアン助川『あん』ポプラ社，2013.
●多磨全生園患者自治会編『倶会一処―患者が綴る全生園の70年』一光社，1979.
●全国ハンセン氏病患者協議会編『全患協運動史―ハンセン氏病患者のたたかいの記録』一光社，1977.

▎理解を深めるための参考文献

●蘭由岐子『「病いの経験」を聞き取る――ハンセン病者のライフヒストリー［新版］』生活書院，2017.
　　療養所入所者の経験してきた個別具体的な生活世界、そこに現れる、かれらの「考え、思い、感情」を丁寧に聞き取った1冊。
●横田恵子編『解放のソーシャルワーク』世界思想社，2007.
　　現代社会の社会的排除に関わる問題を考える際、ソーシャルワークの役割・機能への社会的要請、期待は高まっている。「解放」をキーワードにソーシャルワーク実践を多面的に考察する1冊。

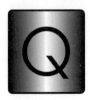

ジェネリックポイント

ハンセン病回復者以外に、現代社会における社会的排除の問題として、どのような人びとの問題が挙げられますか。

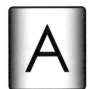 ホームレス状態で生活する人、「ひきこもり」の状態にある人、制度の未整備な状態に置かれている難病患者、日本で働く外国人労働者、性的マイノリティの人など、こうした人びとが抱えている生活課題を通して、社会的排除の問題について考えることができます。かれらの抱える生活課題は、かれら個人によるものではなく、社会の構造的な問題から生じていますが、社会のなかでは見えにくく、さまざまな場で不利益を被っている可能性があります。こうした社会的な傷つきやすさ（バルネラビリティ）をもつ人びとのことを、「社会的バルネラブルクラス」として捉え、福祉社会の主体としてかれらを包摂する仕組みを整えていくことが求められます。

 ハンセン病回復者の人生史を辿る―資料館案内

　ハンセン病回復者の人生史、ハンセン病の歴史を学ぶことで今を生きる私たちはかれらの生と向き合うことができる。各地の療養所には資料館がある。以下はその紹介である。ぜひ一度は訪れて、残された史料が語る声に耳を傾けていただきたい。

①国立ハンセン病資料館（東京都東村山市）：ハンセン病の歴史、隔離政策の歴史、国立療養所の状況、回復者の証言（DVDでの上映）など、数々の展示を通して学びを深めることができる。館内の図書室には豊富な資料があるので手に取り読んでいただきたい。
②長島愛生園歴史館（岡山県瀬戸内市）：国立療養所長島愛生園内にある。愛生園は、国立療養所第1号（1930年創設）としての歴史をもつ。入所者の闘いの歴史、生活の営みなどかれらの生きてきた証を学んでほしい。
③重監房資料館（群馬県吾妻郡草津町）：国立療養所栗生楽泉園内に存在していた「重監房」に関する資料館。正式名称を「特別病室」といい、全国の患者のなかで特に「反抗的」とされた者たちへの懲罰を行う場であった。リアルな展示品の数々が私たちにかつての過酷な状況を想像させる。

3. 児童虐待の事例

A. 児童虐待とは

[1] 児童虐待の定義

　近年、児童相談所における児童虐待相談対応件数は増加の一途をたどっており、2017（平成 29）年度は 133,778 件（速報値）となっている。

　児童虐待防止法において児童虐待とは、保護者（親権を行う者、未成年後見人その他の者で、児童を現に監護するもの）がその監護する児童（18歳に満たない者）について行う次に掲げる行為をいう。

①児童の身体に外傷が生じ、又は生じるおそれのある暴行を加えること
（身体的虐待）。

身体的虐待

②児童にわいせつな行為をすること又は児童をしてわいせつな行為をさせること（性的虐待）。

性的虐待

③児童の心身の正常な発達を妨げるような著しい減食又は長時間の放置、保護者以外の同居人による身体的虐待、性的虐待、心理的虐待と同様の行為の放置その他の保護者としての監護を著しく怠ること（ネグレクト）。

ネグレクト

④児童に対する著しい暴言又は著しく拒絶的な対応、児童が同居する家庭における配偶者（婚姻の届出をしていないが、事実上婚姻関係と同様の事情にある者を含む）に対する暴力（配偶者の身体に対する不法な攻撃であって生命又は身体に危害を及ぼすもの及びこれに準ずる心身に有害な影響を及ぼす言動）その他の児童に著しい心理的外傷を与える言動を行うこと（心理的虐待）。

心理的虐待

[2] 児童虐待への対応

児童虐待防止法（児童虐待の防止等に関する法律）2000（平成 12）年 11 月施行
2007（平成 19）年に児童福祉法とともに改正され、児童の安全確認のための立ち入り調査等の強化、保護者に対する面会・通信等の制限の強化、保護者に対する指導に従わない場合の措置の明確化等が加えられた。

　2000（平成 12）年 11 月の児童虐待防止法の施行以降、児童虐待の通告件数は全国的に増加の傾向にある。児童虐待防止法では、早期発見・早期対応の徹底が強調されている。

　虐待が疑われ、児童相談所に通告された場合、児童相談所は関係機関から情報を収集し、緊急性を判断した上で方針を決定している。緊急性が高い場合には子どもの安全の確保が最優先され、児童相談所に付設する一時保護所などに子どもを一時的に保護することができる。さらに長期にわたって親との分離が必要と判断される場合には、児童養護施設などの児童福

祉施設に子どもを入所させるなどの手続きがとられる。緊急性が比較的低く、在宅での援助が可能と判断される場合には、学校や地域の児童委員、保健師などと連携し、再び虐待が起きないよう家族を地域で支援していくのである。

[3] 求められる予防的対策

　以上のように虐待の問題に関しては、問題の深刻化を防ぐためにも、虐待による危険度が高いケースだけでなく、比較的緊急性が低いと判断されるケースに対しても専門機関による対応が求められている。

　本節では、緊急性が比較的低いものの、複数の機関が連携して対応した事例をとりあげ、子どもへの虐待の問題に必要な予防的支援のあり方について考察してみたい。

B. 事例の概要

クライエント：Ａ子、女子
家族：両親、弟との４人暮らし、父親は一流企業に勤務、母親は精神科に通院している

(1) 来談に至るまでの経緯

　Ａ子は、小学校入学時より友達が少なく、いじめを受けやすいことや学力低位などの問題で、学校の教員の間では配慮が必要な児童だと目されていたが、小学５年生のとき、足が痛いといって保健室に来たことがきっかけとなり、虐待が疑われるようになった。足の痛みは骨折によるものとわかり、当時の担任がどうしたのかたずねたが、最初は話そうとしなかった。

　しかし、しだいに父親に掃除用のモップで足をたたかれたこと、ときおり暴力を振るわれていることをぽつりぽつりと話し始めた。校内で対応を協議していたところ、２週間後に今度は４学年下の弟の腕にあざがあるのが見つかった。校長、学年主任、担任が両親に面会を求め、学校で面談が行われた。父親は人当たりがよく紳士的に見え、その様子に面会した先生方は戸惑いを隠せなかったという。面談の中で父親は、「子どもに必要なしつけをしているまでだ」と穏やかに述べ、母親は終始うつむいていた。校長が、親はしつけのつもりで行っていても、その行為は子どもの権利を侵害する虐待に相当することがあると説明し、学校には児童相談所（以下、児相）への通告義務が発生することも伝え、面談は終了した。

　その後、児童相談所が介入し定期的な家庭訪問が行われた。父親はお酒

を飲んで子どもに暴力を振るうこと、また母親の病気や母親が止めに入るとより暴力が激しくなることから、母親が子どもを守れない状況であることが明らかになった。父親は訪問を快く思わず、担当職員の来訪を知ると機嫌が悪くなり、後で暴力を振るうこともたびたびあったようで、担当職員は訪問時間の設定に苦慮していた。半年後、母親の病状が悪化した。A子と弟は一時保護された後、他県に住む祖母のところに半年ほど預けられた。その後、家庭に戻ってからは父親の暴力についてA子や弟の口から話が出ることは少なくなっていった。小学校高学年になると、病気の母親に代わって家事などはA子がすることが多くなった。児童相談所の訪問頻度は減少し、A子が中学校に入学する頃には家庭訪問はなされなくなった。

再び児童相談所が介入するようになったのは、A子が中学2年の終わりごろであった。この頃、A子は担任に自分がいじめられていることを毎日のように訴えたり、昼休みに中学校内で卒業生に言いがかりをつけられ暴力を振るわれたと訴えてきた。卒業生の事件については調査がなされたが、目撃者がおらず、A子の言動にも不審な点があり事実は不明なままで終わった。またいじめについても、詳細を尋ねると黙ってしまうか、担任からみるとささいなことのように思われる事実を挙げるだけなので、A子は教員から問題視されるようになってしまったようだった。ある日、A子は深夜1人で歩いているところを警察に保護された。理由を尋ねられると父親が厳しく叱るので家にいたくなかったと話した。これを受け、中学校では教員間でA子に必要な支援を話し合い、そのひとつとしてA子にスクールカウンセラー（以下、SC）を紹介した。週に1度、SCの出校日にA子との面接が行われたが、面接がすすむにつれ、A子は今も父親に暴力を振るわれていると話すようになり、再度児童相談所への通告がなされた。

中学3年になったある日、A子は近所のマンションの5階で、ベランダの手すりに1人で腰掛けているところを住民に見つかり、再び警察に保護された。通報した住民が「悩みがあったら1人で抱えなくていいのよ」と別れ際に声をかけたとき、A子はうれしそうな顔をしていたという。心配した学校が、一度専門家にみてもらうように母親に提案し、当時筆者が勤務していたクリニックに受診となった。A子が受診する日の3日前に、担任が一度当院を訪れこれまでの経過を伝えてくれた。

クリニックでは、院長の方針で相談室はインテークや医療制度の説明などを担当するだけでなく、投薬の他、カウンセリング的なかかわりが必要と判断されるケースについて定期的に面接を行うという体制をとっていた。

虐待が疑われるケースであることからも、「ここにはなんでも話をきいて
くれる人がいるから」と主治医がＡ子に面接をすすめ、ソーシャルワー
カーである筆者（以下、SW）とＡ子は出会った。

(2) アセスメントと援助計画

　父親からの暴力や母親が子どもたちを守れる状態でないことなどから、
Ａ子は小さい頃から父親にはおびえ、母親には甘えることもできずに不
安定な家庭生活を送り、そのままの自分で存在していてよいという安心感
がもてないでいるように思われた。そこでＡ子への個別的なかかわりに
おいては、SWとの関係の中でそのままの自分を表現しても大丈夫である
という安心感がもてるようになることを基本とし、Ａ子が抑えていた感
情を表せる場となることを目標とした。また、児童虐待の事例では関係機
関との連携が欠かせないことから、一緒に来院していた母親に、学校や児
童相談所の担当者と連絡をとりあうことの必要性を説明し、同意を得た。

(3) 援助の経過

　最初は聞かれたことに対して言葉少なに答えるだけのＡ子だったが、
好きなアニメやテレビゲームの話になると楽しそうに話をした。父親の話
も時折出て、日曜や夜、父親と一緒にテレビゲームをすることがあること、
難しいところは父親が自分を頼ってくることなどをうれしそうに語った。
SWとの関係ができてくると、父親から暴力を振るわれることがたびたび
話題に出るようになった。「お父さんにたたかれた」「一緒にゲームをして
いる時はいいんだけど、お酒を飲むと機嫌が悪くなる」「お父さんも仕事
でいやなことがあるから（暴力は）仕方ない」などとＡ子は語った。し
かし、〈そのときにどんな気持ちになった？〉と尋ねると、決まって「わ
からない」と答えるのであった。

　関係機関との連携では、中学校のSCと定期的に情報交換を行い、暴力
を振るわれた事実が確認された時は学校に連絡するという体制をとった。

　児童相談所は本事例の緊急性は低いと判断したようであった。他に緊急
を要するケースを多く抱えているようで、学校から暴力の報告があっても
Ａ子宅への訪問はままならない様子が窺われた。「こちらから連絡しても
あちら（児童相談所）からは連絡がない」と、中学校側は心もとないよう
であった。そのようななかSWはSCとこちらから発信していく重要性を
確認しあい、暴力の事実が語られた時には必ず学校に伝え、学校から児童
相談所に連絡をしてもらうという体制をとり続けた。不安に思った中学校
側からケース会議の開催が提案され、SW、児童相談所の担当職員、小・
中学校の校長、学年主任、担任、養護教諭、SCが出席した。その中で、
父親への介入が必要だが現時点では難しいこと、母親は自分の病気のこと

だけでも手いっぱいの様子であることなどが話題に上った。今後の援助方針として、A子へのかかわりはSWとSCが、家庭訪問や母親へのサポートは児童相談所の担当職員が中心になって行うことと、事態の深刻化を防ぐために密に連絡をとりあうことなどが確認された。

　こうした対応が続き、中学3年の2学期も半ばにさしかかった頃、A子の様子が変化した。それまでは笑顔で来室し、父親の暴力のことだけでなくアニメやその間の出来事などをにこやかに話す場面もあったのだが、ある日A子は硬い表情で現れた。いつもなら自分から話を始めるのに、この日は妙によそよそしく、こちらから聞いたことに短く答えるだけであった。様子をいぶかしく思いSCに連絡をとったところ、SCのところでも同じような様子が見られるとのことであった。

　その後、A子は2回程来室したが、様子に大きな変化はなく、次の約束の回には姿を見せなかった。中学校に連絡して様子を聞くと、このところ登校していないという。小学校の弟の担任からの話では、A子は弟に「家のことは学校に一切話すな」「私たちが話すことは筒抜けで、話すとまた家から引き離される」と話したとのことであった。

　SWやSCに父親の暴力のことを話すと、決まってその後に児相から連絡が入り、担当職員が訪問するというパターンが続いていたため、A子が事実を話すことを抑制するようになってしまったことが推測された。このときSWは、虐待の深刻化や、場合によっては自分の責任が問われることを恐れるあまり、虐待の事実に対する情報収集や体制を整えることにばかり気をとられていたと自覚した。またA子が父親に対して持っているアンビバレントな感情に気づいていたが、「わからない」と繰り返すA子に感情の言語化は難しいのではと、他の方法を試みなかったことを後悔した。そしてA子の感情を受けとめ、寄り添うという姿勢が不十分であったのではないかと今さらながら気づいたのである。

　その後冬休みになり、3学期になるとA子は全く登校しなくなり、クリニックに来ることもなかった。卒業式には出席し、私立高校に進学したが、父親はそこへの進学に反対していたとのことであった。

　高校に入学して2ヵ月ほど経った頃、担任教員からクリニックに「A子がどのようなお子さんか知りたい」と連絡が入った。保護者の同意があればと応じ、担任と面会した。高校では友達もでき、5～6人のグループで行動しているという。ところがグループ内で頻繁にいじめが起こり、主犯格の1人がA子とのことであった。しかしどの生徒も、高校に入ってようやく仲間を見つけたというタイプで、教員が介入すると「仲良くやっていきたい、仲間を大事にしたい」と話すという。SWは「今後の指導方

針を考える上でＡ子のことを理解したい、虐待の情報も中学校からあが
ってきているので…」と熱心に話す担任に安堵感を覚えたが、Ａ子の将
来や今後の支援体制について、気がかりな点が多く残った事例であった。

C. 考察

　齋藤は、児童虐待の援助・治療には少なくとも以下の３水準の対応を考
慮すべきであると述べている[(1)]。①虐待を受けている子どもへの援助（子
どもの保護を含む）、②加害者である親への援助（親へのカウンセリング、
親子の別居など新しい親子関係の提案を含む）、③虐待を経験した成人へ
の援助（対人関係・情緒面の障害など）である。本事例では上記のうち、
子どもへの援助と親への援助の必要性が考えられた。

　虐待を受けた子どもは基本的信頼感がもちにくいため、援助者と安心で
きる関係をつくることが難しい点が指摘されている[(2)]。また虐待の発見か
ら援助までのプロセスにおいては、関係機関による連携や支援ネットワー
クの形成が重視されている。相場は、支援ネットワークは「監視」ばかり
でなく、子どもたちの育ちや親の子育てを支援する機能ももつべきである
と提言し、これを可能にする要因として援助者との信頼関係の樹立とクラ
イエントの援助を求める姿勢の２つを指摘している[(3)]。

　本事例では、子どもへの援助をＳＷとＳＣが、母親への援助を児相の担
当職員が試みたものの、相場の指摘する子どもの育ちや親の子育てへの支
援までには至らなかったと思われる。その背景にはＳＷとＡ子との援助
関係を深めることができなかったこと、父親がしつけであると主張し、両
親が子育ての支援に対するニーズを意識していなかったこと、問題が明ら
かになった当初から継続的に見守る体制がとられていなかったことなどが
あったと考えられる。このことは本事例においては、個人と環境の双方に
はたらきかけるというソーシャルワークの基本となる援助が十分に達成さ
れなかったことを示していると言えるだろう。

　小木曽は、児童虐待に有効なソーシャルワークの技法として、保健師に
よる養育・発達相談など、親が子育ての悩みを相談できる体制を充実させ
ること、学校・保育所・幼稚園による早期発見と、それに伴い児相などの
関係機関との連携が円滑に行われるようはかられること、「しつけ」と主
張し続ける親に対する有効なかかわりについて、警察・司法関係者ととも
に検討していくこと、虐待を受けた子どものケア体制の整備などを挙げて
いる[(4)]。さらに小木曽は、虐待への予防効果が高い活動として、地域での
子育て支援を挙げている。親に虐待の自覚がないまま状況が深刻化してい

る背景には、自身の問題や子育ての悩みで不安が強く、追いつめられている親の存在があり、深刻な事態に追いこまれる前に必要な支援を地域で提供する必要があるという。

このような地域における支援ネットワークを形成する社会資源として、児童相談所や福祉事務所の他、保健所や市町村保健センター、学校、医療機関、虐待をしてしまう親のピア・カウンセリングなどのグループ、児童委員や地域住民の協力などが考えられる。また、2008（平成20）年度より国の事業として配置されているスクールソーシャルワーカー（以下、SSW）にも期待が高まっている。

児童虐待に関しては、学校内での対応の遅れや、教員の認識の希薄さ、そして他機関との連携体制の脆弱さが指摘されている。家庭問題の専門職として学校へ配置されたのがSSWである。児童虐待防止に関する学校の役割には、早期発見のための努力義務、関係機関への速やかな通告義務、被虐待児童生徒への適切な保護、関係機関との連携強化などが挙げられている。このような役割を学校が果たしていくにあたり、活躍が期待されているのがSSWである。

本事例のように比較的緊急性は低いが継続的な家庭への支援が望まれる場合、SSWによる家庭訪問などを通してかかわりをもちつづけ、支援を継続していくことが有効である可能性も考えられるのではないだろうか。

虐待の問題では、虐待のない家庭で親子が再び一緒に暮らすためには、子ども・親・その他の家族などにどのような目標をもって援助していくことが必要か、そのためには関係機関がそれぞれどのような援助を提供していくのかということが重要である。いかに関係機関が連携し、支援を行うチームとして機能するかが問われる。また本事例のように虐待を行う親の協力が得られない場合には、チームによる粘り強い対応が求められるだろう。

D. 今後の課題

前述した学校に求められる役割においては、特に全米で成果をあげているSSWの取組みが重視され、わが国にも導入されてから日が浅く、国もまだ模索中であるのが現状である。アメリカと日本では歴史的背景や教育制度、学校現場の様子、地域環境などが異なっている。単なる制度の導入にとどまらず、わが国でも現場での実践をふまえての効果研究が重ねられる必要があるだろう。

また地域における支援についても、具体的なソーシャルワークや支援ネットワークのあり方に関し、今後もますますの検討が求められる。

注)

(1) 齋藤学「強迫・衝動行為としての児童虐待」齋藤学編『児童虐待（危機介入編)』金剛出版，1994，pp.29-46.

(2) 西澤哲『トラウマの臨床心理学』金剛出版，1999.

(3) 相場幸子「枠に守られた解決」『心理臨床学研究』22-1，2004，pp.35-45.

(4) 小木曽宏「児童虐待の理解と援助ネットワーク」上野加代子・小木曽宏・鈴木崇之・野村知二編『児童虐待時代の福祉臨床学—子ども家庭福祉のフィールドワーク』明石書店，2002，pp.137-154.

理解を深めるための参考文献

● 柏女霊峰編『児童虐待とソーシャルワーク実践』ミネルヴァ書房，2001.

● 川﨑二三彦『子ども虐待ソーシャルワーク—転換点に立ち会う』明石書店，2010.

ジェネリックポイント

学校での取組みにおいて、ソーシャルワークが有効であると考えられるのはどのような点でしょうか。

ソーシャルワークでは、問題を個人の病理としてとらえるのではなく、環境との不適合状態としてとらえます。そのため、「個人が不適合状態に対処できるよう力量を高めるように支援する」、あるいは「環境が個人のニーズにこたえることができるよう調整をする」といったような「個人と環境の双方に働きかける」ということが対応の特徴になります。

環境に働きかけるプロセスでは、連携、仲介、調整などの機能が不可欠であり、それらの機能を発揮していくことがソーシャルワーカーの専門性であると言えます。そして、児童生徒がもっている潜在的な能力を信じ、自発的に問題解決に向けて取り組んでいけるよう支援するという姿勢は、学校現場に新たな視点を提供するものと期待されています。

バーン
Berne, Eric

交流分析
transactional analysis

　親から虐待を受けている子どもが、親から離れることを嫌がること
は少なくない。子どもたちはなぜこのような反応をするのか、さまざ
まな可能性が存在するが、ここではバーンが創始した交流分析の理論
から考えてみたい。

　交流分析の中にストロークという概念がある。ストロークは存在認
知の一単位と定義され、その人が存在することを示す一切のものを指
す。たとえば、あなたが友達から「おはよう」と笑顔で挨拶されたと
しよう。このとき、あなたは友達からストロークを受けとったことに
なる。このように受けとったときに気分がよいものをポジティブ・ス
トローク、悪口や暴力のように受けとったときに不快になるものをネ
ガティブ・ストロークとよんでいる。

　それでは、人はどんなことをしてもポジティブ・ストロークがもら
えないとき、どのような行動をとるだろうか。ネガティブ・ストロー
クを避け、誰とも会わず、誰ともコミュニケーションをとらず、一人
で過ごすことを選択するだろうか？

　実際はそうではない。ストロークはわれわれが生きていくうえで欠
かせないものと考えられている。このことは、動物を使った実験でも
検証されている。実験により、何も刺激を与えられずに育ったネズミ
よりも、ときどき電気ショックを与えられて育ったネズミのほうが、
体の発育がよかったという結果が得られている。つまり、どんなスト
ロークでもないよりはましなのである。

　親から虐待を受けている子どもの場合はどうだろうか？　ネグレク
トのケースは除いて、子どもが親から受けとっているストロークの大
半はネガティブ・ストロークである。しかし、子どもは親から引き離
されるとどうなるだろうか？　ネガティブであろうがポジティブであ
ろうが、親から一切のストロークがもらえないことになってしまう。

　ネガティブ・ストロークでもいいから親から受けとることを、子ど
もたちはあえて選択するのであろうか。

4. 認知症高齢者の介護事例

A. 認知症の理解

[1] 認知症の定義と主な症状

　認知症とは、一旦は獲得された認知機能が、後天的な脳の障害によって持続的に低下し、日常生活や社会生活に支障をきたすようになった状態をいう。認知症の症状は、「中核症状」と「BPSD（行動・心理症状）」に分けられる。中核症状は、脳細胞の壊死によって起こる症状である。BPSDは、中核症状に伴い、環境や心理的要因が影響して現れる症状であり、周辺症状ともいわれていた。

　中核症状には、記憶障害、見当識障害、失認・失行・失語、実行機能障害、判断力障害がある。記憶障害は、記銘力、保持力、想起力が低下し、最近の出来事から過去にさかのぼって忘れていく。認知症が進行すると、食事の内容ではなく、食事したこと自体を忘れてしまうというようなエピソード記憶障害がみられるようになる。見当識障害は失見当識ともいい、日付や曜日、季節がわからなくなる時間的見当識障害、今いる場所がわからない、近所で道に迷うといった地誌的見当識障害がある。さらに、人に対する認識ができなくなる人的見当識障害がある。

　失認は視覚や聴覚などの感覚器に障害はないが、見ているもの、聞いているものの認識ができない。失行は、上下肢の機能は保たれているにもかかわらず、歯みがきや着替えなどの行動ができない状態をいう。失語は言葉を聞く・話す・読む・書くという言語情報に関する機能が障害された状態である。実行機能障害は、段取りが必要な行動ができなくなることであり、調理や家電の操作などが困難になる。

　BPSDには、徘徊、幻覚、妄想、睡眠障害、抑うつ、暴言・暴力、不潔行為、異食など、さまざまな症状がある。幻覚や妄想は、事実とは異なることでも、本人は感じていること、思い込んでいることであるため、事実でないことを伝えても、理解できず混乱することが多い。

[2] 認知症の種類と特徴

　代表的な認知症は、アルツハイマー型認知症、レビー小体型認知症、脳血管性認知症、前頭側頭型認知症であり、原因となる疾患および特徴は、

中核症状

BPSD
Behavioral and Psychological Symptoms of Dementia の頭文字をとったもので、行動・心理症状をいう。

記銘力
新しいことを覚える力。

保持力
覚えたことを保つ力。

想起力
覚えたことを思い出す力。

失認・失行・失語

エピソード記憶障害

見当識障害
はじめに時間の認識が乏しくなり、次に場所の認識が障害され、進行すると人に対する認識が障害される。

表11-4-1 の通りである。その他、甲状腺機能低下症やアルコール性脳症

表11-4-1 の通りである。その他、甲状腺機能低下症やアルコール性脳症などの内分泌・代謝性中毒疾患、ウイルス性脳炎、クロイツフェルト・ヤコブ病などの感染症、慢性硬膜下血腫などによっても、認知症症状が生じる。

　2016（平成28）年の国民生活基礎調査によると、要介護と認定された者のうち、介護が必要になった主な原因は、認知症が24.8%と最も多かった。認知症は早期に治療をすれば進行を抑えることができるもの、症状を改善できるものもある。治るタイプの認知症といわれるものには、正常圧水頭症、慢性硬膜下血腫、栄養障害、貧血によるものなどがある。

　認知症様の症状はあるが、認知症ではないものを仮性認知症という。うつ状態と認知症の初期症状は区別がつきにくく、仮性認知症の代表は、うつ病性仮性認知症である。物忘れや気分の落ち込み、意欲低下などの他、不眠や食欲不振、胃部不快感などの身体症状の訴えがあることが特徴である。また、認知症の始まりがうつ症状であることも少なくない。症状に気づいたら早期に専門医を受診し、治療を始めることが重要である。

慢性硬膜下血腫
硬膜と脳の間に血腫ができ脳を圧迫する。

正常圧水頭症
脳髄液が脳室にたまり、脳を圧迫する。

仮性認知症

まだら様症状
記憶障害は強いが、理解力はあるなど、低下する機能と維持される機能がある状態。また、同じことでも、日によってできたり、できなかったりする場合もある。

常同行為
毎日同じ時間に同じコースを散歩する、ずっと手をたたき続けるなど、同じ行為を繰り返す症状。

表11-4-1　認知症の原因疾患と特徴

認知症（原因疾患）	特徴
アルツハイマー型認知症（アルツハイマー病）	症状：初期から記憶障害や見当識障害、実行機能障害が出現。物とられ妄想や幻覚、徘徊などを伴うこともある。 経過：徐々に進行。
レビー小体型認知症（レビー小体病）	症状：動作緩慢、手足の震え、歩行障害などのパーキンソン症状が出現。幻視が多く、睡眠時の異常行動やうつ症状を伴うこともある。認知機能や意識レベルは変動が大きい。 経過：改善と悪化を繰り返しながら進行。
脳血管性認知症（脳血管疾患：脳梗塞や脳出血など）	症状：まだら様を示す。手足のしびれや麻痺、尿失禁などを伴うことが多い。感情失禁やうつ症状がみられることもある。 経過：階段状に進行。
前頭側頭型認知症（前頭側頭変性症：ピック病など）	症状：記憶障害は目立たず、人格変化や常同行為、反社会的行動、過剰なこだわりなどが出現する。進行すると、記憶障害が加わる。 経過：徐々に進行し、進行に伴い活動性は低下。

B. 事例の概要

［1］ 事例紹介

　Aさん、87歳、女性。

　次男（52歳）と次男の妻・C子さん（48歳）、孫2人（23歳、18歳）との5人家族である。Aさんの夫は、16年前に他界した。次男は自宅で仕事をしており、C子さんは夫の仕事を手伝いながら、週3回、近くの事務所でも仕事をしている。孫は2人とも学生であり、土・日曜日も家にいないことが多い。

Ａさんは高校卒業後、事務員として会社勤務をしていた。26歳で7歳年上の夫と結婚し、2男1女を設けた。長男家族は県外で暮らしており、年始とお盆の年2回程度、Ａさんの家を訪問している。長女は夫と市内で生活しており、1〜2ヵ月に1回、Ａさん宅を訪れている。

Ａさんは、数年前から同じ話を繰り返す、物の置き場所がわからなくなるなどの症状が出現していた。家族は年のせいだと考えていたが、同じものを続けて買う、近所に出かけて帰れなくなるという症状が出始めたため受診し、アルツハイマー型認知症と診断された。内服薬の服用を開始したが、記憶力の低下が進行し、エピソード記憶障害がみられるようになった。身体機能は維持されており、休み休みではあるが一人で歩行できる。食事や排泄、更衣なども自力で行えるが、更衣の後に衣服を整えたり、入浴時は介助が必要な状態である。花を育てること、家庭菜園、裁縫が趣味であり、庭の花や野菜への水やりは、自分の仕事だと考えている。

［2］支援経過

(1) サービス利用に至るまで

記憶障害や見当識障害が進行したため、Ｃ子さんの知り合いにケアマネジャーを紹介してもらい、要介護認定の申請をし、要介護1と認定された。ケアマネジャーからデイサービスの利用を提案されたが、本人が強く拒否したため、家族は強く勧められないと言い、様子を見ることとなった。

3ヵ月後、夜中に冷たくなった湯船に入ったり、外に出ようとするようになったため、ケアマネジャーに相談し、サービス利用の再検討を行った。デイサービスの説明を聞く中で、Ｃ子さんがパンフレットの写真を示しながら、Ａさんに「お父さんがお世話になったところだよ」と話すと、「本当だ。懐かしいね」と答えた。しかし、すぐに「私は行かないけどね」と拒否した。そこで、ケアマネジャーがＡさんに「デイサービスで、旦那さんの思い出話をしませんか」と話すと、「それなら行ってもいいよ」と了承した。

(2) サービス利用後の状況

デイサービス利用の初日に職員が迎えに行くと、「私の許可を得ないで」と拒否があった。職員がＡさんに、「今日は場所を見てもらうだけ」と言うと、うなずいて送迎車に乗った。家族には短時間で帰る可能性を伝えたが、食事や入浴の後、レクリエーションに参加し、予定時間まで過ごすことができた。帰宅後は「みんないい人たちだった。よくしてもらった」と笑顔で話していたが、レクリエーションの内容などは覚えていないようであった。

その後は、拒否することなく週に2回、デイサービスを利用した。時々、

途中で「用事がある」と言って帰ろうとする、他の利用者の車いすを押す、いすに乗ってカーテンを開けようとするなどの行動がみられた。職員は、一緒にタオルたたみや洗い物をしてもらうなど、安全に配慮しながらAさんに行ってもらうことを考えた。また、Aさんは自宅に咲いた花をデイサービスに持っていき、「みんな喜んでいる」と言われると、嬉しそうな表情を見せた。生活リズムは落ち着き、夜中の行動はなくなっていった。

1年ほど経過し、徐々に排泄が間に合わなかったり、後始末ができずトイレを汚したりするようになった。また、「お祝いを買いに行く」「お祭りの準備をする」など、実際にはないことを言い、外に出ようとすることが増えた。次男は、Aさんに用事はないことを伝え、説得を試みた。すると、Aさんは興奮し、言い合いになることが増えた。C子さんも、短時間に同じ話を繰り返すので、聞いているだけでも疲れる、と漏らすようになった。

デイサービスを週3回に増やし、ショートステイも利用することとなった。排泄に関しては、時間で誘導することやパッドの使用について、介護職員が助言を行った。また、長男と長女に状況を伝え、協力を求めた。長男夫婦は、直接介護をすることは難しいと話し、サービス利用料の一部負担を申し出た。長女は、月に何度か、自身の家でAさんの世話をすることになった。長女も、当初はAさんの言動に対し説得しようとして、口論になっていた。しかし、Aさんが介護職員やケアマネジャーとやりとりしているときには、表情が穏やかであり、声を荒らげることはないことに気づいた。そして、「自分も話し方を優しくし、言い返すことをやめることにした。母との言い合いがなくなって、気持ちが楽になった」と話していた。

また、Aさんは1人で出かけて帰れなくなったり、庭を水びたしにすることもあったため、家族は鍵をかけ、外に出られないようにした時期もあった。しかし、介護職員との話し合いにより、できることをしてもらうことの重要性を理解し、C子さんが洗濯物を干すときにAさんに花への水やりを頼む、近所での買い物に一緒に行くなど、活動の機会を増やした。外に出ようとしたときには、Aさんに洗濯物たたみやお茶を入れることなどを依頼した。洗濯物はC子さんがたたみ直すことも多かったが、感謝の意を伝えるようにした。

C子さんはデイサービスのお祭りやバザーなどの行事に参加し、家の外でのAさんの行動を見て、「お母さんの世話好きは変わっていない」と長女や次男に伝え、「自分も楽しむことができた」と話していた。行事で出会った他利用者の家族と、時には電話で近況報告をし合い、施設での行事に誘い合って参加するようになった。

C. 考察

[1] 自己決定を支える

　Aさんの認知症による記憶障害や見当識障害が進行した状態で、家族から相談がされた。Aさんの保有機能の維持と他者との交流を目的に、デイサービスの利用が提案されたが、本人は拒否した。そこで、Aさんの意向を尊重し、期間をおいて、再度検討することとなった。支援において、利用者本人の自己選択・自己決定を尊重することは重要である。しかし、認知症などにより理解力・判断力が低下している場合に、自己決定をどう支えるかは大きな課題である。わかりやすい言葉で、視聴覚資料を使用するなどして説明しても、十分な理解が得られないことも少なくない。また、日によって気持ちや考えが変わることもある。

　Aさんの場合は、以前に夫が利用していたデイサービスであり、夫の思い出話をするという提案に、親しみや安心感が持てたのではないだろうか。初回利用の際には拒否があったが、場所を見てもらうだけという職員の言葉かけに同意した。そして、利用中に拒否があった場合は、短時間で帰ることを考慮しながら支援が行われた。支援者や家族の意向を押しつけないように留意し、その人にとってよりよい選択になったかどうか、反応から確認することが重要である。

[2] 保有機能の活用とその人らしさの尊重

　認知症の人は、記憶力や判断力は低下しても、感情は豊かであるといわれる。Aさんがデイサービスを利用した際に、不安や恐怖、不快感など、負の感情が生じた場合、次からの利用を拒否することが十分に考えられた。Aさんは利用後、「みんなによくしてもらった」と話しており、具体的な体験は記憶に残らなかったものの、快の感情を得ることができ、それが次の利用につながったと思われる。利用者の緊張や不安を取り除き、安心して過ごせる場を提供することが重要である。

　また、認知症により心身機能が低下しても、できないことだけに目を向けるのではなく、できることをしてもらうこと、工夫によりできる可能性を広げることが求められる。本人が機能低下を自覚している場合には、自信を失い不安が増大することが考えられる。保有機能を活かし、できたことを認めることで、自尊心の低下を防ぎ、意欲を引き出すことができるであろう。その際には、本人のペースに合わせることも大切である。

　イギリスの心理学者キットウッドは、「パーソン・センタード・ケア」を提唱した。キットウッドは、認知症の人の症状や行動は、①原因疾患に

キットウッド
Kitwood, Tom
1937～1998
自然科学や神学を修めた後、老年心理学教授となった。

パーソン・センタード・ケア
認知症の人を1人の「人」として尊重し、ケアを行うという考え方。

よる脳の機能障害、②性格傾向、③生活歴、④健康状態・感覚機能、⑤社会心理的状況の５つの要因が関連し合って生じているとした。そして、①の疾患にのみ焦点をあてるのではなく、②〜⑤の要因に焦点をあててケアすることの重要性を示している。一人ひとりを生活者としてとらえ、性格や生活背景を知り、心理的ニーズを理解して、環境調整や支援を行い、その人らしさを発揮できるようにすることが重要である。

　Ａさんは活動的で世話好きな人であり、誰かを支援したいという思いが感じられた。家事を行おうとしたり、デイサービスでは他利用者の世話をしようとした。転倒やけがの危険性もあるが、利用者の自発性・意欲を大切にすることが必要である。安全を優先するあまり、利用者の行動を制限してはならない。Ａさんに対しては、Ｃ子さんがそばについて家事を手伝ってもらい、デイサービスでは、危険を回避した状況で活動できるように工夫した。自分が役に立った、人に必要とされていると実感できることで、喜びや楽しみが得られ、意欲も湧くだろう。支援する側・される側という一方向な関係性ではなく、支え合う関係は地域共生社会の考え方にもつながる。誰かの役に立ちたいという思いを理解し、それを叶えることが必要である。

［3］社会資源の利用と環境調整

　Ａさんは次男家族の介護に加え、サービスを利用し、長男や長女の協力を得ることで、在宅生活を送っている。その他、近隣の人やボランティアなどの協力により、よりよい支援につながる可能性がある。Ａさんは働いていた頃の思い出話を、短時間に何度も繰り返した。その時の表情は明るく、生き生きとしていた。認知症の人の話を十分に聴くことは大切であるが、常に対応する家族は疲弊してしまう。話を聴く人が支援に加わることができれば、Ａさんと家族、双方にとって、貴重な存在になると考えられる。

　また、サービス利用において、慣れない環境では利用者の緊張感が強くなり、特に地誌的見当識障害がある場合は、緊張や混乱が徘徊などの症状につながることも多い。トイレや食堂など、使用する場所をわかりやすく表示する、なじみの物を配置するなど、安心できる環境を作ることが必要である。また、室温や湿度、明るさなど、快適に過ごせるように室内の環境調整も大切である。Ａさんが利用したショートステイは、デイサービスの併設施設であった。サービス担当者会議には、ケアマネジャーとショートステイの職員に加え、デイサービスの職員も同席した。さらに、ショートステイ利用中に、ケアマネジャーやデイサービスの職員がＡさんの

様子を見に行ったことで、Aさんの不安を軽減することができたと思われる。

［4］ 生活リズムの維持と体調管理

　認知症による睡眠障害が進み昼夜逆転を起こすと、家族の介護負担増につながる。そのため、生活リズムを整えることが重要である。Aさんの場合、デイサービスでのレクリエーション活動、家では花や野菜を育てることや家事の手伝いにより、生活にメリハリをつけることができた。その人の生活習慣を尊重しつつ、日中は散歩や趣味活動を行う、役割を持ってもらうなど、活動的に過ごせるようにする必要がある。

　また、暑さや寒さに対する感受性や判断力も低下しがちである。環境への適応力も低下するため、熱中症や低体温を起こしやすく、食事量の減少や食事内容の偏りなどにより低栄養状態になりやすい。痛みや不調を具体的に訴えることが困難である場合も多く、元気がない、食欲が落ちているなどのちょっとした体調変化に気づくことが重要である。身近にいる家族には、「なんとなく気になる」という、直観的な観察情報の重要性を理解してもらい、早期受診・対応につなげることが必要である。

直観的観察
「何かおかしい」「いつもと違う」など、観察者の気づきによる主観的な観察。

［5］ 介護家族への支援

　認知症の人への支援のみでなく、家族に対する支援も重要である。サービスやサポートを活用しながら、無理なく介護を続けられる状態に整えることが求められる。Aさんの場合、定期的なサービス利用に加え、次男と長女が部分的に介護を担い、長男は経済的負担を分担した。それにより、主介護者であるC子さんの身体的・精神的負担が軽減され、自由時間が確保できた。

　認知症の家族は、以下のような心理的ステップをたどると言われている。第1ステップでは、現れている症状に戸惑い、否定しようとする。症状が進行すると、第2ステップの混乱・怒り・拒絶が生じる。どうしたらよいかわからず、認知症に対し怒りを覚え、本人や支援者をも拒絶することがある。サービス利用や支援者とつながりを持つことで、症状や対応方法の理解ができると、次のステップに移行する。第3段階は割り切りあきらめることで、認知症の人の状態を受け止め始める時期である。そして、認知症の人や介護した自分を受容できる、第4ステップへと進んでいく。

　長女や次男はAさんの言動を受け入れられず、事実ではないと説得を試みた。しかし、その対応は効果的ではなく、本人と家族の両者にとってストレスになった。長女は、ケアマネジャーや職員のかかわり方を見て、

自分の接し方を振り返ることができた。支援者は家族に対し、かかわり方を説明するのみでなく、接する姿を見てもらうことで、家族に伝えることもできるのである。Aさんの家族は、Aさんへの対応方法がわからなかった第2ステップから、第3ステップへ移行し、肩の力を抜いて対応できるようになったと考えられる。この心理的ステップは、スムーズに進むとは限らず、後戻りすることもある。介護者の心理状態を把握し、気持に寄り添いながら、時期に応じた適切な支援の提供が求められる。

セルフ・ヘルプ・グループ

C子さんにとって、Aさんが利用しているデイサービスで出会った、他利用者の家族との交流が、心の余裕につながった。同じ体験を持つ人同士、同じような悩みを抱える人同士が、課題解決に向けて活動するグループを、セルフ・ヘルプ・グループといい、介護を担っている家族の会は、それにあたる。「認知症の人と家族の会」は、全国的な組織であり、各都道府県に支部がある。他にも、施設や家族介護者が自主的に作っている会もある。

ピア・カウンセリング

家族会では、お話し会や日帰り旅行、お祭りなどのレクリエーションの他、専門職による講演会や相談会の開催、認知症理解の広報活動などを行っている。ピア・カウンセリングにより、参加者同士が悩みを打ち明け、共感し分かち合うことで、課題に対し前向きになれる効果も期待できる。しかし、状況によっては、会への参加が負担になることもあるため、家族の心理状況を把握したうえで、適切な時期に参加を勧めるとよいであろう。

D. 課題

ADL
activities of daily living
食事や排泄、更衣、入浴
などの日常生活動作。

Aさんは家族の介護を受けながら、サービスを利用することで、在宅生活を続けている。今後、AさんのADLや認知機能のさらなる低下に伴い、介護に関する具体的な情報提供、新たなサービスやサポートの活用を考える必要性が生じるであろう。Aさん本人の状態と家族の状況を十分に理解し、両者の要望を踏まえた支援を展開しなければならない。

一人暮らしの認知症高齢者の場合は、食事や水分摂取、服薬などの管理が難しくなると、健康状態が悪化する可能性が生じる。また、高齢者が高齢者を介護する老老介護、認知症の人が認知症の家族を介護する認認介護の場合には、介護者の健康管理、閉じこもり予防や認知症の進行予防も重要である。定期的な安否確認も必要となり、介護サービスの他、飲料配布や配食サービスの利用、民生委員や近隣住民、郵便配達員や新聞配達員などとの連携が欠かせない。認知症の人と家族の支援ニーズを把握し、適切な人や機関につなげるために、活用できるサービスやサポートを把握し、ネットワークを広げていくことが重要である。

参考文献
- 杉山孝博『杉山孝博 Dr. の「認知症の理解と援助」』クリエイツかもがわ，2007.
- 杉山孝博『最初に知っておきたい認知症』新日本出版社，2015.
- 公益社団法人日本看護協会編集『認知症ケアガイドブック』照林社，2016.
- 日本神経学会監修，認知症疾患診療ガイドライン作成委員会編集『認知症疾患診療ガイドライン』医学書院，2017.
- 水野裕『実践パーソン・センタード・ケア──認知症を持つ人たちの支援のために』ワールドプランニング，2008.

理解を深めるための参考文献

- 杉山孝博監修『認知症の人のつらい気持ちがわかる本』講談社，2012.
  認知症患者 624 人の調査から、認知症の人の不安や恐怖感、寂しさなどの思いを取り上げ、気持ちに寄り添った対応法についてまとめている。
- 上野秀樹『認知症──治療の限界、ケアの可能性』メディカ出版，2016.
  事例を紹介しながら、認知症の人への対応について述べられており、認知症の人を支える社会のあり方について提言している。
- 長谷川洋，石川進『認知症のケアマネジメント』中央法規出版，2018.
  認知症に関する基礎知識と対応方法、そして、認知症の人のアセスメントやケアプランのポイント、家族支援についてまとめられている。

ジェネリックポイント

認知症サポーターとは、どのような活動をする人たちのことでしょうか。また、認知症サポーターになるには、どうしたらよいですか。

認知症サポーター

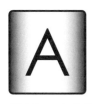

　認知症サポーターは、「認知症について正しく理解し、認知症の人や家族を温かく見守り、支援し応援する人」です。2005（平成 17）年に、認知症患者が安心して暮らせる街を実現することを目的に、「認知症サポーター制度」による養成が始まりました。さらに、2015（平成 27）年に策定された「認知症施策推進総合戦略（新オレンジプラン）」における 7 つの柱の 1 つ、「認知症への理解を深めるための普及・啓発の推進」の主な政策が認知症サポーター制度です。そこでは、認知症サポーターの人数を 2020（令和 2）年度末にまでに、1,200 万人にするという目標値が掲げられました。

　認知症サポーターには、以下のことが期待されています。

①認知症に対して正しく理解し、偏見を持たない。

②認知症の人や家族に対して、温かい目で見守る。

③近隣の認知症の人や家族に対して、自分なりにできる簡単なことから実践する。

④地域でできることを探し、相互扶助・協力・連携、ネットワークを作る。

⑤まちづくりを担う地域のリーダーとして活躍する。

　具体的な活動としては、認知症の人への声かけや安否確認、介護予防教室や認知症カフェにおけるサポート、高齢者施設や事業所等での行事への協力、啓発活動への参加などがあります。厚生労働省ウェブサイトにおいて、活動事例・活動状況を確認することができます。

認知症サポーターの活動
事例・活動状況
https://www.mhlw.go.jp
/stf/seisakunitsuite/bun
ya/0000191614.html

　認知症サポーターになるには、市区町村や職場などで行われる「認知症サポーター養成講座」（90分程度）を受講し、認知症に関する知識や認知症の人との接し方などを学ぶことが必要です。2019（令和元）年9月30日時点の認知症サポーター数は、11,758,966人（キャラバン・メイト163,052人を含む）となっています。キャラバン・メイトとは、認知症サポーター養成講座の企画・立案や講師を務める人をいい、「キャラバン・メイト養成講座」を受講し、登録する必要があります。

認知症サポーター数
全国キャラバン・メイト
協議会データより。

　サポーター養成講座を受講し、サポーターになった後も、フォローアップ研修を受講したり、認知症の人や家族と接する機会を積極的に持つなどし、認知症の人に対する理解をより深め、気持ちに寄り添えることができるように自己研鑽するとよいでしょう。

コラム 認知症カフェの広がりと課題

　認知症カフェは、2012（平成24）年「オレンジプラン」のモデル事業として実施され、2015（平成27）年「新オレンジプラン」の中心施策の1つとして位置づけられた。オレンジカフェと呼ばれることも多く、その他、はあとカフェ、ほっとカフェなどの名前を付けているところもある。

　認知症カフェは、認知症とその家族の他、地域住民や福祉・医療の専門職が集う場である。内容は、①専門職からの情報提供や勉強会、②レクリエーション・プログラムなどに沿って、認知症の人や家族、地域の人が交流する、③自由に時間を過ごすなど、さまざまである。

　カフェへの参加により、外出や他者との交流、からだを動かす機会となり、心身機能の維持や生活リズムが整うなどの効果が得られる。また、お茶を出したり、参加者と一緒におやつ作りなどをすることで、自己肯定感を持つことも期待できる。地域住民にとっては、認知症の人に対する理解を深める場となり、家族介護者は新たな知識の習得や心身のリフレッシュができ、よりよい介護につながる。

　認知症カフェには、前述した効果があるものの、参加者が集まらない、地域の人の理解が得られない、専門職の負担が大きい、経費がかさむなどの課題も多い。地域の人々が集い支え合う場として継続していくためには、このような課題を解決することが重要である。

5. 高齢者虐待の事例

A. 高齢者虐待防止法の概要

　"28.1％"、これは、2018（平成30）年のわが国の高齢化率のパーセンテージである。つまり、全人口の3人に1人が高齢者という状況が着実に近づいている。言うまでもなく、高齢者数、高齢者割合の増加は、要介護高齢者の数および割合の増加をもたらし、それがやがて高齢者虐待に繋がるケースも少なくない。

　事実、「平成29年度高齢者虐待の防止、高齢者の養護者に対する支援等に関する法律に基づく対応状況等に関する調査結果」によると、高齢者虐待に関する相談・通報対応件数は養介護施設従事者等によるもの、養護者によるもの、ともに増加している。とはいえ明らかになっている件数については、あくまで氷山の一角であり、児童虐待に比べメディア報道の少ない高齢者虐待の潜在的件数はかなりの数に上るものと推定される。

　では、高齢者虐待とはどのようなものとして規定できるのだろうか。

　「高齢者虐待の防止、高齢者の養護者に対する支援等に関する法律」（以下、高齢者虐待防止法）における高齢者虐待の定義として、次の3点が特徴として挙げられる。

　まず1点目として、高齢者虐待防止法の対象となる高齢者は、「65歳以上の者」と規定されている。ただし、2011（平成23）年6月の「障害者虐待の防止、障害者の養護者に対する支援等に関する法律（障害者虐待防止法）」の成立に伴い、高齢者虐待防止法も改正され、2012（平成24）年10月より、65歳未満の養介護施設入所および利用、または、養介護事業のサービス提供を受ける障害者については、高齢者とみなし、養介護施設従事者等による高齢者虐待に関する規定が適用されることとなっている。

　2点目は、高齢者虐待について、養護者によるものおよび養介護施設従事者等によるものの両方を規定していること、そして、3点目に、その両者（養護者および養介護施設従事者等）が高齢者に対して行う虐待行為類型として、身体的虐待、介護・世話の放棄、心理的虐待、性的虐待、経済的虐待の5つを挙げている。

　その他、高齢者虐待防止法においては、高齢者が虐待を受けたと思われる場合の発見者による市町村への通報義務、養護者による虐待を受けた高

齢者に対する居室の確保、市町村および直轄の地域包括支援センター等による立入調査などについても規定している。

　なお、「虐待の疑い」が考えられる際は、速やかに地域包括支援センター等に相談・通報し、早期発見、虐待の予防および防止を考慮した行動を起こしていかなければならない。

　上記事項を踏まえ、ある高齢者虐待事例についてみていくこととする。

地域包括支援センター
改正介護保険法により2006（平成18）年4月に新設された。地域における総合的かつ一貫性・連続性のある介護予防マネジメントを担う中核機関として機能している。

B. 事例の概要

　本事例は、市役所内にある某地域包括支援センターがかかわり、関係他課等との連携、協力のもと虐待者と被虐待者を分離した高齢者虐待事例である（事例提供：某地域包括支援センター）。

[1] 虐待の背景

　夫（84歳・虐待者）、妻（82歳・被虐待者・要介護4）、息子（45歳・独身・無職・次男・世帯主）の3人暮らしの家庭で起こった事例である。

　被虐待者である妻は、脳梗塞による片麻痺状態にあり、目立った認知症状はみられないものの認知機能の低下は否めず、介護の必要性は日々高まるばかりといった状況下にある。現在、通所リハビリテーション（以下、デイケア事業所）、福祉用具貸与など居宅サービスを利用するも、別世帯となっている息子（長男）とは音信不通、同居の次男においても母親の介護に対しては非協力的であり一切関与せず、84歳の夫が1人で妻を介護するといった、いわば老老介護状態にある。

　また、夫も要介護認定を受け、現在はその結果待ちといった状況にあり、自身の身体状況に関しても不安を抱え生活している。妻の感情鈍麻は進み、日に日に表情も乏しくなり、それに対する苛立ち、介護疲れが相まって、虐待と思われる行為へと発展したものと考えられる。

　2013（平成25）年1月、担当介護支援専門員（以下、ケアマネジャー）より、「顔にあざがあり、髪が雑に切られている」との連絡が地域包括支援センター（以下、センター）に入り、「虐待の疑いあり」との判断のもと同センターが中心となり、関係他課等の協力を得、妻に対する支援が開始された。

[2] 経過および援助の実際

　ケアマネジャーより、妻の身体状況、老老介護という状況を考慮し、2009（平成21）年頃から妻の特別養護老人ホームへの入所を提案するも、

経済面（少額での年金生活）および無職の息子の存在を理由に夫が妻の施設入所を拒んでいるという情報を事前に得、ケアマネジャー、民生委員とともにセンター職員（社会福祉士・保健師）が自宅を訪ねると、清掃の行き届いていない部屋に妻と夫の姿があった。

　顔や身体のあざ等を確認したうえで夫に状況を聞くと、「妻の介護に対し、息子の協力は一切得られず、自分一人で対応せざるを得ない状況にある。介護疲れ、妻の反応の薄さなどから、つい手を上げてしまうことがある」とのことであった。そこで、夫の話に耳を傾けたうえで現状を説明し、夫、妻の両者から妻の施設入所への意思確認および入所手続きをとることへの了承を得て、施設探しを行うこととなった（結果、某特別養護老人ホームへの入所申込みを済ませ順番待ちとなる）。

　センター職員らによる訪問から３日後、今度はデイケア事業所からの連絡により、再度、ケアマネジャーからセンターに電話が入る。ケアマネジャーいわく、「顔のあざに加え、腫れ、身体のあざも確認した」とのことである。

　虐待行為がエスカレートしたものと捉え、直ちに関係他課にも連絡し、ケアマネジャーの待つデイケア事業所にセンター３職種の職員（社会福祉士・保健師・主任介護支援専門員）および市役所高齢福祉課職員が掛け合い、本人の状況確認を行う。本人からも「夫から殴られ、つねられた」との発言があり、あわせてデイケア事業所職員、ケアマネジャーより経過および状況報告を受ける。ケアマネジャーいわく、「本家庭は妻と夫の年金で生計をたてているが、年金額が非常に少なく、経済面からして短期入所の利用は困難」とのことである。とはいえ、このまま家には帰せないと判断し、センターに戻り、早速関係他課と対応方法について検討を行う。

　具体的には、高齢福祉課（緊急一時保護）、社会福祉課（生活保護受給）、介護保険課（介護保険料の減免）等に話を持ちかけ、数日後からの短期入所であれば利用可との情報を施設より得る。なお、短期入所利用の検討と併せ、緊急一時保護についても準備を進める。結果、高齢福祉課の働きかけにより、幸いにもその日より４日間、養護老人ホームでの一時保護が可能となった。

　妻の施設利用（緊急一時保護対応）後、直ちに利用後の対応についてケアマネジャーと打ち合わせをするとともに、翌日、センター職員（社会福祉士・保健師）、ケアマネジャー、民生委員で自宅を訪問し、諸状況の確認を行う。その中で、仕事をせず親の年金で生活している無職の息子はいるものの、妻・夫それぞれの年金額を確認し、何とか妻の施設入所と今後の夫の生活の維持が可能であることも確認する。

そうした中、偶然にも順番待ちの施設とは別の特別養護老人ホームから即入所可能との連絡があり、翌日からの施設入所となった。

[3] センター職員の見解

　本事例は、センターに虐待の連絡が入ってわずか数日で妻の特別養護老人ホーム入所が決まり、虐待者と被虐待者の分離を図ったものである。

　結果的には、運良く特別養護老人ホームへの入所という形に至ったが、センターは、「やはり、早い時期からの連絡、あるいは情報提供があればとの思いが強い。というのも、本事例においては、ケア会議（ケースカンファレンス）は開かれておらず、情報不足の中での対応であった」との見解を示している。

　また、センターの主任介護支援専門員とケアマネジャーとの関係は十分深まっておらず、ケアマネジャー自身もデイケア事業所からは急き立てられ、かなり苦しい状況での対応であったようにも感じられる。さらに、ケアマネジャーによる妻および夫とのかかわり方、介護状況を含めた家庭環境等における現況把握という点においても課題が残される。

　センター職員いわく、「福祉関係業務従事者は、サービスの利用者・対象者の"真のニーズ"は何かを明確にし、適切に対応していかなければならない。そのためには、いち早く適切な情報を得、情報を共有し他職種が連携していくことが極めて重要である。高齢者介護においては、ケアマネジャーの果たすべき役割は極めて大きい」とのことである。

　繰り返しにはなるが、今回のケースはあくまで、運良く特別養護老人ホームへの入所が可能となったことで、事なきを得たと言わざるを得ず、状況によっては対応困難な事例にもなりかねないというのが妥当な見方といえよう。

ケースカンファレンス
"適切なサービス提供"を目的に援助者（医療、福祉などの専門職等）が集まり、ケースをめぐる問題状況の解決に向けての情報整理および情報交換、さらには連絡調整等を行う会議のことをいう。

C. 考察

　今回の事例については、連絡を受けた地域包括支援センターの早急な対応（関係他課への働きかけ等）により事が運んだといえる。しかし、特別養護老人ホームへの入所については、単に「運がよかった」ということでは済まされず、状況によっては困難事例にもなりかねなかったという事実を見逃してはならない。そもそも高齢者虐待においては被虐待者、虐待者、関係する人の人間関係や社会環境などのさまざまな要因が重なり合って発生する事柄であり、単に表面上の行為のみにとらわれず、その背景にある諸要因を探り、状況を的確に把握することが何よりも重要となる。

また、虐待の程度（深刻さ）についての見極め、さらにはその状況に応じた対応も求められ、これにはケアマネジャー、民生委員をはじめとする発見者等からのいち早い相談・通報、情報提供の有無が鍵となる。

本事例においても、顔のあざを確認した時点でケアマネジャーから高齢者虐待対応窓口の１つである地域包括支援センターに連絡は入っているものの、その連絡が適当な時期であったとは到底考えにくい。ケアマネジャーは、数年前より、妻および夫とかかわっていることから、そのかかわりの中で両者の何かしらの変化に気づくことはなかったのか、また、自宅の状況、変化などから虐待を疑わせる要因が生じてはいなかったのか、こうした点は少なくとも確認しておく必要があるだろう。センター職員も「連絡・情報提供の時期」を指摘しており、迅速かつ良質な情報の収集が如何に大切であるか、その重要性がうかがえる。

さらに、本事例においては、ケア会議（ケースカンファレンス）が実施されていないことも問題点として挙げられる。今回のケースに関しては、連絡を受けたセンター職員は事の重大さを感じ、高齢者虐待防止法に規定される立入調査を早急に行っている点は評価に値するものといえる。しかし、本来であれば、情報収集、事実・安全確認を経て、必要な支援について協議・検討すべきケア会議（ケースカンファレンス）が実施されるべきであろう。そのうえで、連携協力体制（高齢者虐待防止法に規定）を考慮し、被虐待者はもとより、養護者（虐待者）への支援もしていくことが求められており、こうしたことからも、早い時期の相談・通報、情報提供の肝要さが読みとれよう。

その他、センターの業務の１つとされている包括的・継続的ケアマネジメント支援事業の活用も有効であるといえる。

センターに必置となっている３職種（保健師・社会福祉士・主任介護支援専門員）のうち主任介護支援専門員が担う業務・役割の１つにこの事業の対応がある。これは、高齢者が住み慣れた地域で暮らすことができるように、他職種協働、地域の関係機関の連携を考慮した包括的・継続的なケアマネジメントの実現に向けケアマネジャーへの後方支援を行うものでもある。具体的には、地域のケアマネジャーへの日常的個別指導・相談、支援困難事例等への指導・助言などがある。

そこで、今回の事例における主任介護支援専門員とケアマネジャーの関係性、さらには、ケアマネジャーの利用者支援に向けての力量やゆとりなどからもこの事業の活用（主任介護支援専門員とのかかわり）が極めて意義あるものであると判断できる。

本事例は、わずか数日間のセンターの対応・かかわりを簡潔に記したも

主任介護支援専門員
社会福祉士、保健師とともに地域包括支援センターに配置される。
同センターの業務の１つである包括的・継続的ケアマネジメント支援事業を主任介護支援専門員が担っている。

のである。しかしながら、その中で高齢者虐待に携わることの難しさや情報収集および早急な相談・通報の重要性、他施設他機関との連携の必要性等を再確認することができた。

そして何より、虐待者と被虐待者の分離、行政（センターを含む）の対応の意義等について再考するよい機会となったといえよう。

最後に、本事例においては、虐待者である夫、被虐待者である妻のその後の状況については不明という実情がある。現在の高齢者関係法制等を考慮すると、センターの業務内容、果たすべき役割等は多大なものであることは十分に感じられる。とはいえ、被虐待者はもとより、虐待者へのフォロー、支援は極めて重要な事項の1つであり、センターを中心とした組織的な対応が求められる。

なお、こうした事態は、全国に点在するセンターすべてに起こり得る事柄であると同時に共通の課題でもあるのではないかと考えられる。きめ細やかな対応が可能となる体制・システムの構築に期待したい。

参考文献　●宮本節子『ソーシャルワーカーという仕事』筑摩書房，2013.
●東康祐・原葉子編『高齢者に対する支援と介護保険制度（第5版）』社会福祉士シリーズ13，弘文堂，2019.
●仲村優一・一番ヶ瀬康子・右田紀久恵監修／岡本民夫・田端光美・濱野一郎・古川孝順・宮田和明編『エンサイクロペディア社会福祉学』中央法規出版，2007.
●日本社会福祉士会編『市町村・地域包括支援センター・都道府県のための養護者による高齢者虐待対応の手引き』中央法規出版，2011.

■理解を深めるための参考文献

●ボニー，R. J. ＆ ウォレス，R. B. 編／多々良紀夫監訳『高齢者虐待の研究―虐待、ネグレクト、搾取究明のための指針と課題』明石書店，2008.
　　本書は、全米評議会（NRC）の高齢者虐待問題の理解、適切な対応を目的に組んだ研究プロジェクトの報告書である。リスク要因、介入評価等、高齢者虐待問題を包括的に論じた指南書でもある。
●池田直樹・谷村慎介・佐々木育子『Q & A 高齢者虐待対応の法律と実務』学陽書房，2007.
　　高齢者虐待対応の具体的ケースを基に、Q & A 方式でわかりやすく解説している。
●日本社会福祉士会編『高齢者虐待対応ソーシャルワークモデル実践ガイド』中央法規出版，2010.
　　事例を交え虐待対応策を詳述、提示している。知識編、実践編に分け、わかりやすく解説するとともに、実践に役立つ帳票をも収録している。
●加藤伸司・矢吹知之編『家族が高齢者虐待をしてしまうとき』ワールドプランニング，2012.
　　増加傾向にある高齢者虐待に対し、専門職がもつべき重要な視点について教示している。

ジェネリックポイント

高齢者虐待は増加していると聞いています。高齢者虐待の実態を教えて下さい。

高齢者虐待の相談・通報対応件数については、養介護施設従事者によるもの、養護者によるもの、ともに増加しています。平成29年度「高齢者虐待の防止、高齢者の養護者に対する支援等に関する法律に基づく対応状況等に関する調査結果（厚生労働省）」によると、前者は前年度比10.2％増の1,898件、後者は前年度比7.5％増の30,040件となっています。

また、虐待の種別・類型に関しては、前者、後者とも「身体的虐待」が依然として多く、以下、心理的虐待、介護等放棄が上位を占めています。

法律にも規定されている発見者の通報義務の周知徹底はもちろんのこと、行政機関等の介入、迅速な対応支援が何より重要となります。なお、高齢者虐待を学ぶうえで、地域包括支援センターの役割や地域支援事業の業務内容等について認識しておくことも大切です。

〈国家試験対策情報〉

本節においては、高齢者虐待について論じている。

高齢者虐待については、これまでに「高齢者に対する支援と介護保険制度」の科目において、幾度となく出題されている。社会福祉士国家試験対策として、高齢者虐待防止法の概要の把握に努めることは勿論のこと、現在の状況をおさえるという観点から、毎年、厚生労働省から発表される「高齢者虐待の防止、高齢者の養護者に対する支援等に関する法律に基づく対応状況等に関する調査結果」を確認しておく必要がある。

コラム 　高齢者虐待における虐待者の実態

　人口の高齢化、家族・世帯構成の変化が生じているわが国において、「高齢者虐待」は極めて深刻な問題である。

　そこで、家庭で高齢者を日常的に介護する中で虐待に至った者のうち、64.3％の者が協力者のないまま1人で介護にあたるといった、いわゆる「孤立介護」状態にあったことが朝日新聞社と日本高齢者虐待防止学会により実施された調査結果（2013〔平成25〕年4月7日・朝日新聞）において明らかになった。また、介護疲れや悩みについては、「とてもある」が47.3％となっており、「ややある（26.5％）」を含めると4人に3人が介護疲れ・介護による悩みを感じ、また有する結果となっている。

　さらに、家庭で高齢者を虐待した者のうち、10.3％の者が生活保護受給者、18.3％が住民税非課税対象者、21.0％が保険料滞納者となっており、約半数（49.6％）が経済的に困窮状態にあることも同調査結果により示されている。こうした現状に対し、日本高齢者虐待防止学会理事長の池田直樹（弁護士）も紙面において、「高齢者虐待防止法が虐待防止に加え、養護者支援についても掲げているが、後者が後回しになっている」ことを指摘している。

　今後は、調査結果からも読みとれる虐待と介護の密接な関係性、そして、生活困窮等の経済的問題との関連性を考慮し、いち早く"専門的支援"を行うことが大切である。地域包括支援センターあるいは、地域支援事業における包括的支援事業の1つに位置づけられる権利擁護業務も高齢者虐待にかかわる重要な機関・事業であり、これらが福祉事務所等とも連携し、十分に機能することが高齢者の虐待防止に繋がるものと考えられる。

　高齢者、障害者、児童への虐待のない社会の実現に向け、行政機関の機能・業務の充実等は必要不可欠な事項である。

権利擁護
自己の権利を表明することが困難な高齢者や障害者の利益を守るため本人に代わって主張すること（代弁すること）。

6. 夫婦間暴力（DV）の事例（危機状態にある事例）

A. 夫婦間（家庭内）暴力とDV防止法の概要

　家庭内におけるDV（ドメスティック・バイオレンス：domestic violence）は、夫から妻、妻から夫、親から子、子から親、きょうだい間の暴力などさまざまな形態が考えられる。DVは殴ったり蹴ったりするなどの身体的暴力だけではなく、無視する、ののしる、脅すなどの精神的暴力、性的行為を強要や避妊に協力しないなどの性的暴力の他に、生活費を渡さないなどの経済的暴力、人間関係の監視・制限などの社会的暴力などが挙げられる。夫婦間の暴力については、「配偶者や恋人など親密な関係にある、又はあった者から振るわれる暴力」と捉えられ、事実婚、生活の本拠を共にする交際相手、また離婚した者（事実上の離婚を含む）からの暴力を指す。日本では体力的にも社会的にも弱者であった女性が被害者となるケースが多くあったが、家庭内で発生した暴力は、「近親者からの暴力」として民事不介入の原則のもと十分な対策がとられてこなかった。しかしながら、夫の暴力は、被害者に対する重大な権利侵害であり、単なる夫婦喧嘩ではなく犯罪行為であることは言うまでもない。1993年に国連によって制定された、「女性に対する暴力撤廃に関する宣言」を契機に、夫婦間暴力が、人権侵害に当たるという社会的な認識が高まり、日本でも、2001（平成13）年に配偶者からの暴力を防止し、被害者の保護等を図ることを目的として「配偶者からの暴力の防止及び被害者の保護に関する法律（配偶者暴力防止法）」いわゆる「DV防止法」が公布・施行された。

　（2013年現在の法律名「配偶者からの暴力の防止及び被害者の保護等に関する法律」に変更されている）。被害者支援の専門相談機関としての「配偶者暴力相談支援センター」をはじめ、2013（平成25）年の一部改正では、被害者支援の新しい仕組みが強化された。また、身体に対する暴力、または生命等に対する脅迫を受けた場合、被害者が裁判所に申し立てにより、自らの安全を確保できる「保護命令制度」（被害者や被害者の子または親族への接近禁止命令、電話禁止命令等）など、加害者に対する処分が可能である。さらに、この法律の準用について、法律上の「被害者」「配偶者又は配偶者であった者」「離婚をし、又は離婚が取り消された場合」の読み替えが規定された（28条の2）。

身体的暴力

精神的暴力

性的暴力

経済的暴力

社会的暴力

交際相手
婚姻関係における共同生活に類する共同生活を営んでいない者を除く。いわゆる同棲相手。

DV防止法
2014（平成26）年の改正により、生活の本拠をともにする交際相手からの暴力およびその被害者についても、配偶者からの暴力およびその被害者に準じて、法の適用範囲とされることになった。

B. 女性に対する夫婦間暴力の社会的背景

急速に近代化を遂げたわが国日本の社会構造の変化に比して、古くからの伝統的性別役割分担意識（夫は外で働き、妻は家庭を守るべきである）は、根強く残存し、女性の社会進出が進んだ現在においても、家事・育児は女性の役割として重く残っていることが指摘されている。これまで配偶者への暴力が黙認されてきた背景には、前述したような日本社会における伝統的家族観や旧家長制度により、家庭内において男性が優位な立場にあったことも関係する。しかし、第二次世界大戦後制定された日本国憲法14条には、「すべて国民は、法の下に平等であつて、人種、信条、性別、社会的身分又は門地により、政治的、経済的又は社会的関係において、差別されない。」と明確に謳われている。したがって、被害者、特に女性に対して暴力を行使することが、個人の尊厳を害し、男女平等の妨げとなっていることは明らかである。

近年に入り、少しずつではあるが社会的認識が変化し、男女雇用機会均等法（1985〔昭和60〕年制定）や男女共同参画社会基本法（1999〔平成11〕年制定）などによる、「男女平等を目指す」社会への取組みへとつながっていった。1980（昭和55）年以降、夫婦ともに雇用されている共働き世帯は年々増加し、1997（平成9）年以降は、共働き世帯は、男性雇用者と専業主婦からなる世帯を上回り、2018（平成30）年の統計では、1,219万世帯（67.01％）となっている。そうした状況にありながらも、6歳未満の子供を持つ夫の家事・育児に費やす時間は、1日当たり83分と他の先進国と比較しても低水準にとどまっている。

男女雇用機会均等法

男女共同参画社会基本法

C. 事例の概要

本事例は、母子世帯の支援を行っている母子生活支援施設の母子支援員やDV被害者の母子支援を行う個別対応職員が中心となり、DV被害者である要保護者を、DV加害者と分離、同居の児童を保護、さらに、DV被害者に対する自立生活支援教育を含め生活の再構築と家族再統合を行った事例である。

自立生活支援教育

［1］相談に至るまでの経緯

クライエント（要保護女子）：M子、女性

家族：夫、長女（元彼の子）、長男（夫の実子）

登場する支援機関：警察署、民間の団体（電話相談・シェルター）、児

215

童相談所、児童養護施設、配偶者暴力相談支援セン
ター、福祉事務所、母子生活支援施設

(1) 夫と出会うまで

M子は、高校在学中（17歳）の時に、無職の先輩の子供を妊娠、両親
の反対を押し切り、高校を中退し先輩と同棲開始、未婚のまま18歳で長
女を出産する。しかし、入籍をしないまま別れる。昼間の職業につけず、
夜間、風俗店（特殊浴場）で働きながら子供を育てる。

(2) 夫との出会い

20歳の時（長女2歳）、DV加害者となる夫と勤務先の客として出会い、
妊娠・結婚を機に風俗店を退職、長男が生まれる（長女4歳）。長女が小
学生になると、夫は「お前は、働く苦労を知らないからダメ。家賃などの
光熱費は俺が払うから、お前も働いて生活費を払え」と勝手に分担を決め、
経済的暴力　生活費を一切渡さなくなる。そのため、M子は、夜間の仕事（スナック
の店員）をはじめた。

(3) 夫婦間暴力の始まり

M子は、夫に言われるがまま働き始めたが、夫は、ほとんど家事を行
わず、M子は、育児・家事・仕事に奔走する毎日であった。さらに、夫
は2人きりの時間が持てないことを理由に、浮気をほのめかすようになる。
ある日、喧嘩の際に、夫が離婚を口に出したところ、「別れないで！」と、
身体的暴力　M子が泣いて引き留めた日を境に夫の態度が急変、喧嘩のたびに暴言だ
けでなく手を挙げるようになる。夫の暴力について相談できる友人のいな
かったM子は、匿名で話せる民間の団体に電話をかけた。その時、「夫は、
あなたのことを愛していない。我慢をして言いなりになるのがあなたしか
いない。そんな自分勝手な男とは今すぐ別れなさい。あなたは何も悪くな
い」と助言を受けた。M子は、初めて人に話せたこと、自分を肯定して
くれたことに涙がとまらなかった。しかし、1人で生活する自信が持てな
かったM子は、DV被害者が避難するシェルターや警察・児童相談所な
どの情報を教えてもらうが、行動できずにいた。

(4) 激しくなる夫婦間暴力

次第に、夫は仕事に行かない日が多くなり間もなく退職、収入はM子
のスナックの収入のみとなった。生活費の全てをM子に頼りきりであっ
たが、夫は酒を飲む量が増え、若い頃から好きであった風俗通いを始めた。
さらに、気に食わないことがあると、ささいなきっかけで殴る・蹴る・暴
言を繰り返すようになった。暴力はM子の顔面にあざをつくるまでにな
り、日中の外出時は、マスクが手放せなくなる。ある雪が降る夜、M子
は暴力を受け、子供とともに着の身着のまま家を追い出された。公園など

を寒さを凌ぐため歩き続けていると、通りかかった警察署の前で警察官に声をかけられ、「夫の暴力から逃げてきた」と話す。ただちに、署内の生活支援課に母子ともに保護される。対応にあたった警察官から「ご主人を呼び出すか、電話で警察から注意し、今後こういった暴力をしないよう注意できますよ」と言われるが、M子は、「ここに来たことは夫にばれたくない」と断固拒否し、自宅に戻ることを希望した。しかし、「身の安全の保障が出来ないので、今夜の自宅への帰宅は認められない」と言われ、保護してくれる友人宅に避難することとした。さらに、「行方不明など問題が起こるのを防ぐために、夫にメールか電話をしてください」と言われ、それを受け入れない限り、警察から解放されない様子だったため、仕方なく「今夜は帰らない」と、夫にメールするも返信はなかった。3泊ほど友人宅とホテルに泊まったが、所持金が尽き夫のいる自宅に帰ったが夫からは謝罪はおろか、何の声掛けもなかった。帰宅して5日後、管轄の児童相談所からM子の携帯電話に現状確認の電話があった（連携協定で警察から児童相談所へ連絡があったとのこと）。電話でM子は「いつか逃げ出したいと思っているが、なかなか準備ができないでいる。今は、穏便に生活できるので、離婚を切り出し、また家を追い出されてしまうのが怖い。子供がいるので、逃げようがない」と説明し、「今回も何も言われなかったし、自分さえうまくやれば大丈夫」と、自分の置かれている状況を認識できていない様子であった。

連携協定
2018（平成30）年、厚生労働省の『児童虐待防止対策の強化に向けた緊急総合対策について』の通達によって、児童相談所と警察の情報共有の強化が図られた。

(5) 突然の子どもたちとの別れ

　M子は、夫との生活を継続した。夜間、休息がとれないM子は、認可保育園に入所申請を行ったが、昼間、M子が在宅してることから、申請は却下された。そのため、昼間の仕事を探したいと夫に訴えるも、「それでは、収入が減るだろう」「保育料がもったいないから、俺が見る」と恫喝された。発言のたびに暴言・暴力を繰り返す夫に対し、M子は次第に「話し合おう」という気力がなくなっていった。そうして、M子は、昼間は家事・育児をこなし、夜間は、夫に子どもを任せ働く生活を送っていた。ある早朝、M子が仕事から戻ると、子供たちの声がしない。夫がテレビを見ていたため、「子供は？」と聞くと、「しらない」という。長女（7歳）は、寝室で寝ていたが、長男（3歳）は、床にうつぶせに倒れていた。すでに息をしておらず、救急車を呼んだが、病院で死亡が確認され、その後夫婦は、警察の取り調べを受ける。長男に虐待の兆候が見られなかったため、釈放となるが長女は、その夜のうちに児童相談所へ一時保護となった。その後社会的養護が必要と判断され、児童養護施設へ入所となった。

認可保育園

一時保護

(6) 離婚の決意

　子供の死をきっかけに、児童養護施設の児童指導員とつながることが出来たM子であったが、「長男の死」「長女との離別」「夫婦間暴力」といった状況を抱えきれなくなった反動なのか、児童養護施設の職員に対し常に反抗的な態度をみせ、月一回の面会時には、「子供を返せ」と大声を出すこともあった。しかし、児童指導員が、常にM子の気持ちに寄り添い、『夫と別れ自立する方法、子どもとの生活のため、夜間の仕事を辞め落ち着いた環境で生活を再建する方法』など、丁寧に説明した結果、M子は、「長女と一緒に人生をやり直せたらな」と話すようになる。ただ夫は、離婚や別居には同意せず「ここは俺の名義の家だ。出ていくならお前が他を探してもいいが、ここの家賃も払い続けろ」と、暴力を繰り返した。そんな時でも、M子は「元は優しい人だったから、自分が我慢すれば変わってくれるかも知れない」と話し夫をかばい続けた。しかし、ますますDVが激しくなる中、足の骨を骨折したM子は、もうこのままでは、夫に殺されてしまう、と考え、1ヵ月に1回程度連絡を入れていた児童相談所の職員に「夫と別れたい」と話し、本格的なM子への支援が開始となった。

［2］生活の再構築に向けた取組み

(1) 夫からの分離と生活の更生

　児童相談所から連絡を受けた配偶者暴力相談支援センターは、M子に夫との離別の意思を確認し、緊急支援を行う事を決定した。

　M子本人の意思を確認したところ、以下のような希望があった。

- 児童養護施設に入所している子供を引き取り（家族再統合）、一緒に暮らしたい
- 夫と別れたい
- 仕事をしたいが、夜の仕事以外したことがなく、自信がない。

(2) 支援会議で決定した方針

- 本人の希望通り、子供の引き取りにむけた支援を最終目標とする。その際、子供自身の家庭での生活の様子や子供の思いも確認する。
- 子供の引き取りの条件として、DVを繰り返す夫との完全離別
- 夜間中心の生活を改め、昼間の定職につけるよう就労支援
- 再び、男性関係から子どもの虐待につながらないよう、定期的な精神面でのフォロー
- 緊急時（夫からのDV）の避難と生活の場の確保
- 児童養護施設に入所する長女への支援。入所後のケース記録によると、長女は、口数も少なく静かにしており、職員になかなか心を開かない。

児童指導員
児童相談所には、児童指導員の他、児童福祉司、児童心理司、医師、心理療法担当職員などの専門職がいる。

緊急支援
緊急支援においては、本人の身の安全を最優先課題とするほか、支援期間を短期に設定し、処遇目標や面接回数・安全確認などを明確にすることが重要である。

家族再統合

母に会いたがり、よく泣いている。母親との面会時は喜び、帰るときは、
さびしそうにするとの報告を受けた。

(3) 夫からの分離

M子は、夫に気付かれないように最低限の身の回りの整理を開始し、
居宅以外の場所に荷物を移した。また、本人の身の安全の確保のために、
民間団体のシェルターの連絡先が伝えられ「再びDVの危険性があると
き」はすぐ逃げるように繰り返し指示された。相談員は、絶縁状態にある
両親への連絡や避難を提案したが、M子は、「両親には頼れない。結婚中
も夫が金の無心をしており、今連絡を取ると、居場所がばれ、両親に迷惑
がかかる」と、希望しなかった。これらのことから、本人が成人しており
自己判断が可能なこと、M子の知らないところで、両親と夫が連絡を取
る可能性があること、実家を夫が知っているため、連れ戻しの可能性もあ
ることから、不適切と判断した。

(4) 生活の再構築

M子は、就職と昼間の生活の再構築のために、母子生活支援施設への
入所が適切であると考えられた。そのため、M子に母子生活支援施設の
機能と役割を説明したところ、「就職したこともないし、不安だから1か
ら出直したい」と、承諾をした。申請書類や資料等は夫に見つかる危険性
を回避するため、閲覧のみとし、手続きを開始し、その後入所が決定した。

(5) 母子生活支援施設での支援

母子生活支援施設に入所したM子は、料理・洗濯といった生活技能や
金銭管理は、問題なく過ごしていた。ただ、心理療法担当職員の面接の結
果、精神的に不安定で他者に依存的で、特に男性に依存するなどの性格的
特徴が報告された。感情的になりやすく、「すぐ行政は、レッテルを貼り
悪者扱いをする」など突然激高することもあった。「いつも悪い男につか
まっちゃうんだよねえ」と、恋愛体質で依存的な点は本人も自覚している
様子であった。家事能力など、生活の中ですでに獲得している能力もあり、
肯定的な声掛けを職員だけでなく他の利用者からも行うなど、自己肯定感
を持てるよう受容的なかかわりに留意した。そうした支援を受けたM子
は、夫と離婚の話をするために、以前夫婦で暮らしていたアパートの近く
で再会した。夫はすでに他の女との同居を始めており、離婚に関して思い
もかけずあっさり同意した。

(6) 就職と生活保護の支給と自立生活支援

就労支援を受け、スーパーでのパートを開始した。当初は、すぐ子供と
生活できないことに不満をあらわにしていたが、施設でのグループワーク
の中で、M子自身が、自分と子供の幸せな生活をゆっくりと考える時間

母子生活支援施設
主に母子世帯の支援を行
う。入所している母子世
帯の多くはDVからの避
難を理由に入所してお
り、DVから避難し、安
全かつ安心できる生活を
取り戻し、母子で自立し
た生活を送ることが生活
課題である。

自己肯定感

自立生活支援

を取ることができ、自分の置かれていた抑圧状況を認識することが出来るようになっていった。その結果、本人の発言や、面接時の態度にも変化が見られるようになった。

さらに自立生活に向けて、フォーマルな社会資源に関する知識が乏しく、間違った認識も多かったため、改めて、それぞれの機関の機能についての説明を丁寧に行った。ケースマネジメントを行い、関係機関で連携を取り支援を行った結果、生活面は福祉事務所のケースワーカー、親子再構築については児童相談所が担当することとなった。住居支援については、DV被害者の支援を行っているNPO法人を通じ、DV被害者への理解のある不動産会社を紹介され、母子生活支援施設を退所した。アパートでの一人暮らしを開始し、公営住宅に申請しつつ、子供との家族再統合のために、児童養護施設のファミリーソーシャルワーカーと2週間に1度、1時間程度の面接が行われた。ファミリーソーシャルワーカーは長女の最近の様子を伝えたり、M子の気持ちを傾聴したりなどの面接を通し、信頼関係を構築していった。長女の試験外泊が開始され、民生委員・児童相談所の職員・保健所の職員などと連携を取りながら家庭訪問を行い、子供の状態と生活状況の確認を継続した。

(7) その後の経過

M子は、児童相談所の決定を受け、児童養護施設より子供を引き取り、母子での生活を開始した。その後、ひとり親世帯の優先枠での公営住宅への入居が決定し転居、近所のスーパーでの就労も継続している。これまで配偶者暴力相談支援センターの担当ケースワーカーと母子生活支援施設が中心となり、多職種連携で支援が行われてきたが、現在、児童相談所からの現状確認の連絡以外の支援は終了した。しかし、M子は、現在も児童相談所のケースワーカーには反抗的であり、「自分は、いつまでたっても子供を殺した親という偏見で見られている。私は、子供を守るために働いていただけだし、殺したのは夫なのに」と繰り返している。母子分離は、M子の生活をストレスなく再構築するためであったが「子供を取られてしまった」という精神的なショックや恨みは、短時間では解決しそうにない。当面の課題は解決されたが、また、「新しい彼氏が出来そうだ」とも話しており、今後、何かあったときに、支援へとつながるように、見守りを続けることが必要である。

D. 考察

本事例では、生活支援施設の母子支援員や配偶者暴力相談支援センター

のDV被害者の母子支援を行う個別対応職員が中心となり、クライエント（M子）が自己の潜在能力に気付き、対処能力を高めることに焦点を当てた。そのため心理カウンセリング等の精神的な支援も取り入れた定期的な支援のもと、ケアが行われた。支援者は「夫との別離の方針を固めながらも行動できない」クライエントに向けて、一つひとつの行為について他者の考え方を強要するのではなく、「自分自身と子供の将来への希望や、適した生活環境」といった、一歩引いた目線で自分自身の状況を認識できるように、グループワークを行った。M子自身、子供との別離中のためさみしさが募り、その結果として男性にぬくもりを求めてしまうということもあったが、子供を守る母親の自覚と喜びを生きがいにできるよう教育的な支援を行った。就労支援としては、DV被害者のグループワークや心理教育プログラム等の参加を促し、同じ課題や悩みを抱える当事者同士の交流や支え合い、学びを通じて自立を目指すための力をつけられるよう支援した。

近年、離婚率の上昇に伴いひとり親家庭が増加し、中でもDV（配偶者間暴力）被害による母子家庭が増加している。母子への支援の実施には、配偶者暴力相談支援センター・福祉事務所・保健所といった公的機関や医療機関とともに、児童相談所や児童養護施設、学校、保育所、自治体等の関係機関と緊密な連携を図ることが重要である。ケース会議等を行うことで、情報共有やそれぞれの機関の役割分担等を行うことができ、お互いに共通認識をもった支援が可能となる。

長男の死（ネグレクト？）を未然に防げなかったことは、大変残念なことである。M子自身、DV被害者としての自覚ができておらず、また、公的機関などの支援者や両親など自分に意見をする他者を拒否した結果、孤立感からDV加害者（夫）への依存体質ができてしまっていた。こうした場合に、被害者に自覚を促すことが出来るかどうかについては、根気強くエンパワメントアプローチを続けていくことが重要である。しかし、M子の「もう二度と子供の死体を抱きたくない」という言葉は、彼女の本心であり、男性より子供を優先しようとする母としての意志が感じられる。この悲しい出来事を人生の戒めとし、これからの人生を子どもとともに幸せに暮らせるようになることが肝要である。

グループワーク

心理教育プログラム

配偶者暴力相談支援センター
都道府県又は市町村が設置する婦人相談所その他の適切な施設において、配偶者からの暴力の防止及び被害者の保護を図るため、カウンセリングや被害者および同伴者の緊急時における安全の確保および一時保護などを行うDVの総合窓口機関。

参考文献　●内閣府男女共同参画局『平成 30 年版　男女共同参画白書（概要版）』
　　　　　●婦人相談員相談・支援指針策定ワーキングチーム『婦人相談員相談・支援指
　　　　　　針』厚生労働省，平成 27 年 3 月（平成 30 年 3 月 30 日：一部改訂）.
　　　　　●全国人権擁護委員連合会監修『ドメスティック・バイオレンス（DV）』平成
　　　　　　24 年度人権啓発ビデオ　虐待防止シリーズ 3，法務省.
　　　　　●厚生労働省子ども家庭局長（子発 0720 第 2 号平成 30 年 7 月 20 日通達）『児童
　　　　　　虐待防止対策の強化に向けた緊急総合対策について』

理解を深めるための参考文献

●山辺朗子『個人とのソーシャルワーク』ワークブック社会福祉援助技術演習②，ミネ
ルヴァ書房，2004.
　ソーシャルワークの援助過程に必要な、アセスメント・援助計画・活動・評価・終結
といった基本技術を、事例を通して専門職としての思考過程を学べるよう構成されて
いる。
●伊田広行『デート DV と恋愛』大月書店，2010.
　男女間の暴力は、婚姻関係にある夫婦だけでなく、恋愛期間中にも起こりうる。前段
階の男女関係の構造を教育的な視点で理解することは、経験の浅い支援者にとって参
考となる。
●友田尋子『暴力被害者と出会うあなたへ― DV と看護』医学書院，2006.
　DV の被害者の中には、感情の抑圧に慣れてしまい、自分の気持ちを表出できない者
も多い。保健・医療機関現場ではたらく支援者に向けて、日常診療やケアでの気づき
のポイントを示してくれる。

ジェネリックポイント

夫婦間暴力の支援者は、どのような点に配慮すればいいでしょうか？また、DV防止法以外に勉強しておくべき法規などはありますか？

夫婦間暴力は、家庭という極めてプライベートな環境で発生し、他者から見えにくいという側面があります。そのため、児童相談所や福祉事務所といった公的機関だけでなく、医療機関や学校、保育園、地域の民生委員や一般の住民など、出来るだけ多くの機関で発見や支援につながる機会を意識的に提供していくことが重要です。また、子どもがいる家庭では、配偶者等からの暴力を目にすることは、子どもへの心理的虐待にあたります。児童虐待防止法（児童虐待の防止等に関する法律）や、児童福祉六法、子ども・子育て関連３法の理解も重要でしょう。また、DVに関連する法規としては、2000（平成12）年に制定された「ストーカー行為等の規制等に関する法律」（ストーカー行為規制法）も押さえておきましょう。

児童福祉六法
「児童福祉法」「児童扶養手当法」「特別児童扶養手当法等の支給に関する法律」「母子及び父子並びに寡婦福祉法」「母子保健法」「児童手当法」の六法。

子ども・子育て関連３法
「子ども・子育て支援法」「就学前の子どもに関する教育、保育等の総合的な提供の促進に関する法律の一部を改正する法律」「子ども・子育て支援法及び就学前の子どもに関する教育、保育等の総合的な提供の促進に関する法律の一部を改正する法律の施行に伴う関係法の整備等に関する法律」の３法のこと。

ストーカー行為規制法
2013（平成25）年に他法律の整備に合わせ改正された。

コラム1　DVチェックシート

　DVは、夫婦や恋人同士の喧嘩ではなく、「犯罪」です。日ごろ、少しでも疑問に感じていたものも隠さずチェックシートで一度チェックしてみましょう。

DVチェックシート

◎パートナー（配偶者や恋人）は…
- □ 嫉妬深く独占欲が強いですか
- □ あなたが実家に帰ったり、友人と会う事を嫌がりますか
- □ あなたが浮気しているのではないかと疑いますか
- □ あなたがどこで何をしているのか気にし、どこに行ったのかをいちいち報告させますか
- □ あなたが何かをするたびに、自分の許可をとらせますか
- □ 暴力を、お酒やストレスのせいにしますか
- □ あなたを「もの」や「所有物」のように考えていますか
- □ 自分の好みに合わせてあなたが態度や考え方を変えることを望んでいますか
- □ あなたの持ち物を壊したり、ペットをいじめたりしますか
- □ あなたあての手紙を勝手に開いたり、携帯をチェックしたことがありますか

◎あなたは…
- □ いつも受け身で、絶望感に襲われることがありますか
- □ パートナーの機嫌を損ねることを恐れ、意見が食い違うことが怖いですか
- □ パートナーが怒るのは、自分に非があるからだと思っていますか
- □ 自分さえ我慢していれば2人の関係はうまくいくと思っていますか
- □ パートナーが束縛したがるのは、自分のことを愛しているからと思っていますか

出典）小金井市ウェブサイト「あなたとパートナー（配偶者・恋人）との関係は対等ですか？」（2016年11月18日更新）
https://www.city.koganei.lg.jp/shisei/danjokyodosankaku/taisakusodan/dvcheku.html（2019年9月7日データ取得）

 コラム2　ワンオペ育児

　近年、子育てに積極的に参加する男性いわゆる「イクメン・家事メン」が話題になり、表面的には、国が目指してきた男女参画社会への取組みが浸透してきたとする見方もできる。しかしながら、主に母親が何らかの理由で、仕事・家事・育児の全てをこなさなければならない「ワンオペ育児（ワンオペレーション育児）」が、ネットを中心ににぎわしている現状は、実のところ、男性の育児参加が「手伝い」にとどまっていることを示唆するものであるかもしれない。

7. ホームレスの事例

A. 事例の概要

　この事例は、ホームレス（野宿生活者）であった男性がアルコール依存症と診断されて精神科医療機関で治療を始めたものの、数年後に再び元の公園での生活に戻って行った経緯を記録したものである。この事例は、アルコール依存症の治療の困難さと長期にわたるホームレス生活を送った人が、新たな社会生活を形成することの難しさを考えさせられる事例であった。しかし一方で、困難事例ではあったが、筆者を含めた支援チーム以外にも、多くの支援の可能性が存在していたと認識している。

　筆者が新人ソーシャルワーカーとして、精神科デイ・ナイト・ケアで仕事を始めたばかりの頃に出会うことになった事例の細部に改変を加えた。

ホームレス（野宿生活者）

精神科デイ・ナイト・ケア
精神科通院治療の一形態。医療機関で朝から夜まで10時間を過ごし、さまざまなプログラムに参加する。

B. 事例の経過と援助の実際

［1］公園での生活から医療機関へ

　Kさんは、生育歴の詳細をほとんど語ることがなかった。地方出身。両親は彼が幼いころ亡くなったため、親戚の夫婦に育てられた。中学卒業後、15歳で上京した。上京後、大工見習いとして働き、毎日仕事が終わると仕事仲間と酒を飲んでいたらしい。20代に内縁の妻と生活し、子ども1人が生まれるが、すぐに別れた。

　30歳頃より、公園で野宿生活を始めた。建築現場での日雇い労働などで収入を得て生活した。長年の野宿生活で体調を崩し、さらに飲酒をして倒れているところを炊き出しに来ていたボランティア団体のメンバーに発見され、内科の病院に救急搬送された。肝炎とアルコール依存症の疑いがあると診断され、入院すると同時に生活保護受給が始まった。そのときKさんは55歳になっていた。

日雇い労働
簡易宿所の多く立ち並ぶドヤ街やホームレスの多い公園などには、労働者を求めた日雇いの求人（手配師）が朝やってきて、日雇いの仕事を斡旋する。

［2］内科から精神科治療へ、そして治療中断

　内科からの退院と同時に、Kさんはアルコール依存症の治療のために、生活保護の担当ケースワーカーに連れられ精神科を受診した。アルコール依存症のデイ・ナイト・ケアでの治療を開始することになり、一時保護所

225

からデイ・ナイト・ケアに通院する生活が始まった。

　アルコール依存症治療にあたっては、断酒が求められる。しかし、Ｋさんにはたびたび飲酒が認められ、そのたびにソーシャルワーカーが面接し改善を求めたが効果はみられなかった。

　治療開始から４ヵ月ほど経ったころ、２日間、一時保護所に帰らず、３日目の朝、飲酒して戻ってきた。そのため一時保護所は退所になり、同時に生活保護も廃止となった。必然的に治療も中断することになった。

[3] 治療再開と簡易宿泊所での生活

　治療中断から２年ほど経った冬に、58歳になったＫさんは戻ってきた。デイ・ナイト・ケアをやめた後は、また公園で生活していたという。体調が悪く、寒さもこたえたようで、役所に生活保護の相談に行き、治療をする約束で生活保護を受給することになった。飲酒は続いていて、２年の間にアルコール依存症の状態も進行していた。

　治療の再開にあたり関係者によるケース会議が開かれ、Ｋさん、主治医、福祉事務所のケースワーカー、精神科デイ・ナイト・ケアのスタッフ（筆者を含む）が参加して援助方針が確認された。

　治療方針は、①デイ・ナイト・ケアに週５日通院してアルコールリハビリテーションプログラムに参加すること、②断酒のために抗酒剤を服用すること、③福祉事務所と連携し、デイ・ナイト・ケアのスタッフが金銭管理をすることであった。また、福祉事務所が考える支援の計画は、①アルコール依存症治療と日中の居場所としてデイ・ナイト・ケアを利用すること、②当面は簡易宿泊所（ドヤ）で生活すること、③いずれは老人ホームに入所するというものであった。Ｋさんも一応納得していたが、心から納得できたのか、保護を受けるために仕方なく頷いたのかは分からなかった。

　こうして、Ｋさんの治療中心の生活が始まった。集団精神療法（アルコールミーティング）に毎日参加したが、発言はほとんどなかった。ウォーキングプログラムや休憩時間には、メンバーやスタッフと世間話をすることはあった。元来、人がよく、かわいらしい性格で、すぐに友人ができスタッフからの人気も高かった。昼食と夕食はデイ・ナイト・ケアで提供された。お金を持つと酒を買ってしまうことから、Ｋさんの生活費は１日1,000円と設定され１日ごとに渡すことになり、特別に購入したいものがあるときには、その金額を払い出すことになった。

　簡易宿泊所は４人部屋で、同室の人に「いびきがうるさい」と怒鳴られることがあり、いびきの治療をしたいと主治医と相談したこともあった。また、簡易宿泊所のロビーでは他の宿泊者が毎晩宴会をしていて、断酒を

簡易宿泊所
正式には簡易宿所。きわめて低額で利用できる民間の宿泊施設。通常、旅館業として営まれるが、日割り計算のアパートとして利用されることが多い。

抗酒剤
服用後にアルコールを摂取すると、二日酔いの不快感の原因となるアセトアルデヒドが体内に残留し、血圧低下、嘔吐、呼吸困難などを引き起こす。この恐さのために飲酒を思い留まるという効果がある。

続ける環境ではなかった。Kさんも、抗酒剤を服用しながらも少量の飲酒を継続していた可能性があるが、確認はできなかった。

治療再開から3ヵ月が経ったころ、デイ・ナイト・ケアに来所したKさんに酒の臭いを感じた筆者は、Kさんと面接をした。飲酒をしたかどうかを尋ねる筆者に対し、Kさんは普段の穏やかな様子からは想像もできない険しい表情で「飲んでいない」と声を荒げた。飲酒が続いていると生活保護を打ち切られる可能性もあり、Kさんも容易には認めるわけにはいかないのであろう。筆者は「本当に飲んだかどうかは、Kさんにしかわかりません。でも、私は酒の臭いがしていると思う。飲むことを続ければ死んでしまう。命を縮めることになるので心配です」と伝えた。するとKさんは「俺のことなんかアンタには関係ないだろう」と言うので、筆者は一瞬考えたが、気の利いた言葉は見つからず、「関係ありますよ。Kさんと私はもう出会ってしまったのですから」と答えた。正直な気持ちだった。思いがけず、Kさんに何かが届いたように感じた。

［4］ 止まらない飲酒、生活の乱れ

半年ほどは問題なく経過し、1日の生活費も1,000円から2,000円に変更し、金銭管理の訓練も進めていた。治療と社会的な交流を広げるために自助グループへの参加を提案したが、「面倒だ」という理由でKさんは参加しなかった。順調な経過に見えていたが、治療再開から1年後、デイ・ナイト・ケアに遅刻したり欠席したりすることが多くなってきた。飲酒をしている様子もあり、離脱症状と思われる手の震えや発汗、抗酒剤の反応とみられる心臓のドキドキ感を訴えることもあった。主治医の診察時には「酒は飲んでいない。ビールだけだ」とアルコール摂取は認めた。100円の紙パックの日本酒を持っているところをスタッフに目撃されたこともある。

また、以前生活していた公園に行って、元の仲間と交流をもっているという情報もはいってきたが、「公園には戻りたくない」ともいっていた。筆者は、Kさんに飲酒の危険性、抗酒剤の作用について繰り返し説明をしたが、もはや自力では飲酒は止められなくなっているようであった。ケース会議において入院が検討されたが、本人の治療意欲不足から入院先が見つからず、デイ・ナイト・ケアでの治療を継続することになった。

さらに半年が過ぎ、欠席が増えたためスタッフが簡易宿泊所に訪問したり、同行してデイ・ナイト・ケアに参加したりした。入浴をしなくなっていて、院内の浴室を利用するよう促した。足元がふらつき、救急車で内科に搬送されることもあったが、飲酒が原因と判るとすぐに帰された。また、転倒による怪我も絶えなかった。

自助グループ（セルフ・ヘルプ・グループ）
アルコール依存症の自助グループとしては、断酒会、AA（アルコホーリクス・アノニマス）などがある。

227

院内のケース会議で、抗酒剤の中止が検討された。積極的なアルコール治療には抗酒剤が必要であるが、服用後の飲酒は心臓などに負担がかかって危険である。結局、抗酒剤は中止された。筆者も中止には賛成であったが、同時にKさんの飲酒量が増える可能性があることや、断酒の動機づけのためのアプローチを更に行う必要があることを痛感していた。

[5] 再び、ホームレス生活へ

治療再開から2年。Kさんは60歳になっていた。飲酒の問題と並行して、福祉事務所とデイ・ナイト・ケアのスタッフが頭を悩ませていることがあった。それは、Kさんがお金を使わないために、管理している保護費が溜まってきているということだった。人のよいKさんは日払いの2,000円をほとんど使わず、友人であるメンバーの要求に応じてお金を渡しているようであった。お金のやり取りは、治療上好ましくないことをKさんとそのメンバーに話したが、改善されたかどうかは確認できなかった。

筆者は、いつもデイ・ナイト・ケアの弁当と菓子パンしか食べないKさんに、「たまには、お寿司でも食べに行ったらどうでしょう」と提案したが、全く興味を示さなかった。洋服も全く買っていないので、一緒にデパートに出かけ、多少値の張る洋服を購入してもらった。Kさんは少しの間はうれしそうであったが、1ヵ月もすると、元の汚れた服を着るようになった。

たまたまその年に、病院で「スタッフと行く海外旅行」が企画され、福祉事務所の担当ケースワーカーにも了解をもらい、Kさんに参加を勧めた。Kさんは、始めは興味を示さなかったものの、徐々に旅行をする気持ちになってきていた。担当ケースワーカーに本人が意向を伝え、パスポートを取るために戸籍を調べてもらったところ、「戸籍がない。不明である」ことがわかった。海外旅行には行けずKさんは残念がったが、筆者はそれより、Kさんの壮絶な人生に思いを巡らせた。

その後も、Kさんは安定した時期と飲酒してしまう時期を繰り返し、飲酒をすると宿泊所に帰らず、怪我や救急搬送が頻繁にあった。簡易宿泊所の職員が不安になっているため、デイ・ナイト・ケアスタッフと緊密に連絡を取りあうことを確認した。また、更生施設へ入所の申し込みをすることになったが、すぐには入所できなかった。

治療再開から3年近くが経ったころ、飲酒や外泊が多いので福祉事務所から指示書が出された。指示内容は、治療に必ず参加すること、外泊しないこと、治療をしないのであれば保護の継続を検討するというものだった。

指示書から1ヵ月後、Kさんは再び外泊し、酔って倒れて内科に救急搬

指示書
生活保護法27条1項により、保護の実施機関は、被保護者に対して、生活の維持、向上その他保護の目的達成に必要な指導または指示をすることができる。

送された。指示違反と、本人に持ち金があることで保護は廃止になった。3年間で溜まったお金は80万円近くで、Kさんは「貯まった金で治療に来る」といったが、受診することはなかった。しかし、たまに、病院の近くに来ては、友人であるメンバーと会っているようだった。筆者も、数ヵ月後に出会い、「困ったことがあったら、来てください」と伝えたが、その後は会うことがなかった。再び公園に戻ったと、仲のよかったメンバーから聞いた。アルコール依存症で身体的にも弱っている60歳代のKさんが野宿生活をするのは命にかかわると、筆者を含めスタッフは十分に承知していた。

C. ホームレス問題と本事例の検討課題

[1] ホームレスの現状

「ホームレスとは、都市公園、河川、道路、駅舎その他の施設を故なく起居の場所とし、日常生活を営んでいる者をいう」(ホームレス自立支援法2条)。2019(平成31)年1月に実施されたホームレスの実態に関する全国調査(概数調査)において、ホームレスは全国で4,555人が確認された。2003(平成15)年1月に実施された調査では約25,000人、2012(平成24)年の調査では約10,000人と、ホームレスは大幅に減少してきている。

しかし、路上等のホームレスの背後には、主に若年層で定まった住居をもたず、簡易宿泊所や終夜営業の店舗等で寝泊まりし、路上と屋根のある場所を行き来している者も多数存在すると考えられる。

ホームレスの生活実態について、一層の高齢化と長期化が進み、路上生活期間が長くなるほど新たな生活を望まない傾向が見られている。また、路上生活を脱却した後、再び路上生活に戻ってしまうホームレスの存在も確認された。身体の不調があるのに治療を受けていない者が6割を超え、うつ病等の精神疾患を有すると考えられる層も一定程度みられた。

東京の一地区における調査では、ホームレスのうち約3割が知的障害者であると推定された[1]。この中には、発達障害のある者も含まれていると思われる。

2016(平成28)年のホームレスの実態に関する全国調査(生活実態調査)を受けて、「ホームレスの自立の支援等に関する基本方針」が2018(平成30)年7月に改めて策定された。その取組み方針として、①就業の機会を確保すること、②安定した居住の場所を確保すること、③保健および医療を確保すること、④生活に関する相談および指導体制を確保すること、⑤ホームレス自立支援事業および個々の事情に対応した自立を総合

ホームレス自立支援法(ホームレスの自立の支援等に関する特別措置法)
2002(平成14)年8月施行。10年間の時限法であったが、2012(平成24)年に5年間延長され、さらに、2017(平成29)年6月に、10年間延長された。

ホームレスの自立の支援等に関する基本方針(平成30年7月31日厚生労働省・国土交通省告示第2号)

ホームレスとなることを
余儀なくされるおそれの
ある者
一般的には、現に失業状
態にある者、日雇労働等
の不安定な就労関係にあ
る者であって、定まった
住居を失い、簡易宿泊所
や終夜営業店舗に寝泊ま
りする等の不安定な居住
環境にある者が想定され
る。

的に支援する事業を実施すること、⑥ホームレスとなることを余儀なくさ
れるおそれのある者が多数存在する地域を中心にこれらの者の生活上の支
援をすること、その他ホームレスの人権や安全に関すること、民間団体と
の連携に関することなどが挙げられている。

[2] 本事例の課題

K さんは、ホームレス全体の傾向である高齢化、長期化、医療の必要性、
意欲の低下という問題を、重複して抱えている人であった。アルコール依
存症が本来もつ治療の困難さと、ホームレス自立支援法前の施策の少なさ、
それに支援者の未熟さも加わって支援は困難を極めた。

本事例で問題となった、外泊や飲酒の繰り返し、金銭管理の困難、意欲
の低下と活動範囲の狭さなどは、いずれも長期間ホームレスでいた人が陥
りやすい問題である。野宿者やドヤで生活する人びとが、アルコール問題
を抱えていることも少なくない。アルコール依存症は、飲酒を止めたくて
も止められないのが症状の1つである。仮に、K さんの生活を想像すると、
何らかの理由でホームレス生活を始め、アルコール問題が悪化し、徐々に
体調も崩して日雇いの仕事もままならなくなっていったと思われる。小額
の金銭で生活し、希望も失っていった。いったんは医療と保護につながっ
たものの、アルコール依存症の症状と希望のない人生というホームレスの
特徴のため、治療や支援から離れていった。すなわち、K さんは、ホーム
レス生活で陥った絶望（ホームレス特有の問題）にとりつかれ、生活支援
や医療から身を引いていったということになる。

本事例に関しては、一つひとつの問題にもっと丁寧な解決の方策が必要
であったと考えている。ホームレス問題を理由にホームレス支援を中止し
てしまうこと。アルコール問題を理由にアルコール医療を中断してしまう
こと。その矛盾を感じながらも支援を継続することができなかった、筆者
にも悔いの残る事例である。

注）
(1) 森川すいめい「ホームレス化する日本の障がい者─池袋の取り組みと調査」『精
神神経学雑誌』SS372-378, 2012.

■理解を深めるための参考文献

● 森川すいめい『漂流老人ホームレス社会』朝日新聞出版，2013.
精神科医である著者が、身近にある野宿の人たちの現実を綴っている。

● 鈴木文治『ホームレス障害者―彼らを路上に追いやるもの』日本評論社，2012.
障害のある人たちがホームレスになってしまう社会。排除のない地域のあり方を考え
させられる。

ジェネリックポイント

インターネットカフェや漫画喫茶、ファーストフード店
など24時間営業の店で寝泊まりする人は、ホームレス
ではないのですか。

ホームレス自立支援法では、ホームレスを、公園や河
川敷などで日常生活を送っている人に限っています。

インターネットカフェや漫画喫茶、サウナなどで寝泊
まりしながら不安定な雇用形態で就業する住居喪失者
は、住居喪失不安定就労者といいます。東京都、大阪府、愛知、神奈川　　住居喪失不安定就労者
県に、チャレンジネット（住居喪失不安定就労者支援センター）が設置さ
れ、生活、住居および就労等についての相談支援が行われています。

諸外国では、ホームレスを、固定した住居をもたない人またはそれを失
うおそれのある人と定義するところが多く、それに従えば、住居喪失不安
定就労者もホームレスの数に含まれるということになり、その数は多数に
なると考えられます。

2018（平成30）年の東京都の住居喪失不安定就労者等の実態に関する
調査報告によると、東京都内の24時間営業のインターネットカフェ・漫
画喫茶等の平日1日のオールナイト利用者は15,000人以上と推計されま
した。また、オールナイト利用の理由として、住居がなく寝泊まりするた
めと回答した人が25％を超え、そのうちの75％が住居喪失不安定就労者
でした。東京都全体で、24時間営業の店をオールナイト利用している住
居喪失者は推計で約4,000人、住居喪失不安定就労者は約3,000人という
ことになります。

同調査で、住居喪失者のうち、住居を確保したいが具体的な活動・努力
（貯蓄等）はしていないと答えた人が半数近くに上りました。また、40％

近くの人が、生活、健康および就労について相談機関への相談をしたこと
がないと答えています。

2015（平成27）年4月には、生活保護に至る前の自立支援策の強化を
図るため、生活困窮者自立支援法が施行されています。さまざまな施策や
支援を、必要な人につなげる方法を、さらに考えていく必要があります。

 コラム　ホームレスが売る雑誌

　駅前のロータリーや街角で、雑誌を高々と掲げて販売している人を
見かけたことがあるだろうか。寒風の冬も、真夏の日差しの中でも、
その人はキチンと立って働いている。

　「ビッグイシュー日本版」。ホームレスが350円で販売し、180円が
販売員の収入になる。日本では2003（平成15）年に創刊され、ホー
ムレスに仕事を提供し自立を応援する事業として営まれている。有限
会社ビッグイシュー日本（http://www.bigissue.jp/）によると、販売
者登録をし、行動規範に同意することで、すぐに販売を始めることが
できる。チャリティーではなく、仕事をして自力でアパートを借りる
ことをめざす。

　多くの人が初めは遠巻きに見ていた。筆者もその1人である。雑誌
を買うこともあったが、慈善の気持ちをなかなか拭えず、その人が働
いているという感覚がつかめなかった。寒い日も暑い日も駅前に立っ
て「営業」している販売員は、次第に駅前の顔になり、最近は通りが
かりに言葉をかける人たちをずいぶん見かけるようになった。本人の
収入のためだけでなく、ホームレスに対する偏見をなくしていくこと
にも一役買っているように思う。

　筆者は最寄り駅にいる販売員からときどき雑誌を購入する。その男
性に話を聞いた。「1日に多くて70冊、少ないときは10冊ほどが売
れる」という。切り詰めて貯金をし、今はアパート生活を始めたらし
い。アパートは「初めは、こんなところに住めるのかと思ったくらい
ボロボロ」だが、「結構住めます。辛抱してがんばります」とにっこ
り笑った。生きるために働くという、働くことの意義と、働ける喜び
のようなものを改めて感じ、さわやかな気持ちになった。

終章　臨床ソーシャルワークの課題

はじめに

　本書は、執筆者の約束事として利用者の人たちと共にある実践を「臨床ソーシャルワーク」と呼んでいる。本章は、わが国の相談援助活動の課題を確認し、「臨床ソーシャルワーク」の視点からいくつかの問題提起をしておくことを趣旨としている。

1. わが国における臨床ソーシャルワーク

A. 相談援助と臨床

[1]「現場」という「概念」と臨床のちがい

　まず、現場と臨床との概念のちがいから検討したい。相談援助の実践の場は、「現場」と呼ばれることが一般的である。工事現場、犯罪現場などの使い方と同じであり、文字通り物理的な実践の場をあらわす言葉である。それに対して、本書で使用する「臨床」という用語は、単なる場を表すだけの用語ではなく、利用者との関係性を含んだ用語であり、相談援助者が利用者に相対する際の基本的態度をあらわしている[1]。

基本的態度
これは、佐藤俊一の主張する「方法としての臨床」という使い方である。

[2] 臨床的態度とソーシャルワーク

　「利用者の人たちと共にある」という相談援助者の基本的態度が、本書で意味する「臨床」である。このあり方を別の角度から表現すると、利用者の人たちの個別の事情に共感し深く理解して行う実践といえる。

　どのような困難に直面している人も、好き好んでそうなったわけではなく、必死に生きていくうちに、諸般の事情からそうならざるを得なかったわけで、誰にもわかってもらえないつらさを抱えていることが多い。時には、すねたりひねくれたりして周囲に敵対的な関係を持ち、困難や問題をさらに複雑にしている。つまり、人間の抱える問題が、感情や社会関係のあり方と相互に関係しているのである。それらのことを認識したため、個別化の原則を大切にするソーシャルワークが必要とされたといえる。

[3] 臨床ソーシャルワークの概念

つまり、ソーシャルワークとは、感情のやり取りを含む利用者との「関係性」を基盤として、利用者の困難や問題解決を手伝う仕事である。

臨床的態度は、ソーシャルワーカーと利用者との関係のあり方（関係性）を規定する。すなわち、「共感」という技術を使って深く理解しながら共にある関係を構築し、どのように対処するのかを一緒に考える仕事が、本書で言うところの「臨床ソーシャルワーク」である。したがって、本書ではソーシャルワークの最も基本となる技術を「共感」であるとした。

B. 相談援助の価値と技術を具現化する臨床的態度

リッチモンドは、その著書[3]の中でプラトンを引用しながら、ソーシャルワーカーは、「異なるものを異なるように扱う」ことを心にとめる必要があると述べている。そして、「彼らと共に現実を誠実に分かち合いさえすれば、たちまち彼らの個人差が明らかになるであろう」と付け加えている。リッチモンドのいう「個人差」の明確化とは、一人ひとりの才能や特徴、彼らの置かれた事情を、心と心のふれあい（つまり相手に共感すること）で深く理解することであるといえる。

この個別の理解の上に立った実践であることが、「臨床」の意味するところと重なってくる。個別性の尊重は人間の尊厳の尊重であり、ソーシャルワークのよって立つ価値をあらわしている。したがって、臨床的であるということは、ソーシャルワークの価値と最も基本的な技術である「共感」に基づく実践であることを意味しているということができる。

C. 相談援助とソーシャルワーク

[1] 社会福祉実務とソーシャルワーク

わが国における社会福祉実践の課題を考察するために、社会福祉実務とソーシャルワークとの区別を試みたい。社会福祉実務は、社会福祉サービスの提供と調整の仕事である。わが国では相談援助と呼ばれる業務がこれにあたるものであるといえる。ところが、この相談援助業務と呼ばれるものが、本当の意味でソーシャルワークと呼べるものであるかといえば非常に心もとないのである。

現場のワーカーの多くは、社会資源の活用や法律・制度の知識を蓄積し、それらの活用にはたけているが、ソーシャルワーク理論に基づいた価値と技術のもとに実践を行っているという自覚は乏しいといわれている。むし

「関係」を基盤
バイステックは、プロセスがケースワークの体であるとすれば、関係が魂（soul）であると述べている[2]。

関係性
relatedness

共感
empathy
共感が持つ治療効果については、コフートの自己心理学など、最近の精神分析理論が参考になる。

リッチモンド
Richmond, Mary Ellen

ろ、教育機関で教わったソーシャルワークについての情報は、自分たちの実践の役に立たないと感じているのではないだろうか。これは、理論と実践との乖離といわれる現象である。

［2］ わが国にソーシャルワークは定着したか

わが国の臨床現場には、ソーシャルワークが必ずしも定着していない現状がある。窪田は、わが国の相談援助業務が、制度的な規制のためにソーシャルワーク理論に基づくものであるというよりは、経験に基づいた法律・制度の活用と運用とが中心になっている状況を指摘し、そのような状況が継続している要因について考察している。

それらを要約すると、ソーシャルワーク実践がわが国において十分に理解されていないばかりか、相談援助者自身にもソーシャルワーカーとしての自覚が乏しい状況が浮かび上がってくる。さらに、ソーシャルワーク研究のあり方も、そのような状況を改善するよりは、補強する役割をしていると指摘している[4]。つまり、わが国には、ソーシャルワークが浸透していないということである。わが国の相談援助業務と呼ばれている仕事の内容は、社会福祉実務であってもソーシャルワークとは呼べない可能性がある。

［3］ すべてのソーシャルワーク実践は「臨床」を基盤にする

わが国の社会福祉実務は、現状のままでは必ずしもソーシャルワークとはいえない。そのような状況は、ソーシャルワークの研究者も実践者も多少とも認識し、危機感を感じていることである。それこそが、わが国におけるソーシャルワークの中心的課題である。

本書の中で何度も述べたように、ソーシャルワークの意義は、人間と環境との間によりよい関係をもたらすことである。制度的に規定されているサービスを、受給権のある人たちに提供し重複や漏れのないように調整する仕事は、人間と環境（社会福祉制度という環境の一部）とのよりよい関係のための実務である。しかし、マニュアルに従って制度的サービス提供とその調整さえしていれば、対象となる人間と環境とのよりよい関係が成立するかといえばそれは別問題である。

独自の個性を持つ生身の人間である利用者が、主体的に環境とのよりよい関係を形成することこそが、ソーシャルワークの価値であり目標である。だとすれば、相談援助活動は、「利用者と共にある」という基本的態度を基盤とし、個人と環境とが共に成長することを助けることによって、両者のよりよい関係のあり方の実現に寄与していなくてはならないであろう。

よりよい関係
リッチモンドは、よりよい関係をもたらすことで個人のパーソナリティの発展に寄与することがソーシャルワークの目的であるとしている。

環境とのよりよい関係
環境に対してソーシャルワーカーが行う実践は、つきつめて言えば、個人を取り巻く環境が個人の個別性を受け入れるように働きかけることに尽きる。たとえば、異なった人びとを同じように扱う社会は、社会的弱者や障害を持った人をはじき出す硬直した環境であるといえる。個人差のある人びとを異なったままで受け入れられる社会が、より成熟した社会なのである。

2. わが国のソーシャルワークの課題

A. わが国のソーシャルワークの状況

[1] ソーシャルワークの多様化

　本書では、これまでの各章において、わが国のソーシャルワーク実践を相談援助活動として記述してきた。それらから確認できるように、ソーシャルワーク実践の守備範囲は広大である。個人、家族、小集団を対象としたミクロなレベル、組織、コミュニティを対象としたメゾのレベル、政策や制度を対象としたマクロレベルで相談援助活動は展開されている。

　世界的な流れとして、ソーシャルワークの仕事は広い守備範囲を持つため、歴史的にケースワーク、グループワーク、コミュニティオーガニゼーションなどの異なった理論的背景を持つ方法論に分かれて発展した。また、ソーシャルワークの分野も、児童、障害者、医療、教育、司法などの専門領域において、それぞれの専門ソーシャルワークが発展した。

　そのため、1960年代には専門分化しすぎたソーシャルワークが時代の要請に合わないという反省が生まれ、とりわけ心理療法化したケースワークが「時代の要請に応えていない」と槍玉に挙がった。そして、1970年代には細分化した分野や方法の統合化が論議されるようになった。

[2] わが国のソーシャルワーク論争

　わが国にソーシャルワークが導入されたのは、戦後になってからであるが、アメリカから導入されたケースワーク理論は、社会政策的立場から社会事業を研究していたわが国の社会福祉学者から厳しい批判にさらされた。これは、貧困問題に関連した孝橋正一を代表とする「制度政策論」と竹内愛二に代表される「技術方法論」の激しい対立であり、社会福祉本質論争と呼ばれる。この論争は、相互に排他的だったといわれている。

制度政策論

技術方法論

社会福祉本質論争

　現在からみると、以上のような論争は、臨床の立場に立つか政策の立場に立つかの違いによるものと解釈できる。ソーシャルワークの臨床は、その起源から貧困とかかわってきたが、貧困の社会経済学的因果関係を扱う以前に、「貧困という問題を抱えた人間」を対象とした実践理論であった[5]。つまり、社会福祉の本質が何であれ、ソーシャルワークの臨床は、現に困難に陥っている人たちの尊厳をまもり、人と環境とを同時に変化さ

237

せ、よりよい関係を目指そうという活動であった。

[3] わが国のソーシャルワークの現状

　ソーシャルワーク導入を巡るいざこざは、当時のアメリカのケースワークがあまりにも精神分析の影響を受け、心理療法化しすぎていたからだというのが通説になっている。したがって、1970年代のソーシャルワークの教科書は、必ずといってよいほど「ケースワークの心理学的偏向」を克服して、日本的なソーシャルワークを確立しなければならないとの論調で書かれていた。そして、この傾向は、当時のアメリカのケースワーク批判の動向と一致していた。よって、伝統的なケースワークは敬遠された。

　このようなソーシャルワークの導入は、わが国の臨床現場のソーシャルワーカーに計り知れない影響を与えている。ソーシャルワーカーを目指す学生が、ソーシャルワークの古典を読まなくなったのである。ソーシャルワークの人間観や価値を具現化する活動の基本は、古典から系統的に読み進め、現在の論議にたどり着くことによって身につくものである。

　それがないままに、流行の理論や技法に飛びつかざるを得ない状況が、現在のわが国のソーシャルワークの状況といえる。

計り知れない影響
経験的に、臨床現場のソーシャルワーカーは、ソーシャルワーク理論の必要性を認められなくなっている。日本的ソーシャルワークはどこにも存在しないのである。

B. ソーシャルワーク理論の課題

[1] 土台のない家屋

　わが国では、伝統的なソーシャルワーク理論を「心理学的偏向」として敬遠してきた傾向がある。1970年代以降の「統合化」の動きのみが欧米から直輸入され、論議されているようである。窪田は、わが国のソーシャルワーク研究を次のように概観している。ソーシャルワーク理論は、「1970年代の『統合化』の流れを受けて、ますます総合的に、あらゆる領域への対処に適応しようとする。今日基本的な教育のなかで、ジェネラルソーシャルワークの重要性が主張されるのもその一つの現れであるが、理論はますます包括的に、かつその抽象度を上げてゆくことになる。研究的な討論はその土俵の上で行われる」[6]と。

　ソーシャルワーク統合化の論議は、ソーシャルワークが専門分化して、それぞれの分野を確立していてこそ必要になる論議である。それなしに包括的な論議をすることは、土台のない家屋を建てようとしているようなものであろう。

[2] ソーシャルワークの理論の分類

　ソーシャルワーク理論を概観してみると、性質の異なる理論から成立していることがわかる。それらを大別すると、いわゆるソーシャルワーク理論と、ソーシャルワークの多様な理論を統合するための理論とである。ソーシャルワーク理論を統合する理論として現在代表的なものは、ジャーメインのエコロジカル・ソーシャルワーク理論が挙げられる。また、ソーシャルワークの本質を包括的に把握し使用とする試みとして、ジェネラリスト・ソーシャルワークが提唱されるようになっている。

[3] ソーシャルワーク理論のバランス

　欧米のソーシャルワーク理論の流れをみると、一方で特殊なニーズに対応する特殊なソーシャルワークの領域が確立すると同時に、もう一方で包括的なソーシャルワークが提唱されてきたことが確認できる。コミュニティワークの強調やソーシャルワーク統合化の大波に隠れて目立たないが、ソーシャルワークには他の専門領域と同じように専門分化する方向性と統合化していく方向性とが同時に存在している。

　現代社会の福祉問題は複雑化しているため、ソーシャルワークも専門分化し、専門分化するゆえにソーシャルワーク独自の包括的な視点が危機に瀕する。そのため、一方で多様な活動領域を統合する理論が必要になってくるのである。それとは逆に、臨床現場で使用される具体的で有効なアプローチは、専門分化したソーシャルワークが存在しなければ導き出せないのである。以上のような二方向性を持った専門職であることが、ソーシャルワークの独自性であるといえる。専門ソーシャルワークの発展が、統合理論の必要性を生み出すのであって、専門ソーシャルワークの十分な発展のみられないわが国において統合化の理論のみが強調されるのは、いびつなバランスであるといえる。

C. ソーシャルワーク教育の課題

[1] ソーシャルワークを教えること

　欧米の社会福祉教育者からの批判として、「日本の大学ではソーシャルワークについて教えるけれども、ソーシャルワークを教えない」というものがあるらしい[7]。これは言い得て妙である。何度も繰り返すが、ソーシャルワークの人間観や価値を具現化する活動（本書が主張する臨床ソーシャルワーク）の基本は、古典から系統的に読み進め、現在の論議にたどり着くことによって身につくものである。

ソーシャルワーク理論
いわゆるソーシャルワーク理論としては、古典的なものを挙げると、リッチモンド、ハミルトン、パールマン、アプテカー、バイステック、ホリスなどが邦訳されて紹介されている。

ジャーメイン
Germain, Carel B.

エコロジカル・ソーシャルワーク理論

ジェネラリスト・ソーシャルワーク

専門分化したソーシャルワークが導き出すもの
たとえば、エコロジカル・ソーシャルワークの論者であるジャーメインは、エコロジカル・ソーシャルワーク独自のアプローチは存在せず、伝統的なソーシャルワーク・アプローチを縦横無尽に使用するように勧めている。

239

アメリカの大学院で使用される、ジェネラリスト・ソーシャルワークの教科書[8]の目次をみると、古典から系統的・包括的にソーシャルワーク実践を説明しようとしたものであることが理解できる。

［2］臨床現場の研究者を育てること

　わが国の社会福祉の臨床現場と、教育の場の乖離が指摘されて久しい。その理由の１つが、臨床現場からソーシャルワーク理論に貢献する研究者が多く育たなかったことが挙げられる。この問題は深刻である。なぜならば、リッチモンドが主張するように「ソーシャルワークの訓練学校では、ソーシャルワークの異なった専門の実務をじかに知っている教師のもとで健全な技法を発達させなければならない」[9]からである。

　わが国の相談援助業務が、制度的な枠組みに縛られており、ソーシャルワークを発展させる余地が少なかった。これが、臨床現場におけるソーシャルワーク研究を阻んでいたことの理由の１つである。

　もう１つの理由として、教育の場の研究者によって、臨床現場のソーシャルワーカーがほとんど唯一の研究手段としている「事例研究」の意義があまり評価されないことも挙げられるかもしれない。教育機関は、臨床現場と協力し、臨床現場のソーシャルワーカーの卒業後研修の機会と、「事例研究」の手法の確立に協力する必要があろう。

［3］資格制度の明と暗

　わが国では、1987（昭和62）年に社会福祉士・介護福祉士の国家資格が制定され、10年後の1997（平成9）年には精神保健福祉士の国家資格が制定された。ややいびつな形ではあるが、臨床現場のソーシャルワーカーの念願であったソーシャルワーカーの国家資格化が成立した。

　しかし、その一方、大学を含めた養成機関の一部が国家試験受験の予備校化している現状がある。この傾向は、歴史の古い社会福祉士養成教育の方に強くみられるようである。また、書店の社会福祉関係の書籍コーナーには、受験関係の書籍が並び、ソーシャルワークの専門書は隅の方に追いやられている。これらの現象は、臨床現場にとって深刻な影響を及ぼす可能性がある。それは、受験教育によって、ソーシャルワークの価値を学生が涵養する余裕を失うのではないかという危惧である。

　国家資格は、臨床現場のソーシャルワーカーの質の担保のためにも、社会的地位の向上のためにも必要である。しかし、養成機関は、資格取得後の卒業生にも責任を持つ必要があろう。

3. わが国のソーシャルワークの発展のために

A. ソーシャルワーカーの制度依存からの脱却

「障害者総合支援法」に代表される障害者施策のめまぐるしい変動に一喜一憂し、「身をこごめて」新しい制度に自らを合わせていくような障害関係団体や事業体の姿が指摘されている。このようにめまぐるしく変わる施策に翻弄される姿は、ソーシャルワーカーも同様である。

わが国のソーシャルワーカーは、以前から福祉制度や福祉施策に依存して仕事を組み立ててきたといわれている。それは、わが国の社会福祉制度がソーシャルワーカーの活躍を枠づけしてきたことが第1の要因である。限定的で選択肢のない福祉サービスを配分する仕事は、裁量の余地がないため、ソーシャルワークの入り込む余地がなかったといえる。第2の要因は、臨床現場のソーシャルワーカーの学ぶ機会の少なさである。

「制度依存」から脱却するためには、臨床現場のニーズに率直に共感できる能力を身につけるとともに、ソーシャルワークの古典に立ち返って、その寄って立つ理念を身につける必要があるであろう。そのためには、「利用者と共にある」基本的態度（臨床的態度）を身につけることが必要である。精神保健福祉士の卒後研修やスーパービジョンの機会を臨床現場の側から主体的に整備するとともに、積極的に活用することが求められている。

B. 援助技術を身につけ、職域を拡大すること

臨床現場で対象である利用者に直接向き合うソーシャルワーカーは、目の前にいる一人ひとりに共感し、彼らを理解する技術を要求されている。なぜならば、利用者の人びとに共感し理解することなしに、彼らの本当のニーズを了解し言葉にして代弁すること、あるいは彼らをエンパワメントすることはできないからである。

ソーシャルワーカーの活動と技術については、本書の各章で紹介してきたが、それらは主として個人に焦点を当てた心理社会的プロセスへの介入から、社会政策、社会計画への介入までの広大な範囲を含んでいる。ソーシャルワークの国際的定義[11]によると、この中には、人びとが地域社会

障害者施策の変動に対する指摘
きょうされん障害者自立支援法対策本部編が出版した「（障害者自立支援法）緊急ブックレットシリーズ」には、再三このような光景が描かれている。

選択肢のない福祉サービスを配分する仕事
決まりきったサービスをただ配分する仕事を指して、窪田は「電話帳式福祉」と揶揄している[10]。

スーパービジョン
supervision
➡第6章参照。

エンパワメント
empowerment

の中でサービスや社会資源を利用できるように援助する努力だけではなく、カウンセリング、臨床ソーシャルワーク、グループワーク、社会教育、家族援助や家族療法などが含まれている。さらに、施設の運営管理、コミュニティワーク全般が含まれている。

いずれにしても、ソーシャルワーカーは、しっかりとした技術と理念とを持ち、地域社会の広範な社会福祉問題に対応できるように自己研鑽を続けることがその責務である。ソーシャルワーカーの有用性が利用者を含めた地域社会の人びとに認められるようになれば、地域社会の人びとと共に社会福祉問題に取り組み職域を広げることが可能になるであろう。たとえば、スクールソーシャルワーク、家族ソーシャルワークなどの分野の確立である。そして、それらの活動を通して、わが国のソーシャルワークを発展させることが可能であろう。

注)

(1) 足立叡・佐藤俊一・平岡蕃『ソーシャルケースワーク』中央法規出版，1996，p.18.
(2) バイステック，F. P. 著／尾崎新・福田俊子・原田和幸訳『ケースワークの原則』誠信書房，1996，p.1.
(3) リッチモンド，M. 著／小松源助訳『ソーシャル・ケースワークとは何か』中央法規出版，1991，p.92.
(4) 窪田暁子「ソーシャルワーク業務形成とソーシャルワーク理論─久保紘章氏のソーシャルワーク研究によせて」久保紘章『ソーシャルワーク─利用者へのまなざし』相川書房，2004，p. iv.
(5) 黒川昭登『福祉はいかにあるべきか─市民福祉の現状と課題』誠信書房，1983，p.54.
(6) 前掲論文（4），p.vii.
(7) 前掲論文（4），p.vi.
(8) ジョンソン，L. C. & ヤンカ，S. J. 著／山辺朗子・岩間伸之訳『ジェネラリスト・ソーシャルワーク』ミネルヴァ書房，2004 の目次.
(9) 前掲書（3），p.150.
(10) 窪田暁子「新しい地平を目指して─PSW の 50 年とこれから」『精神保健福祉』37（3），2006，p.213.
(11) 国際ソーシャルワーカー連盟に採択された 2000 年の定義（旧定義）。2014 年、新しく「ソーシャルワークのグローバル定義」が採択されたが、実践内容の主旨は旧定義と同様である。

┃理解を深めるための参考文献

●中村桂子『科学者が人間であること』岩波新書，2013.
　　自然科学の立場から、科学が「生活者」の立場を解離し、生きた世界を扱いきれなくなっている現状を批判している。本書の「臨床」概念と通底する主張が含まれている。
●デイビッド・ウォーリン著／島津豊美訳『愛着と精神療法』星和書店，2011.
　　最近のソーシャルワーク論に欠落している人間性と人間関係の発展に関する知識を総括的に学べる副読本である。

ジェネリックポイント

精神分析の影響を受けた古典的ソーシャルワークが、わが国の実務家や研究者の多くに普及しなかった理由は、どこにあるのでしょうか。

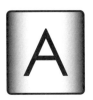

全く普及しなかったわけではなく、一部のソーシャルワーカーは懸命に学び普及に努めています。しかし、制度論からの反発に加えて精神分析の用語がわかりづらいうえに、人を援助したいと思う者の欺瞞性をあばくような傾向もあるので、取り付きにくさがあったのだと思います。

 ソーシャルワークの歴史をたどること

　学生に、「ソーシャルワーカーとして専門性を身につけるには、何を学べばよいのですか」とたずねられた時、いつも頭をよぎるのが自分自身の精神科ソーシャルワーカーとしての40余年の歴史である。自分自身の仕事の歴史をふり返ると、ソーシャルワークの歴史の変遷と奇妙に一致する。恥を忍んでも公開する意味があると思われるので、少し長くなるが、振り返ってみたい。

(1) やみくもに目の前の業務をこなしていた時期

　筆者は、指導教授の紹介で東京郊外の某精神病院に就職した。約40年前のことである。就職して第1に痛感したのは、医師や看護師、心理士などの専門的スタッフに囲まれて、自分が何の技術も専門性ももっていないことである。目の前のクライエントをどのように理解し、どのように援助してよいのか全くめどが立たなかった。それらが全くわからないまま、見様見真似で当時一般的だった精神障害者の社会復帰プログラムを実践していたと思う。つまり、入院中の人に移行的就労先を探して就労訓練してもらい、退院してもらうというプログラムだった。一般には「院外作業」と銘打ったリハビリテーション・プログラムである。

　筆者は、その社会復帰プログラムも、クライエントを深く理解しなければうまくいかないと実感していたため、ソーシャルワークの実践

を学びたいと思い、大学院の聴講生として出身大学に週1回、3年間通わせてもらった。しかし、親身になって指導してくれた故岡田真先生（エコロジカル・ソーシャルワーク専攻）には失礼かもしれないが、複雑な感情を持ち生きにくさをもっているクライエントの理解にはあまり役に立たなかったと思う。

(2) 精神分析の導入の時期

その頃、人伝てに初心者でも受け入れてくれる精神分析の講座があることを知り、それから8年ほど週1回のペースでその講座に通わせてもらった。そこでは、精神分析の創始者のフロイトからはじまり、自我心理学、対象関係論と精神分析の流れに沿ってペーパーを読み、論議するという一貫した教育プログラムが存在した。しかし、筆者は精神分析に対してはとてもアンビバレントな感情を持っており、指定された図書を読むことに抵抗があった。指導者の佐野直哉先生には、大変怠け者の受講者でご迷惑をかけたと思う。精神分析は、しかし臨床現場のクライエントの理解のために大変役に立った。人間は、とても不合理な存在で複雑であること、人間関係パターンを繰り返すことで懸命に自分の苦しい状況を訴えていること、そのパターンを解決するためには、共感してくれる人が必要なこと等を実感として学べたと思う。それらの知識は、実際の実務に反映され確実に成果が上がった。

(3) ソーシャルワーカーとしてのアイデンティティの危機の時期

しかし、精神分析を学べば学ぶほど、自分が何者であるかがわからなくなってきた。同僚のソーシャルワーカーがとても乱暴にケースの処遇をしているようにみえてハラハラし、何よりもケースに関して話が合わなくなってくることが筆者には苦しかった。他方、精神分析家に同一性を求める気もなかった。この職業同一性の危機は、30代の筆者にとってはとても深刻で、ソーシャルワークの文献を読み漁り、何とか危機を脱したいともがいていた。

その中で、ホリスの著書とその訳者である黒川昭登先生との出会いは救いだった。学生時代には敬遠していたソーシャルワークの古典は、筆者の臨床現場で必要とされていた知識と技術とがぎっしりと詰まっていた。また、黒川昭登先生のスーパービジョン研究会に数年間通わせてもらい、自分のもがいてきたソーシャルワークの道が決して間違っていなかったことを確認できた。要は、目の前のクライエントに、より役立つことができればどんな理論や技術でも取り入れていく節操のなさがソーシャルワークの特徴の1つであることを理解できた

ホリスの著書
ホリス, F.著／黒川昭登他訳『ケースワーク—心理社会療法』岩崎学術出版社, 1966.

244

のだと思う。

（4）ソーシャルワークの統合

その後、再びエコロジカル・ソーシャルワークの書籍に出会うことによって、筆者の頭の中にソーシャルワークが矛盾なくぴったりとおさまった気がする。どんな次元でどんな理論や技術を使っていても、人間と環境、そしてその交互作用を焦点として仕事をしていれば、それがソーシャルワークであると確信した。エコロジカルな視点は、大きな包容力を持っている。

そして、さらに臨床現場のソーシャルワーカーは、自分の専門領域における関連諸科学の知識を積極的に導入して、専門ソーシャルワークの理論を確立していかなくては、ソーシャルワークの発展はないと思うようになった。なぜならば、エコロジカルな視点からいえば、ジェネラリスト・ソーシャルワークと専門ソーシャルワークは交互作用を行っているので、自分の専門分野を深めることでソーシャルワーク全体の発展に寄与することができるからである（むしろ、臨床現場ではそれしかできない）。

（5）ソーシャルワークの教育

エコロジカルな視点と出会った頃、筆者は臨床現場に加えて教職にも就くことになった。それを機会に自分自身のソーシャルワーカーとしての歩みを振り返ってみると、まさに対人援助の素人が、紆余曲折しながらソーシャルワークを自分の中に確立していった道筋を確認することができた。その道筋は、ソーシャルワークがたどってきた道筋と大枠で重なっており、筆者のソーシャルワーク理論と技術との出会いは、精神分析およびソーシャルワークの古典から始まったといえる。

学生の教育にあたって、ソーシャルワークを教えるには「心理的偏向」と敬遠されてきたソーシャルワークの古典をしっかりと勉強させることが大切だと確信した。なぜならば、ソーシャルワークの人間観と価値、そしてそれらを具現化する実践の基本形は、それら古典によって形成されたものであるからである。本章のテーマである「臨床」的態度の基本も、ソーシャルワークの古典が教えてくれたものである。それを学んだ上で、現在のソーシャルワークの論議に参加することが、今後のソーシャルワークの発展に寄与することであると確信している。

エコロジカル・ソーシャルワークの書籍
ジャーメイン, C. 他著／小島蓉子編訳・著『エコロジカル・ソーシャルワーク—カレル・ジャーメイン名論文集』学苑社, 1992.

国家試験対策用語集

●解説文中の太字は国家試験で出題された箇所です。

I SO（国際標準化機構）
〔international organization for standardization〕
スイスのジュネーブに本部をおく国際機関。工業分野をはじめ、卸・小売業、流通業、医療、福祉を含むサービス業などの業種・業態の**国際規格化**を促進している。「ISO9001」は、品質マネジメントシステム（品質を管理する仕組み）の規格を示したものであり、福祉サービスの質の確保・向上やリスクマネジメントに有効とされ、福祉施設などでの取得が増えつつある。

アイスブレイキング
〔ice breaking〕
利用者間の緊張を解き、リラックスを促す技法。氷のように堅い雰囲気を和らげ、気軽に発言できる環境を創造することをねらいとする。特にグループワークの開始期において用いられる。

アウトリーチ
〔out reach〕
接触困難な者に対し、援助者の責任において行われる**積極的な介入**のことをいう。援助を受けることに対して消極的な者や拒否的な感情を抱く者のニーズを発見したり、潜在的ニーズを掘り起こすことに有効な技法である。「訪問」の形態を取る場合が多い。

インターグループワーク論
〔intergroup work〕
ニューステッター（Newstetter, W. I.）らによって提唱されたコミュニティ・オーガニゼーションの方法。地域社会の問題解決を目的とした協力体制の組織化を促進するために、地域社会における各種グループ（機関・団体・組織等）間の関係を調整する方法をいう。

ヴィンター
〔Vinter, Robert D.〕
アメリカのグループワーク研究者であり、「治療モデル」の代表的な主唱者。グループ活動を通して、個々のメンバーが望ましい方向に変化することを目的とし、グループワークの実践原則を**処遇目標**との関連で指摘した。

エコマップ
〔ecomap〕
ソーシャルワークにおける図表式の記録（マッピング技法）の1つであり、「支援形成図」や「**社会関係地図**」と訳される。利用者とその周りの人びとや社会資源との間に存在する問題状況を平易なかたちで描き出すもの。1975年に**ハートマン**（Hartman, A.）によって考案された。

MDS
〔minimum data set〕
ケアプラン作成のためのアセスメント方式の1つ。利用者のニーズや能力などを把握し、ケアプランの作成、評価、修正を行い適切なケアの提供につなげるツールのことをいう。現在では、これまでのMDSを改訂・再構築した**インターライ方式**が採用されている。

エンカウンター・グループ
〔encounter group〕
このグループでは2日から数週間の間10人位の同一メンバーがリーダーとともに自発的に集団を作り、自分たちの意向に沿った目標を設定し、活動方向を選択し、その結果として**自分の生々しい気持ち**

を表現し、他者の真実の気持ちに出会うことで心理的な成長を目指す。

エゴグラム
〔egogram〕
交流分析理論に基づいて、人間のパーソナリティを「5つの心」で分析・解説するもの。5つの心とは、①CP（批判的な親心）、②NP（養育的な親心）、③A（理想的な大人心）、④FC（自由な子ども心）、⑤AC（従順な子ども心）をいう。それぞれの心に特徴があり、有効な関係と無効な関係をみることができる。

介護支援専門員（ケアマネジャー）
〔care manager〕
介護保険制度において、①介護サービスを利用する際に必要なケアプランを作成する、②介護給付費を管理する（給付管理）、③サービス事業者と利用者との間を調整するなどの役割を担う専門職。

開始期
グループワークの過程において、実際にメンバーが集まり活動を始める段階をいう。この段階では、グループの緊張した雰囲気を和らげ、メンバー同士が知り合うことが目標となる。また同時に、グループ活動の目的や運営方法、援助者の役割などについての説明を行うことも重要である。

葛藤解決の原則
コノプカ（Konopka, G.）によって示されたグループワークの原則の1つ。さまざまな**葛藤や課題をグループ自らが解決できるように導く**という原則。グループ活動を展開する中では、他者から傷つけられたり、自分に劣等感を抱いたり、グループに抵抗を感じたりと、さまざまな問題に直面する。そのような場面において、自らの力をもって問題の解決に取り組めるよう援助を行っていくことを指す。援助者は、**葛藤の背後に他者を理解しようとするエネルギーが隠されていること**、またそれを引き出すことによってグループの成長が実現することについて理解を深めるべきである。

観察効果
グループワークの効果の1つ。他者の発言を聞き自分と照らし合わせることによって、自己の考えや行動などを深くかえりみたり、他者の姿勢を見習いたいという感覚が養われることをいう。

観察法
〔observational method〕
観察することで、研究対象者に関する**行動、人格特性、環境などの情報を得て洞察**し、それらの関連性を考察したり、そこから仮説を導いたりする研究方法。

管理的機能
スーパービジョンの機能の1つであり、①所属する組織の目的に沿って効果的なサービスを提供できるようにすること、②その組織に所属するスタッフが自身の能力を発揮できるように体制づくりを行うこと、③それぞれのスタッフの力量に応じたケースの配分を考えること、などに焦点が当てられる。

キャリーオーバー効果
〔carry over effect〕
社会福祉調査において注意すべき事項であり「持ち越し効果」とも呼ばれる。調査票の質問項目の配列について、前の質問に回答したことが、後に続く質問の回答に偏った影響を及ぼすことをいう。

教育的機能
スーパービジョンの機能の1つ。スーパーバイジーの援助技能を高め、専門職として効果的なサービスが提供できるように、具体的・実践的な指導や助言を行うことに焦点が当てられる。特に、①より高度な知識・技術を学びそれを実践する能力を培うこと、②自己覚知の機会を創造すること、③学習意欲を持続すること、などが目的とされる。

グラウンデッド・セオリー・アプローチ
〔grounded theory approach〕
グレイザー（Glaser, B.）とストラウス（Strauss, A.）によって示された質的データから理論構築を行うための研究方法をいう。まず、観察や面接により

資料収集を行い、記録し、**データ化する**。次に、データを適当なまとまりに区切って単位化し、各々の単位にコードをつける。得られたコードを比較して共通点や類似点、相違点を検討し、データのもつ意味を解釈する。この作業を繰り返し、いくつかのコードを集約して**カテゴリー**をつくるというような方法で行う。

グランプリ調査法
〔Grand Prix research design〕
効果測定における量的方法の1つ。さまざまな援助方法の効果の違いを比較し、もっとも適した方法を見極めることによって、援助の有効性を測定するものをいう。

グループ・スーパービジョン
〔group supervision〕
スーパービジョンの一形態であり、1人のスーパーバイザーが複数のスーパーバイジーに対して行う事例検討会や研修会など、グループ・ダイナミックスを活かした形式のものをいう。メンバー間で議論することにより学習効果の高まりが期待できるが、スーパーバイザーがメンバー一人ひとりの課題を把握し、目標を達成することには困難がある。

グループ・ダイナミックス
〔group dynamics〕
「集団力学」と訳され、複雑な相互関係によって成立するグループに生じる事象を明らかにしようとする学問をいう。具体的には、グループの発達、グループの種類、グループの問題解決、リーダーシップなどを対象とする。レヴィン（Lewin, K.）が有名。

グループの凝集性
グループ活動における**グループのまとまり**。またはグループ内にメンバーを引きとめるように作用する力をいう。

グループワーク
〔social group work〕
直接援助技術の1つであり「集団援助技術」と訳される。意図的なグループ活動の中で生まれる**メンバー間の相互作用とプログラム活動**を通して、メンバーの成長やグループの発達を促すことによってニーズを充足させるソーシャルワーク実践をいう。

ケアマネジメント
〔care management〕
関連援助技術の1つ。利用者の必要とするケアを調整する機能をもち、利用者にとって最適なサービスを迅速に、かつ効果的に提供するための技法をいう。多くの利用者は複数のニーズを抱えている。それらのニーズを充足するためには、さまざまな**社会資源と利用者とを結びつける**ことが必要となる。それを可能にし、また日常生活は横断的に成り立っているという視点から再考し、従来の縦割りのサービスを利用者の立場から再構成する。さらに、サービス提供の窓口をケアマネジャー（介護支援専門員）に一元化することで、容易に**社会資源を得ることができる**点が特徴といえる。

経験の原則（体験の原則）
コノプカ（Konopka, G.）によって示されたグループワークの原則の1つ。グループ活動でのさまざまな経験（体験）を通して社会的成長を図るという原則。グループワークの特徴は、複数のメンバーと課題の解決に取り組むことである。他者とともに課題に取り組むことによって、意見の衝突や協力することの重要性、その中から生じる怒りや喜びなどの感情、目標を達成したときの満足感や充足感などを得る機会が与えられる。そのような経験（体験）は、メンバーにさまざまな感情を抱かせ、成長を促すことにつながる。

継続評価の原則
コノプカ（Konopka, G.）によって示されたグループワークの原則の1つ。グループ活動を継続的に分析・評価し、次の活動へ発展させるという原則。評価されるべき主な視点として、①目標の達成度、②メンバー及びグループの変容・成長、③メンバー間の相互作用、④援助のあり方や方向性などが挙げられる。

KJ法
川喜田二郎によって開発され、彼の頭文字をとって命名された情報整理の方法をいう。まず、収集した

データをカード等に記入し、内容が本質的に似ているものをグルーピングし見出しをつける。次に、それぞれのグループがどのような論理的関連を持っているのかを考え文章化していく。そうすることで、個々バラバラであった意見や要望が整理される。社会福祉計画の過程において、特に「構想計画」の段階で用いられる。

ケースカンファレンス／ケアカンファレンス

〔case conference/care conference〕
適切なサービスが提供できるように援助者が集まり、連絡調整や情報交換、討議などを行う会議のことをいう。また、スーパーバイザーからの指導・助言が行われることもある。

コイル

〔Coyle, Grace 1892-1962〕
「グループワークの母」と呼ばれる。アメリカにおいてグループワークの成立に寄与した。セツルメント運動などにおける実践を基盤として、デューイ（Dewey, J.）らの進歩主義教育から影響を受けながら、グループワークにおける教育的過程を強調した。

交互作用モデル（相互作用モデル）

〔reciprocal model〕
「媒介モデル」とも呼ばれる。シュワルツ（Schwartz, W.）によって示されたグループワークのモデルの1つ。援助者の役割を個人と社会との有機的な相互援助システムの媒介者としたところに特徴がある。

ゴスチャ

〔Goscha, Richard Joseph〕
アメリカの社会福祉研究者。ラップ（Rapp, C. A.）とともに『ストレングスモデル―精神障害者のためのケースマネジメント』（2006）を著し、ストレングスモデルの原則として、①精神障害者はリカバリーし、生活を改善し高めることができる、②焦点は欠陥ではなく、個人のストレングスである、③地域を資源のオアシスとしてとらえる、④利用者こそが支援関係の監督者である、⑤ケースマネジャーと利用者との関係性が根本であり本質である、⑥われわれの仕事の主要な場所は地域である、ことを挙げている。

古典的実験計画法

〔classical experimental design〕
「プリテスト－ポストテスト統制群法」とも呼ばれる。福祉サービスを評価するために、利用者を実験群と統制群に無作為割当によって分けて追跡調査を行い、2つの群を比較研究する調査方法をいう。

コノプカ

〔Konopka, Gisela 1910-2003〕
アメリカのグループワーク研究者。集団がもつ力動を活用した治療的グループワークの発展に貢献した。収容施設入所者、非行少年、情緒障害児などに対するグループワークで有名。

個別化の原則

コノプカ（Konopka, G.）によって示されたグループワークの原則の1つ。「メンバーの個別化」と「グループの個別化」という2つの側面から捉えられる。前者は各メンバーが個性を失うことなく活動に取り組めるよう、その個人差を理解したうえで援助を展開するものであり、後者は社会に存在するグループはそれぞれ独自の性格をもっているため、それを把握したうえで援助を行うといったものである。

個別スーパービジョン

スーパービジョンの一形態であり、スーパーバイザーとスーパーバイジーの1対1の関係を通して面接形式で行われるものをいう。信頼関係が育ちやすく、課題に対して深く掘り下げることができるが、一方で限定的な指導・助言になることも考えられる。

個別面接調査法

訪問面接調査法あるいは単に面接調査法とも呼ばれる。統計調査で用いられる他計式調査の1つ。調査員が回答者を直接訪問し、調査票にしたがって口頭で質問する。一般に、回収率は高いが費用がかかる。回答者の負担が少ない調査方法だが、調査員の存在が回答に影響することもあり、プライベートな

質問は回答が得られにくい。

コンサルテーション
〔consultation〕
関連援助技術の1つ。援助者が関連する他分野の機関や専門家から、対等な立場で、助言・指導を受ける活動のことをいう。スーパービジョンと似ているが、助言を求める対象が他の領域であることや管理的機能をもたないことなどの点で区別される。

作業期
グループワークの過程において、メンバーが自らの課題に取り組み、目標を達成していく段階をいう。この段階では、メンバー間の相互作用が生まれるよう促すことが重要となる。

サービス担当者会議
介護保険制度において居宅介護支援事業者が行う会議。居宅サービス計画作成のために、関係者間で利用者の情報を共有し、専門的な見地から意見を求めて調整を図ることを主な目的とする。

参加の原則
コノプカ（Konopka, G.）によって示されたグループワークの原則の1つ。グループ活動に対して、メンバーの自主的・主体的な参加を促すという原則。援助者には、メンバーの参加への動機づけと、メンバーが活動に主体的に関わっていけるような環境を創造することが求められる。

参与観察法
〔participant observation〕
事例調査における観察法の1つ。生活や経験などを調査対象者とともにして行動の意味を理解しようとする方法をいう。それに対して、調査対象者の行動に、研究者がまったく影響を与えないようにして、対象者が表現するありのままを客観的に観察する方法を、非参与観察法という。

ジェノグラム（世代関係図）
〔genogram〕
ソーシャルワークにおける図表式の記録（マッピング技法）の1つ。三世代以上の家族にわたってみられる関係性の特徴を図式化したもの。

自計式調査
「自記式調査」とも呼ばれる。統計調査に用いられる方法の1つであり、調査対象者が自ら回答を調査票に記入する手法をいう。

支持的機能
スーパービジョンの機能の1つ。スーパーバイジーの援助実践をスーパーバイザーが精神的にサポートすることをいう。スーパーバイザーとスーパーバイジーとが課題を共有し、受容と共感を通じて、援助活動の中で生じるジレンマや葛藤の調整を行う、自己覚知の促進とバーンアウトの防止を含めた機能といえる。

社会資源
〔social resource〕
生活ニーズを充足するために活用される人材や物資の総称をいう。具体的には、社会福祉機関・施設、個人・集団、制度、資金、知識・技能などが挙げられ、フォーマルなものとインフォーマルなものとに区分される。なお、援助者には既存の社会資源に関する知識はさることながら、適切な援助を展開するためにも、新たな社会資源を開拓していく責務がある。

社会的目標モデル
〔social goals model〕
「社会諸目標モデル」とも呼ばれる。伝統的なグループワークの実践モデルであり、成熟した市民を育成するために、グループ経験を通じて必要な行動様式を育み強化し、社会的責任という価値観を身につけていくことをねらいとしている。

社会福祉調査法
〔social work research〕
間接援助技術の1つ。社会福祉対象者の抱える問題に関するデータを収集し、分析・整理を通して、その実証的な解明を図るソーシャルワーク実践を指し、提供されているサービスに対する要求や潜在的ニーズを見出し、課題の予防や解決を目指すものである。また、社会福祉理論の一般化を図るうえでの

科学的な根拠や資料としての役割も果たす。

終結期

グループワークの過程において、メンバーとともに**目標達成の程度や活動の評価を行い、全体的なまとめをする段階**をいう。終結の理由として、①目的・目標を達成した場合、②計画していた回数や期間を満たした場合、③援助者が退職や異動などで不在になった場合、④参加者が減少し自然消滅した場合、⑤グループ活動を継続しても効果が期待できない場合などが挙げられる。なお、この段階は、メンバーがグループ活動を通して得たものをもとに次の生活へ移っていく「移行期」とも捉えられる。

集合調査法

統計調査で用いられる自計式調査の1つ。調査対象者を特定の場所に集合させ、調査員の指示に従って調査票に回答を記入させる方法をいう。短時間で実施が可能であるが、一方で調査対象が限定されることが考えられる。

従属変数

〔dependent variable〕
被説明変数や目的変数とも呼ばれる。社会福祉調査においては、原因と結果との関連を分析せねばならない。その際に用いられる、結果に当たる事象を測定する調査項目のことをいう。

集団思考

グループワークの効果の1つ。集団が合議によって意志決定をする際、集団の強い結束力がマイナスに作用し、不合理で危険な決定が容認されることをいう。

集団比較実験計画法

〔group comparison experimental design〕
効果測定における量的方法の1つ。調査の対象となる利用者を、**援助を受けるグループ（実験群）と援助を受けないグループ（比較統制群）**とに分け、援助活動の後にグループ間の相違を観察し、援助の有効性を測定するものをいう。

自由面接法

〔free-answer question〕
事例調査に用いられる方法の1つ。あらかじめ質問項目の大枠を決め、面接者が対象者との会話の中で質問をしながら調査を展開する方法をいう。

シュワルツ

〔Schwartz, William 1916-1982〕
アメリカのソーシャルワーク研究者。グループワークの研究において「**相互作用モデル**」を提唱し、ソーシャルワーカーの役割をグループとメンバーとの**媒介者**として規定したところに特徴がみられる。

準備期

グループワークの過程において、メンバーとの**波長合わせ**やメンバーの生活、感情、ニーズなどを理解し、問題を明確にする段階をいう。また、援助を行うスタッフの準備段階でもあり、グループワーク開始後に起こりうる問題について予測し、検討することが重要となる。

情報リテラシー

〔information literacy〕
情報を使いこなす能力のこと。情報機器やITネットワークを用いて、膨大な情報の中から必要なものを選択し、分析・活用するための知識や技能。

叙述体

〔narrative style〕
ソーシャルワークにおける記述式の記録の1つ。事実を日記や物語のように時間的順序に沿って、ありのまま記述する文体をいう。叙述体には、過程を記述する「過程叙述体」と短縮して記述する「圧縮叙述体」とがある。

事例研究

〔case study〕
効果測定における質的方法の1つ。それぞれのケースに関する詳細な記録をもとに、利用者が抱える問題とそれに対する援助者の働きかけを質的に分析し、援助の有効性を測定するものをいう。

事例調査
〔じれいちょうさ〕

「質的調査」とも呼ばれる。社会調査の１つであり、限定された比較的少数の事例について、詳細な観察や聞き取りを行い、調査課題の質的構造を明らかにしようとする調査方法をいう。

スクリーニング
〔screening〕

ケアマネジメントの過程の１つであり「仕分け」「ふるい分け」などと訳される。受付から予備調査（対象者の属性・主訴等の聞き取り）で明らかになった情報を整理し、ケアマネジメントによる援助が適切であるか否かの判断をするプロセスをいう。

ステレオタイプ語
〔stereotype〕

特定の社会集団において広く浸透している固定的なイメージをもつ用語のこと。社会福祉調査における調査票の作成にあっては、ステレオタイプ語の使用は、適切な回答が得られなくなるため避けるよう注意しなければならない。

スーパービジョン
〔supervision〕

関連援助技術の１つ。社会福祉機関や施設において実施されるスーパーバイザーによるスーパーバイジーに対する管理的・教育的・支持的機能を遂行していく過程をいう。スーパーバイジーの援助の質を高め、よりよい実践ができるよう、スーパーバイザーが具体的な事例をもとに適切な指導・助言を行うプロセスのこと。なお、スーパーバイザーとは指導・助言をする側（熟練した援助者）を指し、スーパーバイジーとは指導・助言を受ける側（経験の浅い援助者）をいう。

制限の原則
〔せいげんのげんそく〕

コノプカ（Konopka, G.）によって示されたグループワークの原則の１つ。グループの行動に建設的な制限を加え、一定の条件下でも効果的な活動が行えるように促すという原則。

説明体
〔interpretation style〕

ソーシャルワークにおける記述式の記録の１つ。事実に対して援助者の解釈などを説明するための文体をいう。事実と解釈とが織り交ぜられるため、それらを区別して記述することが必要となる。

セルフ・スーパービジョン
〔self supervision〕

スーパービジョンの一形態であり、スーパーバイザーの介入を求めずにソーシャルワーカー自身で行うものをいう。たとえば、自らが担当した面接場面を録画・録音しておき、それを視聴することによって自分の発言や応答の仕方などを確認・評価し、専門職としての成長を図ろうとするものなどが該当する。

セルフ・ヘルプ・グループ
〔self help group〕

「自助グループ」とも呼ばれる。身体的・精神的な障害や疾患、さまざまな依存症など共通の問題や課題を抱える人たちが、自分の問題を自分で解決するために形成するグループをいう。メンバーは平等であり、お互いの支え合いや共感、情報交換などの機能をもつ。

潜在的ニーズ
〔せんざいてき〕

社会的な判断ではニーズの存在が確認されているが、利用者自身にニーズの存在が自覚されていない状態をいう。

全数調査
〔complete enumeration〕

「悉皆調査」とも呼ばれる。統計調査の１つであり、調査対象全体を悉く調べる方法をいう。国勢調査などがこれに該当する。

ソシオメトリー
〔sociometry〕

モレノ（Moreno, J. L.）らによって体系化されたグループの分析方法。ソシオメトリックテストによって、グループの構造（人間関係・特性等）を明らか

にするもの。

ソーシャル・サポート

〔social support〕

個人の精神状態とストレスとの関連における研究から生まれた概念であり、悩みを抱えながら生活している個人に対して、周囲から与えられる支援のことをいう。ハウス（House, S. J.）はソーシャル・サポートを、①情緒による支援、②評価による支援、③情報による支援、④物的手段による支援に整理した。

ソーシャル・サポート・ネットワーク

〔social support networks〕

何らかの問題を抱える個人を取り巻く家族、友人、ボランティアなどによるインフォーマルな援助と、公的機関や専門職などによるフォーマルな援助が行われる総体をいう。

SOAP方式 (ソープ ほうしき)

〔Subjective Objective Assessment Plan〕

ソーシャルワークや診療などの際に用いられる記録方法の1つ。「S」は主観的な情報（利用者から提示された情報）、「O」は客観的な情報（身体状況や精神状況などから得られた情報）、「A」は評価（SとOから考えられること）、「P」は計画（援助方針や内容）を指す。この記録法のメリットとして、①利用者の抱えている課題、援助者の援助に対する考え方や援助のプロセスなどが明確になる点、②記載が整理されるため誰が見てもわかりやすい点が挙げられる。

他計式調査 (たけいしきちょうさ)

「他記式調査」とも呼ばれる。統計調査に用いられる方法の1つであり、調査員が対象者に聞き取りを行い、その回答を調査票に記入する方法をいう。

ダブルバーレル

〔double barreled〕

社会福祉調査に用いられる調査票において、1つの質問の中に複数の論点や事柄を含むことをいう。そのような質問の仕方は、調査対象者の混乱を招くため避けなければならない。

チーム・スーパービジョン

〔team supervision〕

スーパービジョンの一形態であり、さまざまな専門職が共通の利用者に対して、チームとしてどのようなサービスを提供することが望ましいのか、またチームのメンバーがどのように役割や機能を果たすことが望ましいのかという点に着目して行われる形式のものをいう。

調査単位 (ちょうさたんい)

統計調査において、調査票を配布し、情報収集を行う対象の最も小さなまとまりのこと。調査票を実際に配ることのできる対象をいう。

DCM (ディーシーエム)

〔Dementia Care Mapping〕

「認知症ケアマッピング」とも呼ばれる観察式評価方法。イギリスの臨床心理学者であったキットウッド（Kitwood, T.）らによって「パーソン・センタード・ケア」を実践するために開発された。DCMでは、共有スペースにいる認知症高齢者の連続した行動を6時間以上観察し、5分ごとに記録を行う（マッピング）。マッピングでは、①どのような行動をしているか、②よい状態かよくない状態か、③本人とケアスタッフとのかかわりはどうかなどが記録される。

デジタル・ディバイド

〔digital divide〕

IT（情報技術）を利用できる人と利用できない人との間に生じる、貧富や機会、社会的地位などの格差のこと。個人や集団の間に生じるものや地域間や国家間で生じるものなどが挙げられる。

デルファイ法 (ほう)

〔delphi method〕

「アンケート収斂法」とも呼ばれる。社会調査でいう一種のパネル調査で、さまざまな意見をもつ専門家に対して、ある程度の期間をおいて数回のアンケート調査を行い、一定の合意を得ようとする方法をいう。この技法は、社会福祉計画に関わる数ある素案に優先順位をつけ、限定されたものへと絞ってい

く際に有効である。

電話調査法

統計調査における他計式調査の1つ。調査対象者に対して電話によって回答を求める方法をいう。コンピュータがランダムに生成した電話番号を対象とするRDD（random digit dialing）法によるサンプリングがおこなわれることが多く、マスコミの世論調査に多用されている。また近年では、コンピュータが調査者を補助するCATI（computer assisted telephone interviewing）という手法も普及している。

統計調査

「量的調査」とも呼ばれる。社会調査の1つであり、比較的多数の対象者からの数値データを観測して、その状態や特性などを分析し、量的に把握する方法をいう。

独立変数

〔independent variable〕
「説明変数」とも呼ばれる。社会福祉調査においては、原因と結果との関連を分析せねばならない。その際に用いられる、原因に当たる事象を測定する調査項目のことをいう。

ドラッカー

〔Drucker, Peter Ferdinand 1909–2005〕
「マネジメントの父」と呼ばれる。現代のマネジメント思想において、多くの概念や用語を創出した。彼の示した概念は、社会福祉の運営管理においても有効に活用される。

トレッカー

〔Trecker, Harleigh Bradley 1911–1986〕
アメリカのグループワーク研究者。グループワークの実践の場を社会福祉施設などに限定せず、青少年の健全育成を図るために、社会教育の場にも適用した。

ニューステッター

〔Newstetter, Wilber 1896–1972〕
グループワーク教育と実践に大きく貢献した。コミュニティ・オーガニゼーションの定義として「インターグループワーク説」を提唱したことでも知られている。

ネットワーク

〔network〕
関連援助技術の1つ。連帯と協力を基調に共に生きる社会の実現を目指して、個人・集団・機関などを組織化していく活動をいう。課題を抱えている利用者を取り巻く環境を再編成し、より重層的な地域福祉の展開を期待するものである。

PIE

〔person-in-environment〕
社会福祉実践におけるアセスメントのツール。利用者が訴える社会生活機能の問題を、記述し、分類し、記録するための道具をいう。社会生活機能とは、利用者が日常生活に必要な活動を行うことのできる能力や、利用者の属する集団の文化や地域社会にとって重要な社会的役割を果たすことのできる能力を指す。

配票調査法

留置調査法とも呼ばれる。統計調査で用いられる自計式調査の1つ。調査員を通して調査対象者に調査票が配布・回収される方法をいう。費用や時間が省け、回収率もよいが、誤記入や記入漏れが生じやすい。

波長合わせ

グループ活動を開始するにあたり、メンバーのグループ参加への不安や緊張などの気持ちを察知し受け止め、対処していくことをいう。特にグループワークの準備期において行われる。

パート法

〔program evaluation and review technique〕
「プログラム評価・管理法」と訳され、社会福祉計画の過程で用いられる。その内容は、準備作業ごとにネットワーク図を描くというものである。ネットワーク図は、アクティビティとイベントで示される。前者は作業活動のことを指し矢印で表現され、後者は矢印と矢印との間に示され、作業の区切りを

表すものである。この技法は、クリティカル・パスの把握や全体の作業管理を行う上で有効である。

パラレルプロセス
〔parallel process〕
スーパービジョン関係（スーパーバイザー―スーパーバイジー）と援助関係（ソーシャルワーカー―クライエント）とには、同じような感情や状況が現れるということ。たとえば、ソーシャルワーカーはスーパーバイザーに支えられたようにクライエントを支え、良くも悪くもスーパーバイザーが振舞ったように振舞うなど、2つの関係にはつながりがあるとされる。

バーンアウトシンドローム（燃え尽き症候群）
〔burnout syndrome〕
労働者が身体的、精神的、感情的に枯渇してしまう状態。心身ともに疲れ果てたという感覚（情緒的消耗感）、人を人と思わなくなる気持ち（非人格化）、仕事のやりがいの低下（個人的達成感の減退）という3要素で測定する方法が提唱されている。

ピア・スーパービジョン
〔peer supervision〕
スーパービジョンの一形態であり、援助に関わる援助者同士や学生同士などが同じ課題を抱える仲間（ピア）として行う事例検討会などを指す。上下関係が生じにくく自由な発言が可能となるが、一方では話の方向性が定まらなかったり、内容が深まらなかったりすることが考えられる。

標本
〔sample〕
サンプルとも呼ばれる。標本調査において、母数を推測するために実際に調査が実施される、母集団の一部分。標本は、母集団の縮図となるように抽出される。

標本抽出
〔sampling〕
サンプリングとも呼ばれる。統計調査において、母集団から標本（サンプル）を選び出すことをいう。標本抽出の方法としては、標本をランダムに選択する「無作為抽出法」と母集団を代表すると思われる標本を作為的に選ぶ「有意抽出法」とがある。

標本調査
〔ひょうほんちょうさ〕
統計調査の1つであり、母集団の中から調査対象（調査標本）を選び出して調査を行い、全体の統計を推定する方法をいう。

ファミリーマップ
〔family map〕
ソーシャルワークにおける図表式の記録（マッピング技法）の1つであり「家族図」と訳される。家族成員の相互交流における力関係、それを反映したコミュニケーション状況や情緒的交流を図式化し、家族の問題状況を表現するもの。

フェイス・シート
〔face sheet〕
ソーシャルワークの記録において、利用者の属性（氏名・年齢・性別・職業等）がまとめられたシートをいう。また、社会福祉調査において、調査対象者の属性に関する質問を指すこともあり、属性別のクロス集計の際に用いられる。回答への抵抗感を軽減するために調査票の最後に載せることが一般的である。

普遍化
〔ふへんか〕
グループワークの効果の1つ。自分の苦悩と類似な体験を聞くことによってその共通性に気づき、自分が特異であるという認識を改めることをいう。これにより自己開示を促すことにつながる。

プライバシーポリシー
〔privacy policy〕
「個人情報保護に関する方針」などと訳され、個人情報を取り扱う際の基準や方針のことをいう。福祉関係事業者は、プライバシーポリシーを策定・公表し、利用者の理解を得るとともに、個人情報の保護に関する法律等の法を遵守し、個人情報保護の積極的な取組みの姿勢を対外的に示すことが求められる。

ブレインストーミング
〔brain storming〕

アイデア創出のための基本的な技法。集まった人々が**自由に意見を出し合い**、連想の働きを促すことによって、より創造性を高めていくことを目的とする。そのルールとして、①批判厳禁、②自由奔放、③質より量、④結合改善、が挙げられる。

プログラム活動

グループワークにおいて、グループの目標達成のために行われるあらゆる活動（集団討議・スポーツ・ゲーム・音楽・ボランティア活動等）の計画から実施、評価に至るまでの全過程をいう。グループのメンバーそれぞれの**目標**とグループ全体の**目標**の双方を達成できるかどうかを基準に選択される。

ヘルパー・セラピーの原則

「**援助する者が最も援助を受ける**」という意味をもつ。他者を援助する過程において、本来、援助を受ける者が得ると考えられる能力や技術を、援助する者のほうがより多く獲得できるという考え方。リースマン（Riessman, F.）によって示された。セルフ・ヘルプ・グループの中で多く見られる現象である。

母集団
〔population〕

統計調査における調査単位の集合全体のことをいう。つまり、調査テーマに関係する対象者全体を指すものである。**母集団**のすべてを調査することを全数調査(悉皆調査)という。

無作為抽出法
〔random sampling〕

ランダム・サンプリングと訳される。「**確率抽出法**」とも呼ばれる。統計調査における標本抽出（サンプリング）の方法の1つ。標本（サンプル）を特定の意図をもたずランダムに選択する方法をいう。無作為抽出法には「**単純無作為抽出法**」「**層化抽出法**」「**系統抽出法（等間隔抽出法）**」などがある。

メタ・アナリシス法
〔meta analysis design〕

効果測定における量的方法の1つ。特定の援助効果について行われた調査結果を総合し、整理することで援助の有効性を測定するものをいう。

有意抽出法
〔non-random sampling〕

「**非確率抽出法**」とも呼ばれる。統計調査における**標本抽出（サンプリング）**の方法の1つ。母集団を代表すると思われる**標本（サンプル）**を調査者が作為的に選ぶ方法をいう。有意抽出法には「**縁故法**」「**応募法**」「**割当法（クォータ・サンプリング）**」などがある。

郵送調査法

統計調査で用いられる自計式調査の1つ。調査票の配布や回収を郵送によって行う方法をいう。対象者が広範囲にわたる場合に有効であるが、一方で回収率の低下が考えられる。

要約体
〔summary style〕

ソーシャルワークにおける記述式の記録の1つ。事実やその解釈などの要点を整理して記述する文体をいう。

予備調査
〔pretest〕

「**プリテスト**」とも呼ばれる。社会福祉調査において、調査票を作成した後に行われる小規模な試験的調査をいう。調査項目や内容、回答形式などを再点検し、調査によって導き出される結果をより正確なものにしていく上で重要な役割を果たす。

ライブ・スーパービジョン
〔live supervision〕

スーパービジョンの一形態であり、**スーパーバイザーとスーパーバイジーとが一緒に利用者の援助に当たりながら行う形式**のものをいう。他のスーパービジョンの形態とは異なり、記録上では理解できない部分が明確化され、即応した指導・助言を行うことが可能となる。ただし、スーパーバイザーの同席・同行に対する利用者の同意が必要である。

ラップ

〔Rapp, Charles Anthony〕

アメリカの社会福祉研究者。『精神障害者のための
ケースマネジメント』(1998) において、精神障害
者と彼を取り巻く環境の**強み**に**着目**し、それに基づ
くケースマネジメントが有効であるとした（**ストレ
ングスモデル**)。

リファーラル

〔referral〕

他機関の**紹介**、他機関への**送致**の意味をもつ。ケア
マネジメントの過程において、利用者の意思が確認
できない場合や当該機関での援助を受けることが適
切でない場合には、他機関への紹介や送致が行われ
る。なお、援助が望まれると判断された者を**地域の
関係機関が援助提供機関などに連絡・紹介**すること
も含まれる。

リーダーシップ

〔leadership〕

**集団の目標達成、および集団の維持・強化のために
成員によってとられる影響力行使の過程**。どのよう
なリーダーあるいはリーダーシップ行動が最も効果
的であるかについての**リーダーシップ特性論**、リー
ダー**シップスタイル論、コンティンジェンシー理論**
などが提唱されている。

われわれ感情

グループワークにおいて、グループ内に連帯感が生
まれてくると、自分と他のメンバーを仲間と認識
し、「われわれ」「私たち」という呼称を使用するよ
うになる。そのようなグループへの帰属感をいう。

（太字で表示した頁には用語解説があります）

相談援助の理論と方法Ⅱ ［第3版］— ソーシャルワーク
【社会福祉士シリーズ8】

2009(平成21)年1月30日　初　版1刷発行
2014(平成26)年1月30日　第2版1刷発行
2020(令和2)年3月15日　第3版1刷発行

編　者　柳澤孝主・坂野憲司
発行者　鯉渕友南
発行所　株式
　　　　会社　弘文堂　　101-0062　東京都千代田区神田駿河台1の7
　　　　　　　　　　　　TEL 03(3294)4801　　振替 00120-6-53909
　　　　　　　　　　　　https://www.koubundou.co.jp
装　丁　水木喜美男
印　刷　三美印刷
製　本　井上製本所

ISBN978-4-335-61201-5

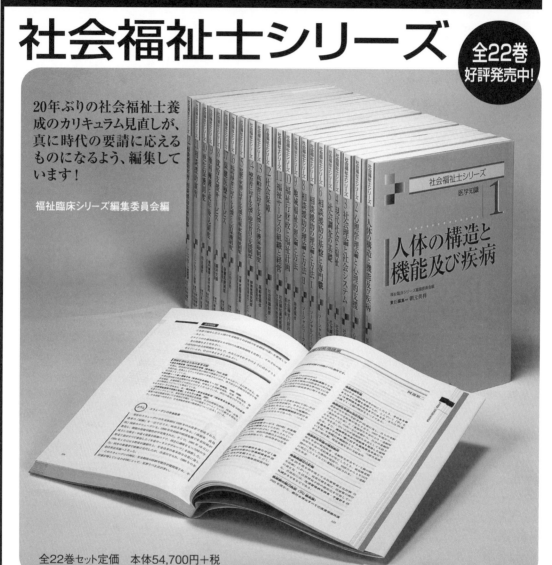

平成24年度からスタートした新たな教育カリキュラムに対応。

精神保健福祉士シリーズ

全22巻

福祉臨床シリーズ編集委員会編

共通科目 | 専門科目

19 権利擁護と成年後見制度
17 保健医療サービス
16 低所得者に対する支援と生活保護制度
14 障害者に対する支援と障害者自立支援制度
12 社会保障〈第2版〉
10 福祉行財政と福祉計画
9 地域福祉の理論と方法
4 現代社会と福祉
3 社会理論と社会システム
2 心理学理論と心理的支援
1 人体の構造と機能及び疾病
11 精神保健福祉援助実習
10 精神保健福祉援助演習〈専門〉
9 精神保健福祉援助演習〈基礎〉
8 精神障害者の生活支援システム
7 精神保健福祉に関する制度とサービス
6 精神保健福祉の理論と相談援助の展開Ⅱ
5 精神保健福祉の理論と相談援助の展開Ⅰ
4 精神保健福祉相談援助の基盤〈専門〉
3 精神保健福祉相談援助の基盤〈基礎〉
2 精神保健の課題と支援
1 精神疾患とその治療

精神保健福祉シリーズ 精神医学 1
精神疾患とその治療

精神保健福祉士シリーズの特徴

Ⅰ　新カリキュラムに準拠しながら、ソーシャルワークの観点が貫かれていること

本シリーズは、新しい精神保健福祉士の養成カリキュラムに準拠し、できるだけ精神保健福祉士の養成機関で使いやすい編集を行っています。

また、それだけではなく、精神科ソーシャルワークの視点から、臨床現場の仕事のおもしろさや大変さ、今後の課題などを盛り込み、現場の精神保健福祉士や関連職種の方、当事者や家族の方にも役に立つシリーズになるよう工夫しています。

Ⅱ　各学問領域の背景を明確化すること

新しい精神保健福祉士の養成カリキュラムは、旧カリキュラムが精神医学や精神保健学など、主に学問体系の分類に基づいて科目が構成されていたのに対して、精神科リハビリテーション学が相談援助の展開に位置づけられるなど、主に知識や技術の体系によって分類されています。

精神科ソーシャルワークの領域は多くの学問分野が相互に乗り入れる領域のため、複数の学問領域から実践技術を取り入れています。

しかし、それぞれの学問分野には、独自の価値や理念が存在しています。

精神科ソーシャルワーカーは、一方でソーシャルワーク独自の技術と他分野から取り入れた技術とを峻別しながら、一方で他分野の技術をソーシャルワークの価値と理念のもとに統合していく必要があります。

したがって、本シリーズでは種々の理論や援助技術の学問背景をできるだけ明確にしながら紹介していきます。

編集者一同